Daniel N. Stern et al.

Veränderungsprozesse

»Die Boston Change Process Study Group (BCPSG) hat sich an die respekteinflößende Aufgabe gewagt, eine Psychoanalyse zu konzipieren, die den Beiträgen der klinischen Theorie und den unbewussten Motiven und Konflikten ebenso Rechnung trägt wie den Interaktionen in Beziehungen, der Entwicklungspsychologie, der Mutter-Kind-Forschung und der Behandlung erwachsener Patienten. Indem die Autoren sowohl die einzigartige Passung der beiden Partner in einer Psychotherapie als auch die potentiellen Brüche anerkennen, die ihre Interaktionen charakterisiert, formulieren sie eine Theorie der Entwicklung und der Behandlung, die jedem Kliniker bei der Durchführung von Psychotherapien und Psychoanalysen eine Orientierungshilfe geben kann.« (*Frank M. Lachmann*)

Die Autorinnen und Autoren der Boston Group:

Daniel N. Stern, Nadia Bruschweiler-Stern, Karlen Lyons-Ruth, Alexander C. Morgan, Jeremy P. Nahum, Louis W. Sander sind praktizierende Psychoanalytiker, Entwicklungspsychologen sowie Kinderärztin und -psychiaterin auf Lehrstühlen in Europa und den USA. Von Daniel N. Stern sind bei Brandes & Apsel erschienen: *Der Gegenwartsmoment* (3. Aufl. 2010) sowie *Ausdrucksformen der Vitalität* (2011).

Die Übersetzerin:

Elisabeth Vorspohl, Übersetzerin der Werke Sterns und Bions in der *edition diskord* sowie weiterer Werke im Brandes & Apsel Verlag, renommierte Übersetzerin und Lektorin psychoanalytischer Fachliteratur. Lebt und arbeitet in Frankfurt a. M.

Daniel N. Stern et al.
(The Boston Change Process Study Group)

Veränderungsprozesse

Ein integratives Paradigma

Aus dem Amerikanischen
übersetzt von Elisabeth Vorspohl

Brandes & Apsel

Erschienen 2010 bei W. W. Norton & Company unter dem Titel:
Change in Psychotherapy. A Unifying Paradigm

Die Übersetzung wurde freundlicherweise gefördert
von Susanne Zimmermann von Siefart.

1. Auflage 2012

Umschlag und DTP: Franziska Gumprecht, Brandes & Apsel Verlag, Frankfurt a. M.
Druck: STEGA TISAK d.o.o., Printed in Croatia
Gedruckt auf einem nach den Richtlinien des Forest Stewardship Council (FSC) zertifizierten, säurefreien, alterungsbeständigen und chlorfrei gebleichten Papier.

Bibliografische Information der Deutschen Nationalbibliothek:
Die Deutsche Nationalbibliothek verzeichnet diese Publikation in der Deutschen Nationalbibliografie; detaillierte bibliografische Daten sind im Internet über www.ddb.de abrufbar.

ISBN 978-3-86099-901-1

Inhalt

Dank 8

Einleitung. Kontextualisierung der Arbeit: die Ursprünge der Boston Change Process Study Group (BCPSG) 9

1. Kapitel. Nicht-deutende Mechanismen in der psychoanalytischen Therapie: Das »Etwas-Mehr« als Deutung 18

2. Kapitel. Implizites Beziehungswissen: Ein Konzept von zentralem Stellenwert für die psychotherapeutische Veränderung 52

Teil I. Implizites Beziehungswissen: Seine Bedeutung in der Entwicklung und in der psychoanalytischen Behandlung 52

Teil II. Der Prozess der therapeutischen Veränderung und seine Zusammenhänge mit dem impliziten Beziehungswissen: Implikationen entwicklungspsychologischer Beobachtungen für die Psychotherapie erwachsener Patienten 61

Teil III. Fallbeispiel: Vorangehen ... und: Erfolgt Veränderung allmählich oder plötzlich? 72

Einleitung zum 3. Kapitel 79

3. Kapitel. »Ich spüre, dass du spürst, dass ich spüre...«: Louis Sanders Rekognitionsprozess und die relationalen Schritte im psychotherapeutischen Setting 80

Einleitung zum 4. Kapitel 102

4. Kapitel. Das Implizite erklären: Die lokale Ebene und der Mikroprozess der Veränderung in der analytischen Situation 104

Einleitung zum 5. Kapitel 121

5. KAPITEL. Das »Etwas-Mehr« als Deutung im kritischen Rückblick: Ungenauigkeit und Ko-Kreativität in der psychoanalytischen Begegnung 123

Weitere Anmerkungen zu Fragen, die das vorgestellte Material aufwirft 161

Einleitung zum 6. Kapitel 179

6. KAPITEL. Die Fundierungsebene psychodynamischer Bedeutung: Impliziter Prozess und seine Beziehung zu Konflikt, Abwehr und dynamischem Unbewussten 180

Einleitung zum 7. Kapitel 201

7. KAPITEL. Formen relationaler Bedeutung: Problematische Aspekte der Beziehung zwischen den Bereichen des Impliziten und des Reflexiv-Verbalen 202

Formen relationaler Bedeutung: Antwort der BCPSG auf die Kommentare von A. Modell, S. Knoblauch und D. B. Stern 230

8. KAPITEL. Eine Erklärung der therapeutischen Wirkung unter dem Blickwinkel impliziter relationaler Prozesse 237

LITERATUR 260

Die Mitglieder der Boston Change Process Study Group (in alphabetischer Reihenfolge)[1]:

Nadia Bruschweiler-Stern, Karlen Lyons-Ruth, Alexander C. Morgan, Jeremy P. Nahum, Louis W. Sander und Daniel N. Stern

1 Alexandra M. Harrison und Edward Z. Tronick gehörten der Gruppe bis Juni 2002 an. Sie haben die Kapitel 1, 2, 4 sowie den ersten Teil des 5. Kapitels mitverfasst.

Dank

Wir möchten allen Familienangehörigen, die uns während der Jahre, die diesem Schreibprozess gewidmet waren, mit Geduld, liebevollem Humor und wunderbaren Freizeitangeboten zur Seite standen, von Herzen danken.

Wir danken auch allen Mitgliedern des Infant Research Workshop in der Boston Psychoanalytic Society, die zwischen 1988 und 2002 an vielen Abenden lebhafte Diskussionen mit uns führten und häufig als erste die Ideen mit uns besprachen, die wir in diesem Buch ausgearbeitet haben.

Dan Siegel, Bruce Reis und Holly Levenkron danken wir für anregende Diskussionen über unsere Konzepte. Auch zahlreichen Teilnehmern der Symposien, auf denen wir unsere Überlegungen zur Debatte stellten, sind wir für kritische Fragen und Anregungen zu Dank verpflichtet. Wir danken insbesondere Gerald Stechler, Steve Mitchell, Arnold Modell, Anna und Paul Ornstein, Allan Schore, Joe Lichtenberg, Darlene Ehrenberg, Peter Hobson, Bob Stolorow, Donnel Stern, Jim Grotstein, Steve Knoblauch und Massimo Ammaniti.

Michael und Maj-Britt Rosenbaum danken wir für die Großzügigkeit, mit der sie uns ihren idyllischen Landsitz in Virgin Gorda für unsere Arbeit zur Verfügung stellten.

EINLEITUNG

KONTEXTUALISIERUNG DER ARBEIT: DIE URSPRÜNGE DER BOSTON CHANGE PROCESS STUDY GROUP (BCPSG)

Die Boston Change Process Study Group (BCPSG) entstand im Jahre 1994. Sie hatte acht Gründungsmitglieder, die unterschiedliche Fachrichtungen repräsentierten. Fünf von ihnen waren Psychoanalytiker (Alexander Morgan, Jeremy Nahum, Louis Sander, Daniel N. Stern sowie Alexandra Harrison). Zwei der Analytiker (Sander und Stern) hatten bereits Pionierarbeit auf dem Gebiet der psychoanalytisch orientierten Säuglingsforschung geleistet und publizieren nach wie vor wichtige Originalbeiträge. Sander bereicherte das Feld um seine profunden Kenntnisse über biologische Systeme. Daniel N. Stern entwickelte die ersten mikroanalytischen Methoden zur Beschreibung der Interaktionen zwischen Müttern und Säuglingen. Zwei Gründungsmitglieder (Karlen Lyons-Ruth sowie Edward Tronick) leisteten als Entwicklungsforscher wichtige Beiträge zur entwicklungspsychologischen Literatur über Bindung und affektive Prozesse im Säuglingsalter und interessierten sich für den psychodynamisch orientierten klinischen Prozess. Ein Gründungsmitglied (Nadia Bruschweiler-Stern) erforschte als Kinderärztin und -psychiaterin frühe Prozesse der Säugling-Mutter-Interaktion sowie der Bindung. Wenngleich die Analytiker der Gruppe, die ganztags in ihren Praxen arbeiteten (Morgan, Nahum und

Harrison), den potentiellen Wert der aktuellen Säuglingsforschung für die Theorie und Praxis der psychodynamisch orientierten Therapeutik später als die übrigen Mitglieder erkannten, einte sie doch alle eine Überzeugung: dass die Erforschung der frühen Entwicklung eine reiche und unersetzliche Quelle für Beiträge zur Psychoanalyse darstellt.

Boston blickt auf eine lange Geschichte der Entwicklungspsychologie zurück. 1954 wurde hier mit dem von Louis Sander geleiteten Boston University Longitudinal Project die erste Langzeitstudie über die Entwicklung im ersten Lebensjahr durchgeführt. Ein wenig später nahm T. Berry Brazelton ebenfalls in Boston seine Forschungen über die Fähigkeiten neugeborener Babys und die Mutter-Kind-Beziehung auf und initiierte einen Dialog mit Daniel N. Stern und Margaret Mahler. Im Harvard Department of Psychology begannen Brazelton, Lyons-Ruth und Tronick im Labor von Jerome Bruner, die frühe affektive Entwicklung zu ergründen. All diese Projekte erfreuten sich eines lebhaften Gedeihens, wurden von der psychoanalytischen Community jedoch kaum beachtet. Insgesamt gesehen aber entwickelte sich ein rezeptives Feld, in dem die Gruppe ihre Arbeit aufnehmen konnte.

Anfang der 1970er Jahre kam es, wesentlich unterstützt durch technische Innovationen wie tragbare Videokameras und leistungsstärkere Computer, zu einer Explosion der entwicklungspsychologischen Erforschung früher affektiver und mentaler Prozesse. Nun traten Unvereinbarkeiten zwischen der überlieferten psychoanalytischen Entwicklungstheorie und den neuen Funden zutage. Sie bewogen uns zu dem Versuch, nach größerer Kohärenz zwischen den auftauchenden entwicklungspsychologischen Kenntnissen und der psychodynamischen Theorie zu suchen. Diese aufregenden Ergebnisse wurden zwar von der psychoanalytischen Community weitgehend ignoriert, doch es gab auch vereinzelte Ausnahmen. Die Boston Psychoanalytical Society veranstaltete ein exzellentes Seminar, das von Gerald Stechler gemeinsam mit Samuel Kaplan und Virginia Demos geleitet wurde. Joseph Lichtenberg, ebenfalls Analytiker, veröffentlichte 1983 sein Buch über Säuglingsforschung und Psychoanalyse. 1988 riefen Jeremy Nahum und Alexander Morgan die Arbeitsgruppe »Infant Research« innerhalb der Boston Psychoanalytic Society ins Leben. Kurz danach schlossen sich Lyons-Ruth sowie Tronick und Harrison dieser Gruppe an.

Als Daniel N. Stern und Nadia Bruschweiler-Stern 1994 ein Sabbatjahr in Boston verbrachten, fiel der Entschluss, innerhalb einer kleinen Gruppe die Nützlichkeit der aus der Säuglingsforschung gewonnenen Einsichten für das Verständnis des psychoanalytischen Prozesses zu prüfen. Aus dieser Gruppe (Bruschweiler-Stern, Harrison, Lyons-Ruth, Morgan, Nahum, Sander, Stern und Tronick) entstand die BCPSG. Da wir überzeugt waren, den klinischen Prozess minuziös untersuchen und in diese Untersuchung auch das subjektive Erleben des Therapeuten einbeziehen zu müssen, war es notwendig, die Gruppe auf wenige Mitglieder zu begrenzen. Einige von ihnen hatten bereits Videoaufzeichnungen von Mutter-Säugling-Interaktionen analysiert, und deshalb wollten wir die Mikroanalysen, die einen solchen Detailreichtum zutage förderten, nun auf den klinischen Prozess anwenden. Auch in der psychoanalytischen Supervision wird der Prozess gemeinsam vom Behandler und Supervisor erforscht. Doch bekanntlich wird gerade das, was in der Behandlung wirklich passiert ist, dem Supervisor gewöhnlich nicht erzählt. Deshalb war uns an einer Atmosphäre des Vertrauens gelegen, die eine offene, unbefangene Detailuntersuchung dessen, was sich in der Psychoanalysesitzung abspielt, erleichtert. Diese Authentizität setzt einen Grad an Unbefangenheit, Freundschaft und Sicherheit im gemeinsamen Miteinander voraus, der sich nur in einem kleinen, intimen Setting entwickeln kann. Die Erregung, die durch das Zusammenkommen von Entwicklungsforschung, Theorien biologischer Systeme und affektiver Neurowissenschaft in ihrer Relevanz für den klinischen Prozess in uns allen erzeugt wurde, hat uns angeleitet und inspiriert.

Der historische Kontext der Arbeit der BCPSG innerhalb des psychoanalytischen Denkens

Unsere Arbeit erfolgte im Kontext etlicher theoretischer Entwicklungen, die mit psychotherapeutischer Veränderung zusammenhängen: (a) der Ausschlag des Pendels zu Lasten einer Eine-Person- und zu Gunsten einer Zwei-Personen-Psychologie; (b) die wachsende Bedeutung der Entwicklungsforschung; (c) das Verständnis der Intersubjektivität im therapeutischen Austausch; (d) die Wichtigkeit der impliziten, von der expliziten, sprachgestützten zu unterscheidenden Kommunikation; (e) der Beitrag des dynamisch-systemischen Denkens und (f) die Funktion der Intention als primärer Regulator des interaktiven Austauschs. Zudem haben wir allen Grund zu der Annahme, dass dieses Modell seine Vereinbarkeit mit den Funden, die von der modernen Neurowissenschaft und der bildgebenden Hirnforschung zu erwarten sind, unter Beweis stellen wird.

1. Die Ablösung der Eine-Person- durch eine Zwei-Personen-Psychologie

Arnold Coopers Wort von der »stillen Revolution« beschreibt zutreffend, welch große Bedeutung diesem Wechsel von einer Eine-Person- auf eine Zwei-Personen-Psychologie zukommt. Freud hatte seine Überlegungen in seiner ursprünglichen »Trauma«theorie insofern unter einer Zwei-Personen-Perspektive angestellt, als er die Symptomatik seiner Patienten auf deren Beeinflussung durch andere Menschen und die Heilung auf die Beeinflussung der Persönlichkeit des Kranken durch den Analytiker zurückführte. Er ließ diese Überlegung fallen und ersetzte sie durch die Theorie der »Urphantasie«, die Symptome als das Resultat intrapsychischer Phantasien fasst. Damit hatte sich die Eine-Person-Psychologie durchgesetzt.

Die Zwei-Personen-Konzeption wurde durch Freuds Diskussionen mit seinen Anhängern, vor allem Sándor Ferenczi, welcher der Übertragung und Gegenübertragung besonderes Gewicht beilegte, abermals ins Zentrum der Aufmerksamkeit gerückt. Allerdings öffnete Ferenczis Ansatz der »wilden Analyse« und dem Machtmissbrauch des Analytikers gegenüber seinen Patienten Tür und Tor. Freud reagierte darauf, indem er die neue Disziplin, aber auch den Patienten und den Analytiker zu schützen versuchte. In den Jahren 1914 bis 1916 verfasste er eine Reihe behandlungstechnischer Beiträge, durch die er das Pendel erneut der Eine-Person-Perspektive annäherte, indem er die Techniken und Regeln der Durchführung analytischer Behandlungen darlegte und dabei insbesondere die Neutralität des Analytikers hervorhob.

In den 40er und 50er Jahren des 20. Jahrhundert begannen gleich mehrere Bewegungen, das Pendel zurück zur Zwei-Personen-Konzeption zu schieben: Die britischen Objektbeziehungstheoretiker, zu denen Winnicott, Fairbairn und Guntrip zählten, sowie Melanie Klein – diese allerdings unter etwas anderem Blickwinkel – begannen, im Analytiker mehr zu sehen als lediglich das Triebobjekt des Patienten und ein Mittel zur Triebbefriedigung. Die Beziehung zum Analytiker (dem Objekt) wurde zum Zielzustand des Patienten.

In den Vereinigten Staaten forderten Sullivans Interpersonal School sowie Edgar Levinson Aufmerksamkeit für den interaktiven Charakter der therapeutischen Begegnung ein. Ihre Schüler (Stephen Mitchell, Jay Greenberg, Lewis Aron, Irwin Hoffman, Philip Bromberg, Donnel Stern, Darlene Ehrenberg, Jessica Benjamin und andere) rückten den therapeutischen Austausch erneut in den Fokus einer Zwei-Personen-Psychologie. Diese Entwicklung ist mittlerweile als relationale Schule bekannt.

Auf etwas andere Weise betonten Heinz Kohut und seine Schüler die Beeinflussung des Patienten durch den realen Analytiker ungeachtet interpersonaler Bedeutungen. Weitere Autoren, etwa Thomas Ogden, Patrick Casement, James McLaughlin und Owen Renik, betonten ebenfalls den Zwei-Personen-Aspekt der Therapie.

Ein weiterer Aspekt dieser Bewegungen bestand in einer verschärften Fokussierung auf den »Hier-und-Jetzt«-Charakter des Behandlungsgeschehens. Theorien abseits der Psychoanalyse, zum Beispiel die Gestalt-Psychologie, hatten die Aufmerksamkeit seit langem auf die Unmittelbarkeit des therapeutischen Erlebens, also auf das Hier und Jetzt, gelenkt.

2. Die Rolle der entwicklungspsychologischen Forschung

Ein weiterer Paradigmenwechsel, der sich seit den 1950er Jahren in der Psychoanalyse vollzog, ist die wachsende Bedeutung der entwicklungspsychologischen Forschung für die Konzeptualisierung therapeutischer Interaktionen. John Bowlbys Beobachtungsstudien zeigten, wie ungemein wichtig das ist, was tatsächlich zwischen Eltern und Kindern geschieht, und rückten diese realen Beziehungen in den Vordergrund. Spätere analytisch orientierte Entwicklungspsychologen wie Louis Sander, Gerald Stechler, Daniel N. Stern, Karlen Lyons-Ruth, Beatrice Beebe, T. Berry Brazelton, Robert Emde, Edward Tronick und andere haben einen wichtigen Einfluss auf das psychoanalytische Denken und insbesondere auf die BCPSG ausgeübt.

3. Der Beitrag des dynamisch-systemischen Denkens

Von Beginn an hat die Theorie dynamischer Systeme (Esther Thelen und Linda Smith) die Arbeit der BCPSG erheblich beeinflusst, denn wir verstehen das Therapeut-Patient-Paar und die Zustände dieses Paares als ein dynamisches System, das sich gemäß den Prinzipien der Theorie dynamischer Systeme verändert.

4. Das Verständnis der Intersubjektivität im interaktiven Austausch

Einige dieser Forscher betonten ebenso wie Colwyn Trevarthen, dessen Name in diesem Zusammenhang besonders wichtig ist, das Intersubjektive und das Interaktive im Entwicklungsprozess. Diese Fokussierung der entwicklungspsychologischen Forschung hat eine Parallele im klinischen Denken von Mitgliedern der oben erwähnten relationalen Schule, aber auch in den Ansätzen von Robert Stolorow, Beatrice Beebe und Frank Lachmann, Steven Knoblauch und anderen, die Konzeptualisierungen der Intersubjektivität gleichfalls in ihr Verständnis des therapeutischen Austauschs integrierten.

5. Die große Bedeutung der impliziten Kommunikation

Dass Kommunikation nicht allein auf expliziten, sprachgestützten Elementen beruht, sondern darüber hinaus implizite Elemente aufweist, wurde auch von Beobachtern, die in Labor- und klinischen Settings arbeiteten, in wachsendem Maße anerkannt. Die wichtige Rolle der impliziten Kommunikation macht einen wesentlichen Bestandteil unserer Überlegungen aus.

Dass das Implizite unsere Aufmerksamkeit verdient, zeigen und bestätigen breitere Felder menschlicher Bestrebungen einschließlich der Musik und bildenden Kunst, des Tanzes und weiterer körpergestützter Aktivitäten. Die von ihnen hergeleiteten Therapien haben dazu beigetragen, den Körper und seine Reaktivität in unseren therapeutischen Zuständigkeitsbereich zurückzubringen. In der Arbeit der BCPSG spiegelt sich dies in unserer Aufmerksamkeit für die minuziösen Entwicklungen wider, in denen sich Sekunde für Sekunde Aktion ebenso wie Gefühle und Gedanken manifestieren.

6. Die Rolle der Intention als primärer Regulator des interaktiven Austauschs

In der Philosophie und der Ethologie gilt die Intention seit langem als primäre Antriebskraft des interaktiven Austauschs (Brentano 1874; Bruner 1986, 1990, 2002; Gergely und Csibra 1997; Gergely, Nadsasdy, Csibra und Bíró 1995; Gopnick und Metzoff 1998; Husserl 1913, 1930; Meltzoff 1995; Meltzoff und Gopnick 1993; Rochat 1999; Ruby und Decety 2001; Sander 1995a, 1995b; auch Konrad Lorenz ist hier zu nennen). In den aktuelleren Veröffentlichungen der BCPSG haben wir daher der Rolle der Intentionalität in Interaktionen besondere Aufmerksamkeit gewidmet.

Zusammenfassend möchten wir festhalten: Die Arbeit der BCPSG ist ein Versuch, diese Fäden und Stränge aufzugreifen, sie anzureichern und zu einem kohärenten Modell zu verknüpfen, das Licht auf den Reichtum des therapeutischen Austauschs wirft. Wir haben guten Grund zu der Annahme, dass dieses Modell mit den künftigen Funden der Neurowissenschaften, der bildgebenden Hirnforschung, der Kognitionswissenschaft und verwandten Disziplinen vereinbar sein wird.

Das Auftauchen eines vereinheitlichenden Paradigmas

Dieses Buch dokumentiert eine Reise. Wir begannen mit Entwicklungserfahrungen als Inspirations- und Wissensquelle und als Möglichkeit, Veränderungsprozesse in der Psychotherapie zu erhellen. In unserem ersten Beitrag (BCPSG 1998a [Stern et al. 1998], 1. Kapitel dieses Buches) sowie in den damit zusammenhängen, im *Infant Mental Health Journal* veröffentlichten Arbeiten (BCPSG 1998b [Tronick 1998], 2. Kapitel dieses Buches) skizzierten wir die Umrisse einer Position, die im Zuge der Weiterentwicklung unseres Theoretisierens und Schreibens angereichert wurde. Rückblickend wurde klar, dass sich all die zentralen Überlegungen schon in jenem ersten Beitrag angekündigt hatten. Sein Titel – »Nicht-deutende Mechanismen in der psychoanalytischen Therapie: Das ›Etwas-Mehr‹ als Deutung« – bringt die Angelegenheit auf den Punkt. Das »Etwas-Mehr« ist die implizite Veränderung. Hier kristallisierten sich vier Unterpunkte heraus.

Als Inspirationsquelle unserer Arbeit erwies sich die moderne Säuglingsforschung innerhalb der Entwicklungspsychologie, die dem Impliziten naturgemäß besonderes Gewicht beilegt. Wir erkannten, dass wir ein neues Modell brauchten, um etwas weitgehend Unvorhersehbares, Nicht-Lineares und Emergentes erklären zu können; an diesem Punkt kam die Theorie dynamischer Systeme ins Spiel.

Was zwischen den Psychen von Patient und Analytiker geschieht, ist das eigentliche Thema der Analyse. Auch wenn Worte gesprochen werden, sind es die impliziten Bedeutungen, in denen die Vorgänge, auf die es ankommt, lokalisiert sind. Dies wiederum machte es erforderlich, gründlich zu klären, was wir unter Ko-Kreativität und Intersubjektivität verstehen. Wir erkannten, dass wir über Ereignisse sprachen, die sich von Sekunde zu Sekunde vollziehen, mithin auf der »lokalen Ebene«.

All dies war bereits in dem ersten Artikel angelegt, musste aber mitsamt diesen vier Merkmalen gründlicher durchdacht und ausgearbeitet werden. Die drei kurzen Artikel, die wir hier im 2. Kapitel versammeln, erschienen ursprünglich als Teil eines Sonderhefts des *Infant Mental Health Journal*, in dem wir etliche der zentralen Gedanken unserer ersten Arbeit detaillierter darlegten.

2002 wandte sich die BCPSG den überaus schwierigen Fragen zu, wo das Implizite zu verorten ist, wann etwas implizit ist und was implizit ist, denn es sind nicht die Worte. Das Implizite, soviel war klar, hat vor allem mit der Mikrowelt zu tun, und folglich mussten wir uns diese Welt gründlicher anschauen. Damit schloss sich ein Kreis, denn wir langten erneut bei dem Beobachtungsmaterial der Mutter-Säugling-Studien an. Die lokale Ebene kam in den Blick, und wir erkannten die Bedeutung, die sie für eine Erklärung des »Etwas-Mehr« besitzt (BCPSG 2002; siehe 4. Kapitel).

Nachdem wir zwei Aspekte erkannt und hervorgehoben hatten, die unserer Aufmerksamkeit anfangs entgangen waren, nämlich die Ungenauigkeit des Prozesses, der nicht-linear, akausal und unvorhersehbar auf der lokalen Ebene abläuft, wurde uns 2005 klar, dass sich diese Sichtweise einem Binnenblick verdankte; sie entspricht dem Blick, den wir in der Hitze des Gefechts, inmitten der Sitzung, erhaschen, nicht jedoch einer sauberen Post-festum-Version. Letztere erforderte andere theoretische Werkzeuge (die Theorie dynamischer Systeme), welche wiederum den zweiten Aspekt zutage förderten, nämlich dass der Prozess, durch den neue, überraschende, hilfreiche Geschehnisse hervorgebracht werden, ein ko-kreativer Prozess ist und nicht eine Ausgrabung vorgefertigter Bedeutungen. Er ist das Produkt einer komplexen Interaktion zweier Psychen (BCPSG 2005; siehe 5. Kapitel).

In unserer Antwort auf mehrere Kritiken (BCPSG 2005b) erläuterten wir, dass Bedeutung sowohl in der frühen Entwicklung als auch in der Therapie durch Parsing und Chunking von Intentionen und Affektsignalen, die jeder Interaktion inhärent sind, erzeugt wird. Damit rückte die Zentralität der Intention in ein noch helleres Licht. Deutlich wurde, dass die psychoanalytische Theorie das Verhältnis zwischen Tiefe und Oberfläche konzeptuell auf den Kopf gestellt hat.

Im 6. Kapitel (BCPSG 2007) haben wir diesen entscheidenden Punkt ausführlich dargelegt – in Reaktion auf die Forderung unserer analytischen und klinischen Kollegen, durch die Berücksichtigung von Konflikt, Abwehr und dynamischem Unbewussten die Relevanz unserer Resultate für ihre eigene Arbeit deutlich zu machen. Wir hatten, ohne uns dessen vollauf bewusst zu sein, im impliziten Prozess den Dreh- und Angelpunkt von Konflikt und Abwehr gesehen, und haben dies hier detailliert begründet und den Prozess zugleich auf einer deskriptiven Ebene herauspräpariert.

Im 7. Kapitel (BCPSG 2008) haben wir diesen Ansatz weiterverfolgt, weil die klinischen Erfordernisse einer auf der Dynamik beruhenden Theorie weitgehend auf Bedeutung rekurrieren, zum Beispiel auf das, was eine spezifische Abwehr »bedeutet«. Wir mussten uns gründlich mit der Frage auseinandersetzen, was *Bedeutung* meint. Das Implizite erwies sich im Zuge dieser Arbeit eindeutig als Grundlage, aber auch als Orientierungshilfe oder Referenzpunkt für die Beurteilung der Stimmigkeit mit expliziten Bedeutungen sowie ihrer Kohärenz und Validität. Angefügt haben wir dem Kapitel unsere Antwort auf drei Kommentare, die die Erstveröffentlichung des Beitrags betrafen.

Im letzten Kapitel kommen wir der Aufforderung nach, zu erklären, was eine psychodynamische Therapie unserer Ansicht nach therapeutisch macht. Somit ist das 8. Kapitel der Darlegung unserer unter dem Blickwinkel des impliziten Beziehungsprozesses konzipierten Erklärung gewidmet.

1. Kapitel

Nicht-deutende Mechanismen in der psychoanalytischen Therapie: Das »Etwas-Mehr« als Deutung[2]

Auf welche Weise bewirken psychoanalytische Therapien Veränderung? Seit langem ist man sich darüber einig, dass Veränderung *etwas mehr* voraussetzt als lediglich die Deutung im Sinne eines Bewusstmachens des Unbewussten. Die Frage, woraus dieses *Etwas-Mehr* tatsächlich besteht, wird unter zahlreichen Blickwinkeln diskutiert. Man hat beispielsweise Polaritäten konzeptualisiert: psychologische Worte einerseits und psychologische Aktionen, das Etwas-Mehr, andererseits; Veränderung psychischer Strukturen versus Aufhebung von Verdrängung und Bewusstmachen des Unbewussten; mutative Beziehung zum Therapeuten versus mutative Informationen, die dem Patienten mitgeteilt werden. Viele psychoanalytische Autoren haben diese Themen direkt oder indirekt erörtert. Ansätze dazu finden sich bereits in der Frühzeit der psychoanalytischen Bewegung,

[2] Erstveröffentlicht in: *The International Journal of Psychoanalysis* 79 (1998), S. 903-921. Die deutsche Übersetzung, erstveröffentlicht in *Psyche – Zeitschrift für Psychoanalyse und ihre Anwendungen*, 56 (2002), S. 974-1006, wird hier mit geringfügigen redaktionellen Änderungen mit freundlicher Genehmigung abgedruckt.

im Laufe der Jahrzehnte aber ist das Interesse bis in die Gegenwart hinein stetig gewachsen (Ferenczi und Rank 1924; Fenichel et al. 1941; Greenson 1967; Loewald 1971; Sterba 1940; Strachey 1934; Winnicott 1957; Zetzel 1956). In den vergangenen Jahren wurden dieselben Themen von Ehrenberg (1992), Gill (1994), Greenberg (1996), Lachmann und Beebe (1996), Mitchell (1995), Sandler (1987), Schwaber (1996) sowie Stolorow, Atwood und Brandchaft (1994) erneut untersucht.

Im vorliegenden Beitrag stellen wir ein neues Verständnis des »Etwas-Mehr« vor und versuchen zu zeigen, wo und wie es in der therapeutischen Beziehung wirksam wird. Zu diesem Zweck werden wir klinisches Material in einer entwicklungspsychologischen Perspektive betrachten.

Berichte ehemaliger Patienten lassen vermuten, dass die meisten von ihnen nach Abschluß einer erfolgreichen Behandlung zwei verschiedene Kategorien zentraler Ereignisse erinnern, die sie ihrer Meinung nach verändert haben, nämlich zum einen die entscheidende(n) Deutung(en), die ihre intrapsychische Landschaft umgestaltete(n), und zum anderen spezifische »Momente«, in denen sie eine persönliche, authentische Verbindung (zur Definition siehe unten) zum Therapeuten erlebten – Augenblicke, die ihre Beziehung zu ihm und dadurch auch ihre Selbstwahrnehmung veränderten. Solche Berichte legen nahe, dass viele Therapien nicht aufgrund unzutreffender oder nicht angenommener Deutungen scheitern oder beendet werden, sondern weil jene Augenblicke, in denen eine bedeutsame Verbindung zwischen den beiden Beteiligten hätte hergestellt werden können, ungenutzt vorübergingen. Wir können zwar keine Eins-zu-eins-Korrelation zwischen der Art und Weise dessen, was nach der Behandlung erinnert wird, und der Beschaffenheit des therapeutischen Ergebnisses postulieren; ebensowenig aber können wir die Tatsache ignorieren, dass sowohl die Momente einer authentischen Begegnung als auch das Ausbleiben oder Scheitern solcher Begegnungen häufig sehr klar als Schlüsselereignisse der Behandlung erinnert werden.

Im vorliegenden Kapitel unterscheiden wir zwischen diesen beiden mutativen Phänomenen – der Deutung und dem »Moment der Begegnung« [»moment of meeting«]. Wir fragen auch danach, in welcher Dimension der therapeutischen Beziehung diese mutativen Ereignisse jeweils auftauchen. Deutungen und »Begegnungsmomente« können zusammenwirken und sich gegenseitig ermöglichen oder verstärken; gleichwohl läßt sich weder das eine Phänomen durch das andere erklären, noch kommt einem von beiden eine vorrangige Bedeutung für die Erklärung von Veränderung zu. Sie bleiben voneinander trennbare Phänomene. Selbst jene Analytiker, die vom mutativen Primat der Deutung überzeugt sind, werden bereitwillig zustimmen, dass gute Deutungen in der Regel vorbereitet sein müssen und dass *etwas mehr* mit ihnen einhergeht. Diese umfassende Sicht der Deutung wirft allerdings ein Problem auf: Sie läßt nämlich offen, welcher Teil der so erweiterten Deutungsaktivität jenes Etwas-Mehr tatsächlich ausmacht und welcher Teil nichts anderes ist als Einsicht durch Deutung. Ohne eine klare Unterscheidung zu treffen, kann man jedoch unmöglich erforschen, ob die beiden Teile konzeptuell miteinander zusammenhängen oder von Grund auf verschieden sind. Dennoch wollen wir keine Scheinrivalität zwischen diesen beiden mutativen Vorgängen lancieren. Sie sind komplementär. Da aber das *Etwas-Mehr* im Allgemeinen schwieriger zu erklären ist, steht es im Mittelpunkt unserer Untersuchung.

Wir stellen einen konzeptuellen Rahmen vor, innerhalb dessen das *Etwas-Mehr* verstehbar wird, und beschreiben, wo und wie es seine Wirkung entfaltet (siehe auch Tronick et al. 1998). Erstens unterscheiden wir zwischen therapeutischen Veränderungen in zwei Bereichen: dem deklarativen – oder bewussten verbalen – Bereich und dem impliziten prozeduralen oder *relationalen* Bereich (siehe Clyman 1991; Lyons-Ruth 1999). Im Anschluß daran werden wir den Prozess der therapeutischen Veränderung unter einem theoretischen Blickwinkel untersuchen, der Veränderungen in der Entwicklung mit einem Modell dynamischer Systeme erklärt. Dieses Modell eignet sich hervorragend zur Erforschung der impliziten, prozeduralen Prozesse, die sich in einer Beziehung zwischen den Partnern entwickeln.

Ein Ansatz zum Verständnis des Problems

Wir stützen uns hier auf neue Überlegungen, die das Resultat von Entwicklungsstudien über die Mutter-Säugling-Interaktion und von Untersuchungen nichtlinearer dynamischer Systeme und ihrer Beziehung zu mentalen Inhalten darstellen. Diese Perspektiven sollen zur Anwendung kommen, wenn wir unsere Sichtweise des »Etwas-Mehr« der psychoanalytischen Therapie detaillierter erläutern und dabei auch Begriffe wie »Begegnungsmomente«, »reale« Beziehung sowie Authentizität zu klären versuchen. Wir geben im Folgenden eine konzeptuelle Einführung in die Abschnitte über Entwicklungs- und therapeutische Prozesse.

Es ist wichtig, das *Etwas-Mehr* von anderen Prozessen in der Psychoanalyse zu unterscheiden. In dynamischen Psychotherapien werden zumindest zwei Wissenskategorien, zwei Arten der Repräsentation und zwei Arten des Gedächtnisses konstruiert und reorganisiert. Es handelt sich zum einen um das explizite (deklarative) Wissen und andererseits um das implizite (prozedurale) Wissen. Ob wir es dabei tatsächlich mit distinkten mentalen Phänomenen zu tun haben, bleibt noch zu klären. In der gegenwärtigen Phase aber nehmen wir an, dass sie zum Zweck der weiteren Untersuchung getrennt voneinander betrachtet werden müssen. Das deklarative Wissen ist explizit und bewusst oder kann leicht bewusst gemacht werden. Symbolisch wird es als Vorstellung oder in verbaler Form repräsentiert. Es bildet das inhaltliche Material von Deutungen, die das bewusste Verständnis der intrapsychischen Organisation des Patienten verändern. Traditionell wurde die Deutung nicht mit den impliziten Regeln in Verbindung gebracht, welche die Transaktionen des Subjekts mit anderen bestimmen, sondern mit dem intrapsychischen dynamischen Geschehen. Mittlerweile verschiebt sich diese Betonung.

Das prozedurale Wissen über Beziehungen ist implizit und entzieht sich sowohl der fokalen Aufmerksamkeit als auch der bewussten verbalen Erfahrung. Dieses Wissen wird nicht-symbolisch repräsentiert und von uns als *implizites Beziehungswissen* bezeichnet. Der größte Teil der Literatur über prozedurales Wissen betrifft das Wissen um Interaktionen zwischen unserem eigenen Körper und der unbelebten Welt (zum Beispiel das Fahrradfahren). Eine weitere Art des prozeduralen Wissens betrifft interpersonale und intersubjektive Beziehungen; es ist ein Wissen über das »Zusammensein mit« einer anderen Person (D. N. Stern 1985, 1995). Zum Beispiel beschreibt die Bindungsliteratur, dass der Säugling schon früh lernt, welche Formen der liebevollen Annäherung seiner Mutter willkommen sind und welchen sie auszuweichen versucht (Lyons-Ruth 1991). Diese zweite Kategorie des Wissens bezeichnen wir als *implizites Beziehungswissen*.

Solche Kenntnisse umfassen Affekt-, Kognitions- und Verhaltens-/Interaktionsdimensionen. Sie können außerhalb des Gewahrseins bleiben wie das von Bollas (1987) beschriebene »ungedachte Bekannte« oder Sandlers »Vergangenheitsunbewusstes« (Sandler und Fonagy 1997), aber sie können auch als Grundlage für vieles dienen, das später symbolisch repräsentiert wird.

Zusammenfassend wollen wir festhalten, dass das deklarative Wissen durch verbale Deutungen erlangt oder erworben wird, die das intrapsychische Verständnis des Patienten innerhalb des Kontextes der »psychoanalytischen« – und gewöhnlich durch die Übertragung determinierten – Beziehung verändern. Implizites Beziehungswissen entwickelt sich hingegen durch »interaktionale, intersubjektive Prozesse«, die das Beziehungsfeld innerhalb des Kontextes dessen verändern, was wir als »gemeinsame implizite Beziehung« bezeichnen.

Die Beschaffenheit des »impliziten Beziehungswissens«

Das implizite Beziehungswissen diente als grundlegendes Konzept der Entwicklungspsychologie präverbaler Säuglinge und Kleinkinder. Beobachtungen und Experimente demonstrieren sehr eindrücklich, dass Säuglinge mit ihren Betreuungspersonen auf der Grundlage eines umfangreichen Beziehungswissens interagieren. Sie zeigen Antizipationen und Erwartungen und geben, wenn das Erwartete nicht eintrifft, Überraschung oder Beunruhigung zu erkennen (Sander 1988; Trevarthen 1979; Tronick, Als, Adamson, Wise und Brazelton 1978). Darüber hinaus wird dieses implizite Wissen bereits ab dem ersten Lebensjahr in einer nicht-symbolischen Form in Repräsentationen interpersonaler Ereignisse gespeichert. Dies beweist neben den zu beobachtenden Erwartungen auch die Tatsache, dass bestimmte Interaktionsmuster generalisiert werden (Stern 1985; Beebe und Lachmann 1988; Lyons-Ruth 1991). Mehrere Autoren des vorliegenden Kapitels (Lyons-Ruth und Jacobvitz 1999; Sander 1962, 1988; D. N. Stern 1985, 1995; Tronick und Cohn 1989) haben in ihren Entwicklungsstudien betont, dass während der ersten Lebensjahre zwischen dem Säugling und seinen Betreuungspersonen ein Prozess fortlaufender Verhandlungen über eine Abfolge von Anpassungsaufgaben stattfindet. Die je individuelle Konstellation der Anpassungsstrategien, die das Kind auf der Grundlage dieser Aufgabensequenz entwickelt, bildet die basale Organisation seines impliziten Beziehungswissens. Man hat eine Reihe unterschiedlicher Begriffe und konzeptueller Varianten entwickelt, die jeweils etwas anders gelagerte Beziehungsphänomene erklären. Dazu gehören unter anderem Bowlbys (1973) »innere Arbeitsmodelle« der Bindung, D. N. Sterns (1995) »proto-narrative Hüllen« und »Schemata des Zusammenseins-Mit«, Sanders (1997) »Organisationsthemen« und Trevarthens (1993) »Beziehungsskripte«. An einer systematischen Beschreibung der Art und Weise, wie diese Strategien repräsentiert werden, wird nach wie vor gearbeitet.

Implizites Beziehungswissen bleibt keineswegs dem Säugling im präsymbolischen Stadium vorbehalten. Ein großer Bereich impliziten Wissens über die zahlreichen Möglichkeiten des Zusammenseins-mit-Anderen kommt lebenslang zum Tragen, denken wir nur an die zahlreichen Formen des Zusammenseins-mit-dem-Therapeuten, die wir als Übertragung bezeichnen. Dieses Wissen wird häufig nicht symbolisch repräsentiert, ist jedoch nicht zwangsläufig dynamisch unbewusst, das heißt defensiv aus dem Bewusstsein verbannt. Wir glauben, dass sich ein Großteil der Übertragungsdeutungen auf Material stützt, das der Analytiker über das Beziehungswissen des Patienten gesammelt hat. Ein prototypisches Beispiel schildert Guntrip (1975). Am Schluß seiner ersten Sitzung bei Winnicott sagte dieser: »Ich habe nichts zu sagen, aber ich fürchte, dass Sie glauben, ich sei nicht hier, wenn ich nicht irgend etwas sage.«

Wie Veränderungen des »impliziten Beziehungswissens« erlebt werden

Ein für unsere Untersuchung relevanter Aspekt der Theorie dynamischer Systeme ist das Prinzip der Selbstorganisation. Wenn wir dieses Prinzip auf die mentale Organisation des Menschen anwenden, können wir die These formulieren, dass die Psyche in Abwesenheit einer entgegenwirkenden Dynamik dazu tendiert, sämtliche Verlagerungen und Veränderungen in der intersubjektiven Umwelt dazu zu benutzen, ein zunehmend kohärenteres implizites Beziehungswissen zu erzeugen. In der Behandlung betrifft dieses implizite Wissen beispielsweise das Verständnis des eigenen

Beziehungserlebens und das des Anderen, selbst wenn die intersubjektive Beziehung an sich nicht therapeutisch untersucht wird, sondern implizit bleibt. So wie eine Deutung den therapeutischen Vorgang darstellt, der das bewusste deklarative Wissen des Patienten neu arrangiert, verstehen wir den von uns so genannten »Moment der Begegnung« als denjenigen Vorgang, der das implizite Beziehungswissen für den Patienten wie auch für den Analytiker neu arrangiert. Unter ebendiesem Blickwinkel gewinnt der »Moment« eine zentrale Bedeutung als Grundeinheit subjektiver Veränderung im Bereich des »impliziten Beziehungswissens«. Jeder Veränderung in der intersubjektiven Umwelt geht ein »Moment der Begegnung« voraus. Die Veränderung wird wahrgenommen, und daraufhin wird die soeben veränderte Umwelt zum neuen Wirkkontext, in dem mentale Vorgänge auftauchen und Gestalt annehmen und frühere Ereignisse reorganisiert werden. Die Beziehung, die implizit gewusst wurde, hat sich verändert und verändert nun mentale Vorgänge sowie Verhaltensweisen, die sich in diesem neuen Kontext konfigurieren.

Das Konzept, dass neue Kontexte zu neuen Zusammensetzungen der Aufbauelemente eines Systems führen, ist ein Grundsatz der allgemeinen Systemtheorie. Eine neurowissenschaftliche Illustration dieses Prinzips gibt Freeman (1995). Er beschreibt, auf welche Weise die neuronalen Feuerungen, die im Kaninchengehirn durch unterschiedliche Gerüche aktiviert werden, verschiedenartige räumliche Muster erzeugen. Wenn das Kaninchen nun einem bislang unbekannten Geruch begegnet, erzeugt dieser nicht nur ein für ihn charakteristisches Muster – darüber hinaus werden die bereits vorhandenen Muster aller bereits bekannten Gerüche verändert. Es entsteht ein neuer olfaktorischer Kontext, und jedes vorher vorhandene Element wird modifiziert.

Das Konzept eines »Moments der Begegnung« ging aus der Erforschung des Anpassungsprozesses in der Entwicklung hervor (Nahum 1994; Sander, 1962, 1967, 1987). Solche Momente haben sich als zentral für Zustandsveränderungen und organismische Reorganisationsprozesse erwiesen. Unserer Meinung nach ist das Konzept der »zum richtigen Zeitpunkt gegebenen Deutung« ein Versuch, etwas ganz Ähnliches zu erfassen.

Ein wesentliches subjektives Merkmal einer Modifizierung des impliziten Beziehungswissens besteht darin, dass sie als eine plötzliche qualitative

Veränderung empfunden wird. Das ist der Grund, weshalb der »Moment« in unseren Überlegungen eine so wichtige Rolle spielt. Der »Moment« als Konzept erfasst das subjektive Erleben einer plötzlichen Veränderung im impliziten Beziehungswissen des Analytikers wie auch des Patienten. Wir werden dies weiter unten ausführlicher erläutern. Den interessantesten Aspekt der intersubjektiven Umwelt zwischen Patient und Analytiker bildet in klinischer Hinsicht das beiderseitige Wissen um das, was im Innern des Anderen in Bezug auf die gegenwärtige Beschaffenheit und den aktuellen Zustand der gemeinsamen Beziehung vor sich geht. Es kann Zustände der Aktivierung, des Affekts, Gefühls, Arousals, Begehrens, der Überzeugung, der Motivation oder der gedanklichen Inhalte in jeder beliebigen Kombination betreffen. Diese Zustände können als gemeinsamer Kontext vorübergehender Natur sein oder andauern. Eine vorherrschende intersubjektive Umwelt wird geteilt und wird dadurch gemeinsam. Darüber hinaus können sich die Beteiligten diese Gemeinsamkeit gegenseitig bestätigen. Das gemeinsame Wissen über die Beziehung kann aber implizit bleiben.

Der Veränderungsprozess unter entwicklungsbezogenen Blickwinkeln

Da sich kein menschliches Wesen so rasch verändert wie ein Säugling, ist es ganz natürlich, wenn wir verstehen wollen, welche Relevanz die mit der Entwicklung einhergehenden Veränderungsprozesse für die therapeutische Veränderung besitzen. Von besonderer Bedeutung ist die weithin anerkannte Auffassung, dass sich neue Fähigkeiten ungeachtet der neurologischen Reifung nur in einer interaktiven/intersubjektiven Umwelt voll entfalten können. In dieser Umwelt verbringen der Säugling und seine Mutter den größten Teil ihrer gemeinsamen Zeit mit der aktiven wechselseitigen Zustandsregulierung, während sie ein gemeinsames Ziel verfolgen oder eine gemeinsame Intention realisieren wollen. Ausführlicher dargestellt werden das Modell der wechselseitigen Regulierung und die ihm zugrunde liegenden Konzepte von Tronick (1989) sowie Gianino und Tronick (1988). Wir fassen hier die wichtigsten Konzepte zusammen, die auf der Grundlage dieses allgemeinen Verständnisses erarbeitet wurden.

Wechselseitige Zustandsregulierung als zentrale gemeinsame Aktivität

Das Konzept des »Zustandes« [»state«] beschreibt die semi-stabile Organisation des Gesamtorganismus in einem bestimmten Augenblick. Wie Tronick (1989) erläutert, beruht die dyadische Zustandsregulierung zwischen zwei Personen auf dem Mikroaustausch von Informationen; dieser Austausch erfolgt durch Affektäußerungen, die von der Mutter und dem Säugling wechselseitig wahrgenommen werden und die beide Partner zu Reaktionen veranlassen. Hunger, Schlaf, Aktivitätszyklen, Arousal und Sozialkontakt sind die Zustände, die in den ersten Lebenswochen reguliert werden müssen; schon bald werden sie ergänzt durch (das Niveau der) Freude oder andere(r) Affektzustände, durch Aktivierung(sniveau) oder Erregung(sniveau), Explorieren, Bindung und Bedeutungszuschreibung, bis schließlich praktisch jede Form der Zustandsorganisation einschließlich mentaler, physiologischer und motivationaler Zustände der Regulierungsaktivität unterliegt. Die Regulierung umfaßt die Verstärkung, Dämpfung, Elaboration, Wiederherstellung, das Stützen sowie die Rückkehr in ein zuvor eingestelltes Gleichgewicht. Die Genauigkeit, mit der die Betreuungsperson den Zustand des Säuglings erfasst, das heißt die Spezifität ihrer Wahrnehmung, ist einer der Faktoren, von denen es abhängt, wie die Erfahrung des Säuglings beschaffen sein wird und welches Maß an Kohärenz sie aufweist. Das gute Zueinander-Passen, die Stimmigkeit, ermöglicht eine gemeinsame Richtung und ist mitbestimmend für die Art und die Qualitäten der auftauchenden Eigenschaften. Wechselseitige Regulierung impliziert keine Symmetrie zwischen den Interakteuren, sondern setzt lediglich eine bi-direktionale Beeinflussung voraus. Jeder der Akteure bringt seine Geschichte in die Interaktion ein und beeinflußt damit die Anpassungsmanöver, die beiden Beteiligten möglich sind. Die aktuellen, aus Entwicklungsstudien hervorgegangenen Konzepte legen nahe, dass der Säugling nicht das Objekt selbst oder Partialobjekte internalisiert, sondern vielmehr den Prozess der wechselseitigen Regulation (Beebe und Lachmann 1988, 1994; D. N. Stern 1985, 1995; Tronick und Weinberg 1997). Die fortlaufende Regulierung beinhaltet die Wiederholung sequenzierter Erfahrungen, die Erwartungen wecken und auf diese Weise zur Grundlage des impliziten Beziehungswissens werden (Lyons-Ruth 1991; Nahum 1994; Sander 1962, 1983; D. N. Stern 1985, 1995; Tronick 1989).

Regulierung ist zielgerichtet

Die Prozesse der auf ein bestimmtes Ziel ausgerichteten wechselseitigen Regulierung verlaufen zumeist weder unkompliziert und geradlinig noch reibungslos (Tronick 1989). Tatsächlich würden wir dies auch nicht erwarten oder gar für ideal halten. Ständige Bemühungen, Verhandlungen, Fehlschläge und Korrekturen, Kursberichtigungen und Unterstützungsmaßnahmen sind erforderlich, damit die Regulierungsprozesse sich innerhalb eines bestimmten Gleichgewichts bewegen oder zu diesem zurückfinden können. Dies verlangt von beiden Partnern Hartnäckigkeit und Toleranz für Fehlschläge. (Natürlich ist die Arbeit asymmetrisch verteilt, da die Betreuungsperson meistens den Löwenanteil übernimmt.) Wir wollen diesen Trial-by-error-Prozess, in dem sich beide Akteure auf Ziele zubewegen und diese Ziele auch identifizieren und sich über sie verständigen, als »Vorangehen« [»moving along«] bezeichnen, um den normalen Charakter des Prozesses sowie seines Abweichens von einem schmalen und direkten Weg zum Ziel zu beschreiben. Manchmal steht das Ziel fest, und die Dyade kann entschlossen draufzugehen – wenn der Säugling beispielsweise Hunger hat und gefüttert werden muß. Manchmal – etwa beim freien Spiel oder beim Spielen mit Gegenständen – ist das Ziel unklar, so dass es im Prozess des Vorangehens entdeckt oder aufgedeckt werden muss.

Die wechselseitige Regulierung verfolgt auch ein intersubjektives Ziel

Der Prozess des Vorangehens orientiert sich an zwei Zielen gleichzeitig. Das erste ist ein physisches und/oder physiologisches, und es wird durch Aktionen erreicht, die ein »passendes« Verhalten beider Partner herbeiführen – die Betreuungsperson positioniert das Baby und hält es, um es zu füttern, während das Baby saugt und trinkt, oder: intensive mimische oder vokale Stimulierung während des Face-to-face-Spiels seitens der Betreuungsperson, einhergehend mit einem hohen Grad an lustvoller Aktivierung und mimischer Expressivität von Seiten des Babys. Das zweite, parallele Ziel ist die wechselseitige Anerkennung der Motive, Wünsche und impliziten Ziele, welche die Aktionen bestimmen, und der Gefühle, die mit diesem Prozess einhergehen (Tronick, Als und Adamson 1979). Diese Erfahrung ist das intersubjektive Ziel. Zusätzlich zur wechselseitigen Wahrnehmung der Motive oder Wünsche des Anderen impliziert das intersubjektive Ziel auch, dass diese Gemeinsamkeit dem Anderen signalisiert oder bestätigt wird. Es muss einen Schritt geben, durch den sie sich der gemeinsamen Wahrnehmung versichern. Ein Beispiel dafür ist die Affektabstimmung (D. N. Stern 1985).

Es ist nicht möglich zu bestimmen, welches der beiden Ziele – das physische oder das intersubjektive – primär ist. Bisweilen scheint sich eines gegenüber dem anderen zu behaupten, und zwischen Vorder- und Hintergrund findet ein Wechsel statt. Grundsätzlich aber sind immer beide Ziele vorhanden. Unser zentrales Interesse gilt hier jedoch weiterhin dem intersubjektiven Ziel.

Der Regulierungsprozess lässt »emergente Eigenschaften« entstehen

Während des »moving-along«-Prozesses weiß man zumeist nicht genau, was geschehen wird oder wann etwas geschehen wird, selbst wenn allgemeine Mutmaßungen möglich sind. Diese Ungewißheit ist nicht allein auf die Beschaffenheit dynamischer Systeme zurückzuführen, sondern auch darauf, dass sich die eng umgrenzten Ziele und sogar die Zwischenziele verändern und zudem ein Großteil des »Vorangehens« an sich improvisiert wird. Selbst Interaktionen, die sich häufig wiederholen, werden praktisch nie auf exakt gleiche Weise wiederholt. Interaktionsthemen unterliegen ständig neu auftauchenden Variationen, was sich sehr deutlich an bestimmten Aktivitäten wie etwa dem »freien Spiel« beobachten lässt: Die Aktivität ist unter anderem durch eine ständige Einführung von Variationen charakterisiert, die der Habituation vorbauen sollen (Stern 1977). Aber selbst eine fester strukturierte Aktivität wie das Füttern oder Windelwechseln wird nie auf genau gleiche Weise wiederholt.

Der Improvisationscharakter dieser Interaktionen hat uns bewogen, in den zeitgenössischen theoretischen Arbeiten über nicht-lineare dynamische Systeme, die emergente Eigenschaften produzieren, nach Orientierungshilfen zu suchen (Fivaz-Depeursinge und Corboz-Warnery 1995;

Maturana und Varela 1980; Prigogine und Stengers 1984; zu Anwendungen auf die frühe Entwicklung siehe Thelen und Smith 1994). Hier haben wir Modelle gefunden, die unserer Meinung nach am besten geeignet sind, den Prozess des Vorangehens und die charakteristische Beschaffenheit jener spezifischen »Begegnungsmomente« (siehe unten) zu beschreiben, die emergente Eigenschaften des »moving along«-Prozesses darstellen. Im Laufe des Vorangehens können die beiden Ziele – komplementäre Aktionen und intersubjektive Verständigung über das stimmige Zueinanderpassen – plötzlich in einem »Moment der Begegnung« realisiert werden, der unweigerlich über einen längeren Zeitraum gut vorbereitet, aber nicht vorab festgelegt wurde. Solche Momente werden gemeinsam konstruiert und setzen voraus, dass jeder Beteiligte etwas Einzigartiges beiträgt. In ebendiesem Sinn beruht die Begegnung auf einer Spezifität des Erkennens, wie sie von Sander (1991) konzeptualisiert wurde.

Beispiele für »Begegnungsmomente« sind etwa folgende Vorgänge: Der Augenblick, in dem der Verhaltensinput der Mutter der Zustandsveränderung des Babys, das im Begriff ist, einzuschlafen, so gut entspricht, dass er tatsächlich einen Wechsel vom Wachzustand in den Schlaf anstößt; der Augenblick, in dem eine Freispielepisode in einem plötzlichen gemeinsamen Gelächter kulminiert; oder der Moment, in dem das Baby mit intensiver Hilfe und Unterstützung der Mutter lernt, dass das Wort, das sie künftig gemeinsam für jenes bellende Wesen benutzen werden, »Hund« lautet. In den beiden letztgenannten Beispielen ist die Begegnung auch in dem Sinn intersubjektiv, dass jeder Partner erkennt, dass es ein gemeinsames Zueinanderpassen gegeben hat. Beide haben ein wesentliches Merkmal der zielorientierten Motivationsstruktur des Anderen erfasst. Umgangssprachlich formuliert, nehmen beide das, »was jetzt, hier, zwischen uns geschieht«, auf ähnliche Weise wahr.

Wir vermuten, dass intersubjektive Begegnungen für den Menschen den Status von Zielen haben. Sie sind die mentale Version des Ziels der Objektbezogenheit. Systemisch formuliert, wird durch solche Begegnungen eine innere und äußere Verbindung zwischen dem Organismus und dem Kontext hergestellt; der durch sie erzeugte Zustand umfasst mehr als das, was jedes System allein erzeugen könnte. Tronick hat diesen umfassenderen Zustand als dyadische Erweiterung des Bewusstseins bezeichnet.

Ein »Begegnungsmoment« kann eine neue intersubjektive Umwelt erzeugen und den Bereich des »impliziten Beziehungswissens« verändern

Ein Beispiel vermag dies am besten zu illustrieren. Wenn Mutter und Säugling während des Spiels unerwartet ein neues und höheres Aktivierungsniveau und eine stärkere Intensität der Freude entwickeln, hat sich die Fähigkeit des Babys verbessert, in allen künftigen Interaktionen höhere Niveaus gemeinsam erzeugter positiver Erregung zu tolerieren. Sobald die Skala vergrößert wurde und beide Partner erkennen, dass sie erfolgreich auf einem höheren Niveau der Freude interagiert haben, finden ihre anschließenden Interaktionen innerhalb dieser veränderten intersubjektiven Umwelt statt. Entscheidend ist nicht die bloße Tatsache, dass jeder dieses Niveau zuvor bereits erreicht hat, sondern das Gewahrsein, dass beide gemeinsam schon einmal hier gewesen sind. Der Bereich des impliziten Beziehungswissens hat sich verändert.

Ein weiteres Beispiel: Stellen wir uns einen kleinen Jungen vor, der mit seinem Vater zum ersten Mal auf einen neuen Spielplatz geht. Das Kind läuft zur Rutsche und klettert die Stufen hinauf. Es ist schon fast oben angelangt, aber dann machen ihm die Höhe und die Grenzen seiner eigenen, neu auftauchenden Fähigkeit Angst. In einem reibungslos funktionierenden dyadischen System wird der Junge zum Vater blicken und nach Orientierung suchen – sie hilft ihm, seinen Affektzustand zu regulieren. Der Vater lächelt liebevoll, nickt beruhigend mit dem Kopf und geht vielleicht noch ein paar Schritte auf das Kind zu. Der Junge klettert die restlichen Stufen hinauf und erlebt ein neues Gefühl der Kompetenz und Freude. Sie haben die an die Aktivität gebundene affektive Sequenz intersubjektiv geteilt. Solche Momente werden sich wiederholen und dem Kind dabei helfen, sich zuversichtlich und selbstbewusst auf die Welt einzulassen.

Unmittelbare Konsequenzen der »Begegnungsmomente«, die die intersubjektive Umwelt verändern

Wenn ein »Begegnungsmoment« in einer Sequenz der wechselseitigen Regulierung auftaucht, stellt sich ein Gleichgewicht her, das es den Interakteuren ermöglicht, sich voneinander zu lösen [»disjoin«], und eine Entspannung [détente] in der dyadischen Agenda bewirkt (Nahum 1994). Sander (1983) hat dieses Sich-voneinander-Lösen als »offenen Raum« bezeichnet, in dem der Säugling kurzfristig in Anwesenheit der anderen Person allein sein kann, während sie den neuen Kontext miteinander teilen (Winnicott 1957). Hier eröffnet sich die Möglichkeit einer neuen Initiative, in der die Notwendigkeit der Regulierung zur Wiederherstellung des Gleichgewichts vorübergehend aufgehoben ist. Die durch das gewöhnliche implizite Beziehungswissen auferlegten Beschränkungen sind gelockert, so dass Raum für Kreativität entsteht. Der Säugling wird seine neue Erfahrung re-kontextualisieren.

Im Augenblick des Sich-voneinander-Lösens, im offenen Raum, ist die wechselseitige Regulierung also vorübergehend suspendiert. Danach nimmt die Dyade den Prozess des Vorangehens wieder auf. Aber das Vorangehen wird nun anders sein als zuvor, weil es vom Terrain der neu hergestellten intersubjektiven Umwelt aus erfolgt und ihm ein verändertes »implizites Beziehungswissen« als Grundlage dient.

Anwendung auf therapeutische Veränderung

Wir werden nun eine deskriptive Terminologie und eine konzeptuelle Grundlage für das Etwas-Mehr vorstellen und zeigen, wie es als Agens der Veränderung in psychoanalytischen Therapien operiert. Das Schlüsselkonzept, der »Begegnungsmoment«, ist jene emergente Eigenschaft des von uns als »Vorangehen« bezeichneten Prozesses, die die intersubjektive Umwelt und damit das implizite Beziehungswissen verändert. Kurz, das Vorangehen besteht aus einer Aneinanderreihung von »Gegenwartsmomenten« [»present moments«], den subjektiven Einheiten, welche die kleinen Richtungsveränderungen im Prozess des Vorangehens markieren. Manchmal laden sich Gegenwartsmomente affektiv auf und werden zum Brennpunkt für den therapeutischen Prozeß. Diese Augenblicke bezeichnen wir als »now moments«. Wenn ein solcher »Jetzt-Moment« ergriffen wird, das heißt, wenn beide Partner mit einer authentischen, spezifischen, persönlichen Reaktion auf ihn reagieren, wird er zu einem »Moment der

Begegnung«. Dies ist die emergente Eigenschaft, die den subjektiven Kontext verändert. Im Folgenden werden wir die einzelnen Elemente dieses Prozesses der Reihe nach erläutern.

Der Vorbereitungsprozess: »Vorangehen« und »Gegenwartsmomente«

In vielerlei Hinsicht ähnelt der therapeutische Prozess des Vorangehens dem »moving along« der Mutter-Säugling-Dyade; dennoch ist die Form jeweils unterschiedlich, nämlich in der Therapie vorwiegend verbal, im anderen Fall nonverbal. Die zugrunde liegenden Funktionen des »moving along«-Prozesses aber haben vieles gemeinsam. Das Vorangehen impliziert die Annäherung an die Therapieziele, die explizit oder auch implizit von den Beteiligten definiert sein können. Es schließt all die üblichen Komponenten einer psychoanalytischen Therapie mit ein, beispielsweise Deutung, Abklärung und so weiter. In jeder therapeutischen Sitzung nähert sich die Dyade ebenso wie die Dyade in der Mutter-Kind-Interaktion einem Zwischenziel. Ein Zwischenziel in einer Sitzung besteht darin, die Themen des gemeinsamen Austausches zu definieren, etwa ein Zuspätkommen zur Behandlungsstunde, die Frage, ob sich der Patient am Vortag wirklich »gehört« fühlte, die bevorstehende Ferienpause, die Frage, ob die Therapie dem Leeregefühl etwas entgegensetzt oder ob der Therapeut den Patienten mag und so weiter. Die Beteiligten müssen nicht unbedingt einer Meinung sein. Sie müssen lediglich den Interaktionsfluss so steuern, dass er sie an ein Verständnis dessen heranführt, was zwischen ihnen geschieht, was sie beide in dem spezifischen Kontext jeweils wahrnehmen, glauben und sagen, und was sie einander wechselseitig an Wahrnehmungen, Gefühlen und Überzeugungen zuschreiben. Sie versuchen, gemeinsam eine Definition der intersubjektiven Umwelt zu erarbeiten, und gehen dabei voran. Die Vorgänge im bewussten Vordergrund, die die Bewegung weiterbringen, sind freie Assoziationen, Abklärungen, Fragen, Schweigepausen, Deutungen und so weiter. Anders als die weitgehend nonverbalen Verhaltensweisen, die den Hintergrund der Mutter-Säugling-Umwelt bilden, steht der verbale Inhalt im Bewusstsein beider Partner gewöhnlich im Vordergrund. Im Hintergrund aber zielt die Bewegung auf intersubjektive Gemeinsamkeit und gemeinsames Verstehen. Der verbale Inhalt sollte uns für den parallelen Prozess des Zugehens auf ein implizites intersubjektives Ziel nicht blind machen.

Wir sind der Meinung, dass der Prozess des Vorangehens in einer Therapiesitzung mit einem erwachsenen Patienten analog dem Ziel des physischen Zueinanderpassens in den nonverbalen Mutter-Säugling-Interaktionen zwei parallele Ziele verfolgt. Das eine besteht in einem Neuarrangement des bewussten verbalen Wissens; dazu gehört das Finden von Themen, die bearbeitet, geklärt, elaboriert, gedeutet und verstanden werden. Das zweite Ziel besteht aus der gemeinsamen Definition und dem gemeinsamen Verstehen der intersubjektiven Umwelt; es betrifft das implizite Beziehungswissen und definiert die »gemeinsame implizite Beziehung«. Eine Reihe kleinerer umgrenzter Ziele ist für die Mikroregulierung des »moving along«-Prozesses notwendig. Solche umgrenzten Ziele bewirken nahezu ständige Kurskorrekturen, die dazu dienen, den Interaktionsfluss an das Zwischenziel anzunähern, indem sie ihn umlenken, wiederherstellen, testen, sondieren oder bestätigen.

Aus all dem wird ersichtlich, dass die intersubjektive Umwelt einen Teil dessen ausmacht, was wir als »gemeinsame implizite Beziehung« bezeichnen. Der Prozess, in dem die Beteiligten über die intersubjektive Umwelt verhandeln und sie definieren, verläuft parallel zur expliziten Untersuchung des Lebens des Patienten und zur Erforschung der Übertragung. Es handelt sich um einen Prozess, der zumeist außerhalb der bewussten Wahrnehmung bleibt, aber jedes therapeutische Manöver begleitet. Im Vorangehen erkennen die Interakteure immer klarer, wo sie in ihrer »gemeinsamen impliziten Beziehung« stehen.

Wir begreifen das Vorangehen als einen Prozess, der sich subjektiv in Momente unterschiedlicher Qualität und Funktion aufteilt, die wir als »Gegenwartsmomente« [»present moments«] bezeichnen. Klinikern ist die Formulierung »Gegenwartsmoment« intuitiv einleuchtend. Er hat sich in unseren Diskussionen als unschätzbar hilfreich erwiesen. Die Dauer eines Gegenwartsmomentes ist gewöhnlich nur kurz, weil er als subjektive Einheit der Zeitdauer entspricht, die benötigt wird, um das zu erfassen, »was jetzt, hier, zwischen uns geschieht«. Folglich kann sich ein Gegenwartsmoment auf Mikrosekunden beschränken oder über viele Sekunden ausdehnen. Er baut sich um Intentionen oder Wünsche oder deren Enactment herum auf, die eine dramatische Spannungslinie beschreiben, während er seinem Ziel näher rückt (siehe D. N. Stern 1995). Ein Gegenwartsmoment bildet eine Einheit des dialogischen Austausches, die inhaltlich relativ kohärent ist, emotional homogen und auf ein bestimmtes Ziel hin orientiert. Eine Veränderung einer dieser Komponenten leitet einen neuen, den nächsten Gegenwartsmoment ein. Wenn der Therapeut zum Beispiel sagt: »Ist Ihnen bewusst, dass Sie zu den letzten drei Sitzungen jedesmal zu spät gekommen sind? Das ist doch ungewöhnlich für Sie«, und der Patient antwortet: »Ja, ich weiß«, woraufhin der Analytiker fragt: »Und was denken Sie darüber?«, konstituiert dieser Austausch einen Gegenwartsmoment. Nun antwortet der Patient: »Ich glaube, ich war wütend auf Sie.« Schweigen. »Ja, ich habe mich über Sie geärgert.« Schweigen. Dies ist der zweite Gegenwartsmoment. Dann fährt der Patient fort: »In der vergangenen Woche haben Sie etwas gesagt, worüber ich stinksauer war…« Das ist der dritte Gegenwartsmoment.

Diese Gegenwartsmomente bilden die Schritte im Prozess des Voranschreitens. Zwischen den einzelnen Schritten besteht jeweils eine gewisse Diskontinuität, aneinandergereiht aber bewegen sie sich, wenn auch nicht stetig und gleichmäßig, auf ein Ziel zu. Der Ablauf ist nur in den seltensten Fällen linear. Kurz, wir sprechen von einer umgrenzten Hülle subjektiver Zeit, in der ein Motiv agiert wird, um den Inhalt des verbalen Austausches zu mikroregulieren und die intersubjektive Umwelt anzupassen.

Die recht straffe Zyklizität der Aktivitäten des Säuglings (Schlaf, Aktivität, Hunger, Spiel usw.) gewährleistet ein hohes Maß an Wiederholung, die ein ganzes Repertoire von Gegenwartsmomenten entstehen läßt. Auch in der Therapie wiederholen Gegenwartsmomente Variationen des Themas der habituellen Schritte, die die für die individuelle therapeutische Dyade charakteristische Weise des »moving along« konstituieren. Durch die zur Anwendung kommende therapeutische Technik, durch die Persönlichkeiten der Interakteure und durch die zu behandelnde Pathologie sind den Gegenwartsmomenten natürlich Grenzen auferlegt.

Weil sich Gegenwartsmomente so häufig mit nur geringfügigen Variationen wiederholen, werden sie den Beteiligten extrem vertraut; sie werden zu Richtlinien, anhand deren sich voraussehen läßt, wie die Lebensmomente mit diesem anderen Menschen aussehen werden. Gegenwartsmomente werden als »Schemata des Zusammenseins-mit-dem-Anderen« (D. N. Stern 1995) im Bereich des »impliziten Beziehungswissens« repräsentiert. Das Paar entwickelt ein Bündel von Mikrointeraktions-Mustern, deren einzelne Schritte Irrtümer, Unterbrechungen und Wiederherstellungen beinhalten (Lachmann und Beebe 1996; Tronick 1989). Diese wiederkehrenden Sequenzen geben uns Aufschluss über das »ungedachte Bekannte« (Bollas 1987) des Patienten oder über das »präreflexive Unbewusste«, das Stolorow und Atwood (1992) beschreiben. Sie bilden die Bausteine der Arbeitsmodelle, die Bowlby konzeptualisiert hat, sowie der meisten Internalisierungsvorgänge. Sie sind nicht bewusst, unterscheiden sich aber intrapsychisch vom Verdrängten.

Zusammenfassend wollen wir festhalten, dass der Prozess des Vorangehens aus einer Aneinanderreihung von Gegenwartsmomenten besteht. Beide Einheiten aber, die Gegenwartsmomente und die Richtung dieses Vorangehens, aktualisieren sich innerhalb eines Rahmens, der jeder Dyade vertraut ist und sie charakterisiert.

»*Now moments*«

Wir konzeptualisieren als »Jetzt-Momente« [»now moments«][3] eine besondere Art von »Gegenwartsmomenten«, die subjektiv und affektiv als einschlagend erlebt werden und die Beteiligten verstärkt in die Gegenwart hineinziehen. Sie nehmen diesen subjektiven Charakter an, weil der habituelle Rahmen – die bekannte, vertraute intersubjektive Umwelt der Therapeut-Patient-Beziehung – sich plötzlich verändert hat oder Gefahr läuft, sich zu verändern. Der aktuelle Zustand der »gemeinsamen impliziten Beziehung« steht in Frage. Dieser potentielle Bruch im gewohnten Vorgehen kann in verschiedenen Momenten erfolgen. Er muss den therapeutischen Rahmen nicht zwangsläufig gefährden, verlangt aber eine Reaktion, die so spezifisch und persönlich ist, dass sie über die bekannten technischen Maßnahmen hinausgeht.

---

[3] Die Autoren haben den Begriff »now moments« von Walter Freeman (1995) übernommen. Meine frühere Übersetzung mit »plötzliche Momente« ist zu blass, als dass sie der imposanten Wirkung dieser Momente und ihrer Besonderheit gerecht werden könnte. [A. d. Ü.]

»Jetzt-Momente« sind nicht Teil der Aneinanderreihung charakteristischer Gegenwartsmomente, die die übliche Weise des Zusammenseins und Vorangehens konstituieren. Sie fordern erhöhte Aufmerksamkeit, und der Therapeut muss sich in gewisser Weise entscheiden, ob er im vertrauten habituellen Rahmen bleiben will oder nicht. Und was kann er tun, falls er den üblichen Rahmen verlässt? Der Therapeut ist zu irgendeiner Art von »Aktion« gezwungen: Er kann eine Deutung geben oder in einer Weise reagieren, die im Vergleich zum gewohnten Rahmen neu ist, oder er kann schweigen. In diesem Sinn entsprechen »now moments« dem antiken griechischen Begriff des Kairos, des einmaligen, günstigen Augenblicks, den der Mensch festhalten muß, weil sich in diesem Moment – jetzt – sein weiteres Schicksal entscheidet.

Dass sie an einem »now moment« angelangt sind, der sich von den üblichen Gegenwartsmomenten unterscheidet, spüren Therapeut und Patient klinisch und subjektiv daran, dass ihnen dieser Moment unvertraut ist und in seiner spezifischen Form und seinem zeitlichen Auftreten nicht zu erwarten war; er wirkt beunruhigend oder merkwürdig/unheimlich. »Jetzt-Momente« sind häufig so verwirrend, dass beide Beteiligte nicht genau wissen, was gerade geschieht oder was sie tun sollen. Diese Momente sind angefüllt mit einer unbekannten Zukunft, die man wie eine Sackgasse erleben oder als Chance empfinden kann. Die Gegenwart verdichtet sich subjektiv, ähnlich dem »Augenblick der Wahrheit«. Diese »Jetzt-Momente« laden sich oft mit Erwartungen oder mit Angst auf, weil unbedingt eine Entscheidung getroffen werden muss – ein Handlungsplan oder eine Erklärung aber sind nicht sofort zur Hand, und mit den gewohnten technischen Maßnahmen ist es nicht getan. Der Analytiker erkennt intuitiv, dass sich ein Fenster geöffnet hat und eine Gelegenheit zu einer Art therapeutischer Reorganisation oder die Gefahr einer Entgleisung des Prozesses aufgetaucht ist, während dem Patienten unter Umständen klar wird, dass er an einer Wasserscheide in der therapeutischen Beziehung angelangt ist.

»Jetzt-Momente« entwickeln sich subjektiv in drei Phasen. Es beginnt mit einer Phase, die erfüllt ist von dem Gefühl, dass irgendetwas bevorsteht [»pregnancy phase«]. Ihr folgt die merkwürdige oder unheimliche Phase [»weird phase«], in der man realisiert, dass man einen unbekannten, nicht erwarteten intersubjektiven Raum betreten hat. Und schließlich die Entscheidungsphase, in welcher der »now moment« ergriffen wird oder aber nicht. Wird er ergriffen, mündet er, falls alles gut geht, in einen »Moment der Begegnung«; wenn etwas schief läuft, ist der Moment verpasst.

Im Jetzt-Moment kündigt sich eine potentielle emergente Eigenschaft eines komplexen dynamischen Systems an. Auch wenn sich die Vorgeschichte seines Auftauchens möglicherweise nicht zurückverfolgen lässt, wurde er doch durch flüchtige oder vage Andeutungen vorbereitet, vergleichbar vielleicht einem musikalischen Motiv, das leise und zunehmend deutlicher vernehmbar seiner Transformation ins eigentliche Thema zustrebt. Dennoch bleiben der Moment, in dem es sich durchsetzen, und die Form, die es annehmen wird, unvorhersagbar.

Viele Wege führen zum Jetzt-Moment. Der Patient kann ein Ereignis während einer Sitzung identifizieren und sofort erkennen, dass sich die intersubjektive Umwelt soeben verändert hat; er muss diese Veränderung in der Sitzung jedoch nicht zwangsläufig mitteilen und ratifizieren. Er kann das Ereignis aber auch geschehen lassen, ohne ihm größere Aufmerksamkeit zu widmen, und es später bearbeiten, um seine Wichtigkeit als Signal für eine mögliche Veränderung in der intersubjektiven Umwelt zu entdecken. Diese Ereignisse sind Formen verborgener oder potentieller Jetzt-Momente, die zum Vorbereitungsprozess gehören. Sie werden vielleicht eines Tages soweit ausgereift sein, dass sie in den gemeinsamen Dialog eingehen können und zu Jetzt-Momenten werden, wie wir sie beschrieben haben.

Jetzt-Momente können auftauchen, wenn der traditionelle therapeutische Rahmen Gefahr läuft, zu zerbrechen, oder wenn er zerbrochen ist oder aufgebrochen werden sollte.

Zum Beispiel:

- Wenn ein Analysepatient im Austausch innehält und fragt: »Lieben Sie mich?«
- Wenn es dem Patienten gelungen ist, den Therapeuten dazu zu veranlassen, etwas (therapeutisch) Außergewöhnliches zu tun – der Patient sagt zum Beispiel etwas sehr Komisches, und beide brechen in lautes Gelächter aus.
- Wenn sich Patient und Therapeut zufällig und unerwartet in einem anderen Kontext begegnen, etwa in der Schlange vor einer Theater-

kasse, und ein neuer interaktiver und intersubjektiver Schritt gestaltet wird oder ausbleibt.
– Wenn etwas sehr Wichtiges, Gutes oder Schlechtes, im realen Leben des Patienten geschehen ist, das der Therapeut aus Gründen der allgemeinen Höflichkeit anerkennen und in irgendeiner Weise aufgreifen muss.

Wir dürfen nicht vergessen, dass wir es mit einem komplexen dynamischen Prozess zu tun haben, in dem sich unter Umständen nur eine von mehreren Komponenten auf langsame und progressive, vielleicht kaum wahrnehmbare Weise während der Vorbereitungsphase verändert, bis eine bestimmte Schwelle erreicht ist, an der sie ganz plötzlich den Kontext, in dem die übrigen Komponenten operieren, zu verändern droht. Konzeptuell sind Jetzt-Momente an der Schwelle zu einer emergenten Eigenschaft der Interaktion lokalisiert, nämlich dem Moment der Begegnung.

Die faszinierendsten Jetzt-Momente tauchen auf, wenn der Patient etwas tut, das schwierig zu kategorisieren ist, etwas, das eine andere und neue Art der Reaktion verlangt, die sozusagen die persönliche Handschrift des Analytikers trägt und dem Patienten dessen subjektiven Zustand (Affekt, Phantasie, reales Erleben etc.) vermittelt. Wenn dies geschieht, sind beide in einem authentischen Begegnungsmoment angelangt. Während eines solchen Begegnungsmomentes wird ein neuer intersubjektiver Kontakt zwischen ihnen hergestellt – neu in dem Sinne, dass eine Veränderung in der »gemeinsamen impliziten Beziehung« erzeugt wird.

Der »Moment der Begegnung«

Ein Jetzt-Moment, der therapeutisch ergriffen und gemeinsam realisiert wird, ist ein »Moment der Begegnung«. Ebenso wie in der Mutter-Säugling-Situation ist ein solcher Moment auch in der Therapie außerordentlich spezifisch; jeder Partner hat zur Konstruktion des Begegnungsmomentes aktiv etwas Einzigartiges und Authentisches seines individuellen Selbst (das nicht Teil der Theorie oder der therapeutischen Technik ist) beigetragen. Wenn der Therapeut – aber auch der Patient – den Jetzt-Moment zu begreifen versucht, ihn erforscht und erlebt, kann dieser zu einem Moment der Begegnung werden. Die Entwicklung von Begegnungsmomenten setzt mehrere entscheidende Elemente voraus. Der Therapeut muss einen spezifischen Aspekt seiner Individualität einbringen, dem er seinen persönlichen Stempel aufprägt. Die beiden begegnen einander in diesem Augenblick als Personen, relativ ungeschützt durch ihre gewohnten therapeutischen Rollen. Ebensowenig können die Aktionen, die den Moment der Begegnung mit konstituieren, routinemäßig oder habituell sein oder technischen Vorgehensweisen entsprechen; sie müssen neuartig und auf die Singularität dieses Augenblicks zugeschnitten sein. Natürlich setzt dies ein gewisses Maß an Empathie voraus, eine Bereitschaft zu affektiver und kognitiver Neubewertung, eine signalisierte Affektabstimmung, eine Sichtweise, die reflektiert und bestätigt, dass sich das, was geschieht, im Bereich der »gemeinsamen impliziten Beziehung« vollzieht, das heißt in einem neu geschaffenen dyadischen Zustand, der für die Beteiligten spezifisch ist.

Der Moment der Begegnung ist das Schlüsselereignis in diesem Prozess, der Drehpunkt, an dem sich der intersubjektive Kontext verändert und dadurch auch das implizite Beziehungswissen über die Patient-Therapeut-Beziehung.

Dass der »Moment« eine so zentrale mutative Rolle spielt, haben auch andere Autoren erkannt. Lachmann und Beebe (1996) haben ihn betont, und Ehrenberg (1992) hat beschrieben, dass ihre mutative therapeutische Arbeit während solcher intimer subjektiver Momente stattfindet.

Ein Beispiel ist hier aufschlussreich. Molly, eine verheiratete Frau Mitte dreißig, nahm ihre Analyse wegen ihres geringen Selbstwertgefühls auf, das sich auf ihren Körper konzentrierte. Sie war nicht in der Lage, abzunehmen, und litt unter einer massiven Angst, die Menschen zu verlieren, die ihr am nächsten standen. Sie hatte eine ältere Schwester, die wegen einer Polioinfektion im Säuglingsalter verkrüppelt war. Aus diesem Grund hatten die Eltern Mollys gesunden Körper liebevoll umsorgt. In ihrer Kindheit baten die Eltern sie, vor ihnen zu tanzen, und sahen ihr bewundernd zu.

Zu Beginn der Sitzung begann sie, über »körperliche Sachen« zu sprechen und assoziierte dazu, dass sie auf dem Weg zur Sitzung sexuelle Erregung empfunden und plötzlich Wut auf die Analytikerin bekommen habe. »Ich sehe ein Bild vor mir, wie Sie in ihrem Sessel sitzen … und mich aus einer überlegenen Position heraus beobachten.« In derselben Sitzung erinnerte sie sich später daran, dass die Eltern ihr in ihrer Kindheit beim

Tanzen zusahen. Sie fragte sich, ob ihr Tanz für die Eltern auch sexuell erregend war und »ob sie das auch wollten«. Es folgte ein langer Austausch über ihr Körpererleben, über medizinische Untersuchungen, über Ängste, dass etwas mit ihrem Körper nicht in Ordnung sei, und über Körpersensationen. Dann sagte Molly nach längerem Schweigen: »Jetzt frage ich mich, ob Sie mich ansehen.« (Der Jetzt-Moment begann an dieser Stelle.)

Die Analytikerin war verblüfft. Die Patientin hatte sie in Verlegenheit gebracht. Ihr erster Gedanke galt der Frage, ob sie weiterhin schweigen oder etwas sagen sollte. Würde sich Molly durch ihr Schweigen im Stich gelassen fühlen? Deren Aussage lediglich zu wiederholen – »Sie möchten wissen, ob ich Sie betrachte« – wirkte unbeholfen und allzu distanziert. Gleichzeitig hielt sie es aber für riskant, eine persönliche Bemerkung zu machen. Über die intensiven sexuellen Implikationen zu sprechen schien einem Agieren allzu nahe zu kommen. Indem sie sich ihr eigenes Unbehagen bewusst machte und seine Ursache zu verstehen versuchte, identifizierte die Analytikerin das damit zusammenhängende Dominanzthema und erkannte, dass sie sich so fühlte, als sei sie aufgefordert, entweder die »überlegene Position« zu beziehen oder sich Molly zu unterwerfen. An diesem Punkt ihrer Überlegungen fiel die Befangenheit plötzlich von ihr ab, und sie konnte Molly ihr Erleben mitteilen.

»Es fühlt sich so an, als versuchten Sie, meinen Blick auf sich zu ziehen«, sagte sie.

»Ja«, stimmte Molly lebhaft zu. (Diese beiden Sätze bilden den »Moment der Begegnung«.)

»Es ist eine verwirrende Sache«, erläuterte die Analytikerin.

»An diesen Sehnsüchten ist nichts verkehrt«, erwiderte Molly.

»Richtig«, stimmte die Analytikerin ihr zu.

»Entscheidend ist, dass zwei dazu gehören, damit fertig zu werden«, sagte Molly.

»Auf jeden Fall zu Anfang«, erwiderte die Analytikerin.

»Genau darüber habe ich nachgedacht... Es tut gut, jetzt darüber nachzudenken... und ich bin sogar in der Lage, Mitgefühl zu empfinden.«

»Mit sich selbst?«, fragte die Analytikerin.

»Ja«, erwiderte Molly.

»Das freut mich zu hören«, antwortete die Analytikerin.

In dieser Vignette findet eine intersubjektive Begegnung statt, weil die Analytikerin ihr eigenes inneres Ringen benutzte, um die Patientin zu verstehen und den Jetzt-Moment festzuhalten, indem sie spezifisch und aufrichtig reagierte. »Es fühlt sich [nämlich für mich als spezifisches Individuum] so an, als versuchten Sie, meinen Blick auf sich zu ziehen.« Diese Bemerkung verwandelte den Jetzt-Moment in einen Moment der Begegnung. Dies unterscheidet sich beträchtlich von den verschiedenen möglichen, technisch angemessenen Reaktionen, durch die aber die Besonderheit der Analytikerin als Person in diesem Moment nicht ins Bild gekommen wäre, etwa: »Ist es jetzt so, wie es mit Ihren Eltern war?«, oder: »Erzählen Sie mir, was Sie sich vorgestellt haben« und so weiter.

Das Verhältnis zwischen Deutungen und »Begegnungsmomenten«

Jetzt-Momente können auch direkt zu einer Deutung führen. Und Deutungen können zu »Momenten der Begegnung« führen oder vice versa. Eine erfolgreiche Deutung im herkömmlichen Sinn ermöglicht es dem Patienten, sich selbst, sein Leben und seine Vergangenheit mit anderen Augen zu sehen. Diese Erkenntnis geht grundsätzlich mit Affekten einher. Wenn die Deutung so formuliert wurde, dass sie die affektive Teilnahme des Analytikers vermittelte, kann gleichzeitig auch ein »Moment der Begegnung« aufgetaucht sein. Sander (1997) spricht hier von einer Passung der Spezifitäten zweier aufeinander abgestimmter Systeme, die wechselseitig Resonanz ineinander finden. Dies ähnelt der Affektabstimmung in den Interaktionen zwischen Mutter und Säugling (D. N. Stern 1985).

Nehmen wir an, der Analytiker gebe zum idealen Zeitpunkt eine exzellente Deutung. Sie wird einen Einfluss auf den Patienten ausüben und ihn zu einer Reaktion veranlassen, sei's einem Schweigen, einem »Aha« oder – wie es zumeist der Fall ist – einer Bemerkung wie: »Ja, genau so ist es.« Wenn der Analytiker es unterlässt, seine affektive Beteiligung zu vermitteln (und sei es durch eine schlichte Bemerkung – »Ja, es war tatsächlich so für Sie« –, die aber seine persönliche Handschrift trägt und aus seiner eigenen Lebenserfahrung hervorgeht), könnte der Patient vermuten oder phantasieren, dass der Analytiker lediglich seine Technik angewandt hat. Die Möglichkeit, dass eine wichtige neue Erfahrung die bekannte intersubjektive Umwelt verändert, wurde vereitelt. Infolgedessen wird die Deutung weit weniger einflussstark sein.

Streng genommen kann eine Deutung einen Jetzt-Moment auflösen, indem sie ihn ausführlicher »erklärt« oder elaboriert oder verallgemeinert. Wenn der Therapeut jedoch nicht etwas mehr tut als lediglich zu deuten, etwas, das seine Reaktion zum Ausdruck bringt und zeigt, dass er anerkennt, dass der Patient eine Veränderung in der Beziehung erlebt, dann wird kein neuer intersubjektiver Kontext geschaffen. Eine sterile Deutung mag korrekt oder gut formuliert gewesen sein, die Wahrscheinlichkeit aber, dass sie wirklich »angekommen« ist und Wurzeln schlagen kann, ist gering. Die meisten begabten Psychoanalytiker wissen dies und tun das »Etwas mehr« oder betrachten es sogar als Teil der Deutung. Aber es ist kein integraler Deutungsbestandteil. Und ebendies ist das theoretische Problem, das wir zu lösen versuchen. Wenn der Bereich dessen, was als Deutung gelten kann, allzu sehr erweitert und zu locker definiert wird, lassen sich die theoretischen Fragen nicht mehr entwirren.

Eine Unterscheidung ist hier unumgänglich. Ein auftauchender Jetzt-Moment kann sich – und häufig verhält es sich tatsächlich so – auf stark besetztes Übertragungsmaterial konzentrieren und durch eine traditionelle Deutung aufgelöst werden. Wenn nun die Deutung auf »authentische« Weise gegeben wird, wo liegt dann der Unterschied zu einem »Moment der Begegnung«? Der Unterschied ist folgender: Wenn der Therapeut eine traditionelle Deutung in Bezug auf Übertragungsmaterial gibt, wird er nicht als Person, so wie er in seiner eigenen Vorstellung existiert, erkennbar und ins Spiel gebracht. Ebensowenig wird die gemeinsame implizite Beziehung erkennbar und einer Neueinschätzung unterzogen. Was bei der herkömmlichen Deutung zum Tragen kommt, sind vielmehr therapeutisches Verstehen und Reagieren im Rahmen der analytischen Rolle. Was »authentisch« in diesem Kontext bedeutet, ist schwierig zu definieren. Bei einer »authentischen« Übertragungsdeutung sollte es keinen »Begegnungsmoment« zwischen zwei Personen geben, die ihrer therapeutischen Rollen mehr oder weniger entkleidet sind. Käme es in dieser Situation zu einem Begegnungsmoment, hätte das Verhalten, mit dem der Therapeut auf das Übertragungsverhalten des Patienten reagierte, den Charakter einer Gegenübertragung gehabt. Im Unterschied dazu sind die Übertragungs-

und Gegenübertragungsaspekte in einem »Begegnungsmoment« auf ein Minimum reduziert, so dass die Persönlichkeiten der Interakteure ins Spiel kommen und ihre Rollenvorgaben relativ ausgeblendet sind. Natürlich ist es nicht einfach abzuschätzen, inwieweit Übertragung-Gegenübertragung fehlen und zwei Personen einander außerhalb der ihnen professionell vorgegebenen Rollen erleben; unter der Voraussetzung aber, dass man das Konzept grundsätzlich anerkennt, sind solche Momente uns allen vertraut. Wir werden auf diesen Punkt noch einmal zurückkommen.

Der »offene Raum«

Wir nehmen an, dass in der therapeutischen Situation ebenso wie im Laufe der Entwicklung »Begegnungsmomente« einen »offenen Raum« entstehen lassen, in dem eine Veränderung der intersubjektiven Umwelt ein neues Gleichgewicht erzeugt, ein »Sich-voneinander-Lösen« mit einer Veränderung oder Neuorganisation der Abwehrprozesse. Individuelle Kreativität, eine innerhalb der Konfiguration des offenen Raumes des Individuums auftauchende Urheberschaft, wird möglich, wenn das »implizite Beziehungswissen« von den Zwängen des Gewohnten befreit wurde (Winnicott 1957).

Andere Schicksale des »now moment«

Wird der Jetzt-Moment nicht festgehalten, so dass er nicht zu einem »Moment der Begegnung« oder zu einer Deutung führt, sind folgende Entwicklungen denkbar:

1. Ein »verpasster Jetzt-Moment«
Ein verpasster Jetzt-Moment ist eine verpasste Gelegenheit. Gill ([1994] 1997) beschreibt ein anschauliches Beispiel: »In einer meiner eigenen Analysen [...] war ich einmal dreist genug zu sagen: ›Wetten, dass ich am Schluss mehr zur Analyse beigetragen haben werde als Sie?‹ Ich fiel fast von der Couch, als der Analytiker antwortete: ›Das würde mich nicht im mindesten überraschen.‹ Ich muss bedauerlicherweise auch berichten, dass dieser Wortwechsel nicht weiter analysiert wurde, in dieser Analyse

zumindest nicht« (S. 161).[4] Wir verstehen Gill in dem Sinne, dass dieser Austausch nicht weiter besprochen wurde. Hier war ein Moment unwiederbringlich vorübergegangen.

2. Ein »gescheiterter Jetzt-Moment«

In einem gescheiterten Jetzt-Moment stößt der Behandlung etwas potentiell Destruktives zu. Wenn ein Jetzt-Moment erkannt wurde, die Beteiligten einander aber nicht intersubjektiv begegnen können, kann der Verlauf der Therapie in Gefahr geraten. Bleibt eine Behebung des Schadens aus, gibt es zwei besonders gravierende Konsequenzen: Entweder wird ein Teil des intersubjektiven Territoriums für die Therapie unzugänglich, so als habe man gesagt: »Dorthin können wir nicht gehen«, oder – schlimmer noch – der grundlegende Charakter der therapeutischen Beziehung, so wie man sie bislang erlebt hat, wird derart tiefgreifend in Frage gestellt, dass die Therapie nicht fortgeführt werden kann (ob sie nun tatsächlich beendet wird oder nicht).

David, ein junger Mann, hatte eine Analyse aufgenommen, und nachdem einige Monate vergangen waren, kam er in einer Sitzung auf eine schwere Verbrennung zu sprechen, die er sich als Kleinkind zugezogen hatte. Die Wunden hatten einen Großteil seines Oberkörpers bedeckt, und er machte sich Gedanken darüber, wie sich dieser Unfall auf seine spätere Entwicklung ausgewirkt haben mochte. Zurückgeblieben war eine entstellende Narbe, die nicht zu übersehen war, wenn er eine Badehose oder Shorts trug. Sie machte ihn sehr befangen und diente als Fokus für eine Reihe von Problemen, die sich auf seinen Körper konzentrierten. In jener Sitzung ergriff David spontan den Saum seines Hemdes und wollte es hochziehen. Dabei sagte er: »Hier, ich zeig's Ihnen. Dann verstehen Sie mich besser.« Abrupt, noch bevor David die Narbe entblößt hatte, unterbrach ihn sein Analytiker: »Nein! Halt, das ist nicht nötig!« Beide waren von dieser Reaktion überrascht.

Später konnten sie sich gemeinsam darüber verständigen, dass dieses Verhalten nicht hilfreich gewesen war. David hatte aber das Gefühl und faßte es auch in Worte, dass die nachfolgende Reaktion des Analytikers den

[4] Übersetzung geändert. [A. d. Ü.]

Fehler noch verstärkt hatte: Statt zu sagen, dass er seine Reaktion bedauere, hatte er lediglich angemerkt, dass er seinen eigenen Standards nicht gerecht geworden sei.

3. Ein »reparierter Jetzt-Moment«

Ein gescheiterter Jetzt-Moment kann behoben werden, indem man an ihm festhält oder zu ihm zurückkehrt. Die Schadensbehebung kann an sich positiv sein. Praktisch per definitionem wird die Wiederherstellung eines gescheiterten Jetzt-Moments die Dyade in einen oder mehrere neue Jetzt-Momente hineinführen.

4. Ein »markierter Jetzt-Moment«

Ein Jetzt-Moment kann benannt werden. Dies ist nicht einfach, weil die dyadischen Zustände, um die es geht, in Wirklichkeit keine Namen haben und extrem subtile und komplexe Entitäten darstellen. Gewöhnlich werden sie mit Formulierungen wie »die Situation, in der Sie ... und ich ...« beschrieben. Es ist außerordentlich wichtig, sie mit einem Label zu bezeichnen, und zwar nicht nur deshalb, weil man sie dann leichter erinnern und verwenden kann; vielmehr wird diese interpersonale Schöpfung dadurch auch um eine weitere Schicht ergänzt. Die Markierung kann auch dazu dienen, sich mit einem Jetzt-Moment lediglich partiell zum Zeitpunkt seines ersten Auftauchens auseinanderzusetzen, ohne Gefahr zu laufen, den Moment zu verpassen oder zum Scheitern zu bringen. Auf diese Weise kann man in der Therapie nötige Zeit gewinnen.

5. Ein »andauernder Jetzt-Moment«

Manchmal taucht ein Jetzt-Moment auf, der nicht sofort aufgelöst/aufgedeckt/geteilt werden kann, aber auch nicht vorübergeht. Er bleibt bestehen und hängt viele Stunden, gar wochenlang, in der Luft. Nichts anderes kann geschehen, bevor sich sein Schicksal nicht entschieden hat. Diese andauernden Jetzt-Momente sind nicht zwangsläufig gescheiterte Momente. Ihnen können Bedingungen zugrunde liegen, die sich den üblichen Lösungen widersetzen, weil die Zeit noch nicht reif ist oder die Beteiligten noch nicht wirklich bereit sind oder weil die intersubjektive Begegnung, die erforderlich wäre, allzu komplex ist, um in einer einzigen Transaktion

Ausdruck finden zu können. In diesem Sinn können auch »andauernde now moments« benötigte Zeit einbringen. In der Regel werden sie durch einen neuen Jetzt-Moment aufgelöst, der den andauernden Jetzt-Moment in sich einschließt. Wir werden dies weiter unten erläutern.

Die »gemeinsame implizite Beziehung« als Ort der mutativen Wirkung der Therapie

Wir kehren nun zu der Frage zurück, die wir eingangs gestellt haben: In welchem Bereich der Patient-Therapeut-Beziehung ereignen sich der »Moment der Begegnung« und die Veränderung des impliziten Wissens? Wir sind der Ansicht, dass es sich um die »gemeinsame implizite Beziehung« handelt.

Die Frage, ob es in der Analyse Beziehungen gibt, die nicht vorwiegend auf Übertragung und Gegenübertragung beruhen, hat traditionell beträchtliche Schwierigkeiten bereitet. Viele Analytiker behaupten, dass jegliche Bezogenheit in dieser klinischen Situation von Übertragungs- und Gegenübertragungsgefühlen und entsprechenden Deutungen erfüllt sei, und beziehen hier auch Phänomene wie das therapeutische Bündnis und die damit zusammenhängenden Konzepte mit ein, die eine vermittelnde Stellung einnehmen. Andere vertreten die Auffassung, dass ein authentischeres Gefühl der Bezogenheit den notwendigen Erfahrungshintergrund bilde, ohne den die Übertragung nicht wahrnehmbar, geschweige denn veränderbar sei (Thomä und Kächele 1985).

Die »gemeinsame implizite Beziehung« besteht aus gemeinsamem implizitem Wissen über eine Beziehung, die getrennt von der Übertragungs-Gegenübertragungsbeziehung und den festgelegten psychoanalytischen Rollen, aber parallel dazu, existiert. Während jeder Partner sein eigenes implizites Beziehungswissen besitzt, bildet der Bereich, in dem sich dieses implizite Wissen beider Beteiligter überschneidet, die gemeinsame implizite Beziehung. (Diese gemeinsame implizite Beziehung ist nie symmetrisch.)

Die Wichtigkeit der »gemeinsamen impliziten Beziehung« hat uns überrascht; wir haben sie erst erkannt, nachdem uns klar geworden war, wie ein

»Begegnungsmoment« beschaffen ist. Da ein »Moment der Begegnung« nur auftauchen kann, wenn etwas geschieht, das persönlich ist, geteilt wird, außerhalb oder zusätzlich zur »Technik« erfolgt und dem gewohnten Funktionieren subjektiv neu ist, waren wir gezwungen, den gesamten Bereich der gemeinsamen impliziten Beziehung noch einmal zu überdenken.

Unserer Ansicht nach hat die Säuglingsforschung die Betrachtung der gemeinsamen impliziten Beziehung vereinfacht, indem sie betonte, dass affektive Kommunikation und Intersubjektivität praktisch von Beginn des postnatalen Lebens an zu beobachten sind (Lachmann und Beebe 1996; Tronick 1989). Säugling und Betreuungsperson sind demnach in der Lage, Affekte zu äußern und die Affektäußerungen des Partners zu verstehen. Dieses erste Kommunikationssystem operiert lebenslang und hat auf unserem Gebiet unter der Rubrik des »Nonverbalen« immer größeres Interesse gefunden. Wir stimmen Stechlers (1996) Ansicht zu, dass unsere professionelle Verantwortung es uns zwar verbietet, denselben Lebensraum mit unserem Patienten zu teilen, es aber irreführend ist anzunehmen, dass das komplexe emotionale Sein des Analytikers den Wahrnehmungen des Patienten verborgen bleiben könnte (oder sollte), denn diese Wahrnehmungen beruhen auf der Operation eines hochkomplexen Systems, das ununterbrochen aktiv ist. Wir vertreten den Standpunkt, dass die Aktivität dieses Systems die »gemeinsame implizite Beziehung« konstruiert, die aus einem persönlichen Engagement beider Beteiligter besteht, das progressiv im Bereich der Intersubjektivität und des impliziten Wissens aufgebaut wird. Dieses persönliche Engagement entwickelt sich im Laufe der Zeit und nimmt seine eigene Geschichte an. Es beinhaltet basale Themen, die über die therapeutisch labileren Verzerrungen des Übertragungs-Gegenübertragungsprismas hinaus erhalten bleiben und von längerem Bestand sind, weil es mehr oder weniger zutreffende Wahrnehmungen der Persönlichkeit des Therapeuten und Patienten beinhaltet. Wenn wir von einer »authentischen« Begegnung sprechen, denken wir an Kommunikationen, die einen persönlichen Aspekt des Selbst, der in einer affektiven Reaktion auf eine andere Person aktiviert wurde, zu erkennen geben. In diesem Aspekt wiederum kann die andere Person eine persönliche Handschrift wahrnehmen, so dass ein neuer dyadischer Zustand entsteht, der für die beiden Beteiligten spezifisch ist.

Ebendieses stabile, implizite Wissen zwischen Analytiker und Analysand, ihre Wahrnehmungen des Anderen, das, was sie voneinander erfassen, bezeichnen wir als »gemeinsame implizite Beziehung«. Solches Wissen überdauert die Fluktuationen der Übertragungsbeziehung und könnte in den meisten Situationen von einem äußeren Beobachter sogar mit einer Mikroanalyse identifiziert werden; in diesem Fall wäre es ein »objektiver« Vorgang.

Durch unsere Auseinandersetzung mit dem »Moment der Begegnung« und seiner Beteiligung an der Veränderung des impliziten Wissens waren wir gezwungen, uns auf diese gemeinsame implizite Beziehung zu konzentrieren und sie zu untersuchen. Die Ursache waren verschiedenartige Charakteristika des »Begegnungsmomentes«.

1. Er ist gekennzeichnet durch das Gefühl, von der gewohnten Vorgehensweise in der Therapie abzurücken. Etwas Neues geschieht, das der bestehende Rahmen weder erklären noch in sich aufnehmen kann. Es ist das Gegenteil von »alles wie üblich«.
2. Er kann nicht festgehalten oder realisiert werden, wenn der Analytiker in einer Weise reagiert, die vom Patienten lediglich als technische Maßnahme empfunden wird. Der Analytiker muss mit etwas reagieren, das als spezifisch für seine Beziehung zum Patienten erlebt werden kann, seine eigene Erfahrung und Persönlichkeit zum Ausdruck bringt und seine persönliche Handschrift trägt.
3. Ein »Moment der Begegnung« kann nicht mit einer Übertragungsdeutung realisiert werden. In ihm müssen andere Aspekte der Beziehung zugänglich werden.
4. Er dreht sich um die Frage: »Was geschieht hier und jetzt zwischen uns?« Die stärkste Betonung liegt wegen der affektiven Unmittelbarkeit auf dem »jetzt«. Er verlangt spontane Reaktionen und wird in dem Sinn aktualisiert, dass Analytiker und Patient für einander zu Objekten in der Gegenwart werden.
5. Der »Moment der Begegnung« und sein Thema »Was geschieht hier und jetzt zwischen uns?« müssen nicht grundsätzlich verbal erörtert werden, können aber nachträglich besprochen werden.

All diese Überlegungen rücken den »Moment der Begegnung« in einen Bereich, der über die »professionelle« Beziehung hinausgeht, sie aber nicht aufhebt, und teilweise frei von Übertragungs-Gegenübertragungsuntertönen ist.

Wir halten eine weitere Untersuchung dieser »gemeinsamen impliziten Beziehung« für unbedingt erforderlich. Den Rahmen dieses Kapitels würde sie indes sprengen.

Zusammenfassung und Diskussion

Während traditionell die Deutung als zentraler Vorgang gilt, der sich in der Übertragungsbeziehung ereignet und auf sie einwirkt und sie verändert, indem er die intrapsychische Umwelt verändert, betrachten wir die »Begegnungsmomente« als zentralen Vorgang, der sich in der »gemeinsamen impliziten Beziehung« ereignet und auf sie einwirkt und sie verändert, indem er das implizite Wissen, das sowohl intrapsychischer als auch interpersonaler Natur ist, verändert. Es handelt sich hier um zwei komplementäre, mutativ wirkende Prozesse. Allerdings kommen in ihnen unterschiedliche Veränderungsmechanismen in unterschiedlichen Erfahrungsbereichen zum Zuge.

Um die klinische Untersuchung und Forschung zu unterstützen, haben wir eine deskriptive Terminologie für die Phänomenologie dieser Momente zu erarbeiten versucht, die eine »gemeinsame implizite Beziehung« konstituieren.

Festzuhalten ist, dass Veränderungen im impliziten Beziehungswissen und Veränderungen im bewussten verbalen Wissen infolge von Deutungen im tatsächlichen interaktiven Prozess der therapeutischen Beziehung mitunter nur schwer von einander zu unterscheiden sind. Die »gemeinsame implizite Beziehung« und die Übertragungsbeziehung verlaufen nebeneinander und verflechten sich, wobei abwechselnd die eine oder andere in den Vordergrund tritt. Es ist jedoch eine notwendige Voraussetzung für die Bezogenheit, dass das implizite Wissen kontinuierlich verarbeitet wird. Die Deutung hingegen ist ein akzentuiertes Ereignis.

Wir verorten die Grundlagen der »gemeinsamen impliziten Beziehung«

im basalen Prozess der affektiven Kommunikation und seinen Grundlagen in den allerersten Beziehungen. Wir sind der Ansicht, dass sie weitgehend aus implizitem Wissen besteht und dass Veränderungen in dieser Beziehung dauerhafte therapeutische Wirkungen nach sich ziehen. Im Laufe einer Analyse wird ein Teil des impliziten Beziehungswissens langsam und sorgfältig in bewusstes explizites Wissen transkribiert – wie groß dieser Teil tatsächlich ist, steht auf einem anderen Blatt. Dies aber ist etwas anderes als ein Bewusstmachen des Unbewussten, wie die Psychoanalyse traditionell behauptete. Der Unterschied besteht darin, dass implizites Wissen nicht durch Verdrängung ins Unbewusste gebannt wurde, um dem Bewusstsein danach durch Aufhebung der Verdrängung zugänglich gemacht zu werden. Der Prozess, durch den verdrängtes Wissen dem Bewusstsein zurückgewonnen wird, unterscheidet sich deutlich von einem Bewusstmachen impliziten Wissens. Diese Prozesse müssen unterschiedlich konzeptualisiert werden. Möglicherweise setzen sie auch unterschiedliche klinische Vorgehensweisen voraus, so dass wichtige technische Implikationen ins Spiel kommen.

Das hier vorgestellte Modell konzentriert sich nicht auf Struktur, sondern auf Prozesse, und leitet sich aus der Beobachtung der Interaktion zwischen Säugling und Betreuungsperson sowie aus der Theorie dynamischer Systeme her. Dieses Modell postuliert einen reziproken Prozess, in dem sich die implizite Beziehung in »Momenten der Begegnung« verändert, und zwar durch Veränderungen in der »Art und Weise des Zusammenseins-Mit«. Er hat nicht die Funktion, in der Vergangenheit erlittenes empathisches Versagen durch analytische empathische Aktivität zu korrigieren oder aus der Vergangenheit stammende Defizite zu kompensieren. Vielmehr wird in der Beziehung etwas Neues geschaffen, das die intersubjektive Umwelt verändert. Die frühere Erfahrung wird in der Gegenwart rekontextualisiert, und zwar in solcher Weise, dass man von einer anderen mentalen Landschaft ausgehend operieren kann, was neue Verhaltensweisen und Erfahrungen in der Gegenwart und Zukunft ermöglicht.

Unser Verständnis der wechselseitigen Regulierung in der therapeutischen Situation ähnelt der von Lachmann und Beebe (1996) beschriebenen Sichtweise. Unser Konzept eines »Jetzt-Moments«, der potentiell zu einem »Moment der Begegnung« werden kann, unterscheidet sich von dem Konzept der »gesteigerten affektiven Momente« dieser Autoren insofern, als wir eine Terminologie und eine detaillierte sequentielle Beschreibung des Prozesses zu erarbeiten versucht haben, der diesen besonderen Momenten vorausgeht und auf sie folgt.

Wir stimmen mit vielen zeitgenössischen Denkern überein, dass eine dyadische Zustandsveränderung grundlegend ist, lokalisieren ihr Auftauchen aber in dem »Moment der Begegnung« zwischen den Interakteuren. Unsere Position ähnelt der Sichtweise von Mitchell (1993) sowie Stolorow und Atwood (1992). Darüber hinaus aber betrachten wir den Großteil der intersubjektiven Umwelt als Teil des impliziten Beziehungswissens, das im Laufe der Therapie in die gemeinsame implizite Beziehung eingebaut wird. Der Veränderungsprozess vollzieht sich somit in der gemeinsamen impliziten Beziehung. Und schließlich vermuten wir, dass dieses Verständnis der Veränderung des impliziten Beziehungswissens während der Begegnungsmomente neue und hilfreiche Perspektiven auf die therapeutische Veränderung eröffnen wird.

2. Kapitel

Implizites Beziehungswissen: Ein Konzept von zentralem Stellenwert für die psychotherapeutische Veränderung

Teil I. Implizites Beziehungswissen: Seine Bedeutung in der Entwicklung und in der psychoanalytischen Behandlung[5]

Seit langem ist man sich darüber einig, dass »etwas mehr« als die Deutung notwendig ist, um Veränderung in psychoanalytischen Therapien einzuleiten. Die Deutung im Sinne der Bewusstmachung verdrängter Triebregungen und Phantasien reicht, für sich allein genommen, nicht aus. Doch wie führen psychoanalytische Behandlungen Veränderung herbei? Anfang des Jahres 1995 fand sich die Boston Change Process Study Group (BCPSG) zusammen, um diesem »Etwas-Mehr«, das als Veränderungskatalysator in therapeutischen Beziehungen unverzichtbar ist, auf den Grund zu gehen und zu diesem Zweck eine Terminologie und entsprechende theoretische Konstrukte auszuarbeiten. In den drei folgenden Symposiumsbeiträgen

[5] Erstveröffentlichung in: *Infant Mental Health Journal* 19 (1998), S. 282-289. Autorisiert von K. Lyons-Ruth, N. Bruschweiler-Stern, A. Harrison, J. Nahum, L. Sander, D. N. Stern et al.

stellen wir zum ersten Mal unseren Versuch vor, die Stärken der Entwicklungsforschung, der Systemtheorie sowie der präzisen Beobachtung des klinischen Prozesses zu vereinen. Wir verstehen diesen Bezugsrahmen als »work in progress«, das heißt, als ein Projekt, das sich fürderhin als erweiterungs- und revisionsbedürftig erweisen wird. Wir präsentieren es hier in der Hoffnung, dadurch den Dialog anzuregen, ohne den eine interdisziplinäre Synthese aus wissenschaftlicher Forschung sowie klinischer Theorie und Beobachtung nicht möglich ist.

Schon früh wurde unsere Aufmerksamkeit in unseren Diskussionen auf die Beobachtung gelenkt, dass die meisten Patienten »besondere Momente« einer authentischen, sehr persönlichen Verbundenheit mit ihren Therapeuten in Erinnerung behalten, die ihre Beziehung zu ihm und dadurch auch ihre Selbstwahrnehmung veränderten. Wir nehmen an, dass solche intersubjektiven Begegnungsmomente für den Veränderungsprozess eine ausschlaggebende Rolle spielen und dass die Bedeutung, die sie für die therapeutische Veränderung besitzen, am besten mit Hilfe von Konzepten zu verstehen ist, die sich aus der modernen Säuglingsforschung sowie aus der Systemtheorie herleiten.

Als wir das Problem der Veränderung unter Zuhilfenahme traditioneller psychoanalytischer Konstrukte zu erklären versuchten, zeigte sich, dass wir zwei verschiedenartige Repräsentationsprozesse konzeptualisieren mussten. Wir bezeichnen die erste Form der Repräsentation als semantische, weil es sich um eine Symbolisierung durch Sprache handelt. Die zweite bezeichnen wir als prozedurale Repräsentation. Wir stützen uns dabei auf Unterscheidungen, die von Kihlstrom und Cantor (1983) sowie anderen Kognitionspsychologen getroffen wurden, passen sie aber unseren eigenen Erfordernissen an. Prozedurale Repräsentationen sind regelgestützte Repräsentationen; sie betreffen unser Wissen, wie man bestimmte Dinge tut, zum Beispiel Fahrrad fährt. Sie werden unter Umständen nie symbolisch kodiert. Wichtiger als das Fahrradfahren ist für uns freilich ein anderes Wissensgebiet, nämlich das Wissen darüber, wie man Dinge zusammen mit anderen tut. Ein Großteil dieses Wissens ist ebenfalls prozedural, etwa das kindliche Wissen, wie man Witze macht, wie man Zuneigung äußert oder wie man erfolgreich um Aufmerksamkeit wirbt. Wir haben dieses prozedurale Wissen darüber, wie man zusammen mit anderen Menschen etwas tut, als *implizites Beziehungswissen* bezeichnet. Mit diesem Begriff möchten wir das implizite Beziehungswissen von anderen Formen des prozeduralen Wissens unterscheiden und betonen, dass solcherart »Kenntnisse« gleichermaßen affektiv und interaktiv wie kognitiv sind. Dieses implizite Beziehungswissen wird zunächst in einer uns noch nicht näher bekannten Form repräsentiert, lange bevor dem Kind die Sprache zur Verfügung steht, und operiert implizit lebenslang. Implizites Beziehungswissen operiert typischerweise außerhalb der Aufmerksamkeit und des bewussten Erlebens und ohne dass es in Sprache übersetzt wird. Die Sprache wird im Dienste dieses Wissens benutzt, doch die impliziten Kenntnisse, von denen intime Interaktionen gesteuert werden, sind nicht sprachgestützt und werden gewöhnlich nicht in eine semantische Form übertragen.

Die Entdeckung eines solchen nicht-symbolisch gestützten Repräsentationssystems zählt zu den bedeutendsten Beiträgen der Säuglingsforschung (vgl. z. B. Ainsworth, Blehar, Waters und Wall 1978; Beebe und Lachmann 1994; Tronick 1989). Wir nehmen an, dass die so genannten internalisierten oder inneren Objektbeziehungen Teil des impliziten Beziehungswissens sind. Der ältere Terminus gibt indirekt zu verstehen, dass etwas von außen ins Innere aufgenommen wird; das heißt, er bezeichnet keine Ko-Konstruktion und kein gemeinsam konstruiertes Regulationsmuster (Tronick 1989), sondern legt nahe, dass eine andere Person internalisiert wird. Darüber hinaus wird dieser Begriff vorrangig in der Literatur über pathologische Beziehungen verwendet und weniger mit der adaptiven Bezogenheit in Verbindung gebracht; er bezeichnet zumeist Beziehungen aus der Vergangenheit und ihre Aktivierung in der Übertragung, nicht jedoch die repräsentationalen Modelle des »Zusammenseins-Mit«, auf die wir in unseren alltäglichen Begegnungen ständig zugreifen und die laufend aktualisiert werden.

Deshalb betrachten wir das implizite Beziehungswissen als ein Konstrukt, durch das die »inneren Objektbeziehungen« in ein umfassenderes Repräsentationssystem aufgenommen werden. Implizites Beziehungswissen umfasst diesem Verständnis zufolge normales wie pathologisches Wissen und integriert die Affekt-, Phantasie-, Verhaltens- und kognitive Dimension. Unter günstigen Entwicklungsbedingungen können sich implizite prozedurale Repräsentationen miteinander verbinden und integrieren und an Flexibilität und Komplexität gewinnen, weil das implizite Beziehungswissen in den täglichen Interaktionen ständig aktualisiert und »(wieder-)erkannt« wird (wie auf der Ebene der neuronalen Gruppenselektion von Edelman [1987] dargelegt).

In einem therapeutischen Kontext können irgendwann kleine Bereiche des impliziten Beziehungswissens des Patienten in Worte gefasst und/oder zum Gegenstand von Übertragungsdeutungen werden. Doch die Bereiche, die bewusst artikuliert werden, sind nur ein kleiner Ausschnitt aus der Gesamtheit der impliziten Prozeduren des Patienten (und/oder des Therapeuten), die in Beziehungen zum Tragen kommen. Und obwohl diese »Kenntnisse« häufig nicht symbolisch repräsentiert werden, sind sie nicht zwangsläufig dynamisch unbewusst im Sinne einer defensiven Verdrängung aus dem Gewahrsein. Das implizite Beziehungswissen operiert also weitgehend außerhalb des Bereichs des verbalen Bewusstseins *und* des dynamischen Unbewussten. Wir werden den Begriff in diesen Kapiteln durchgängig benutzen, betrachten ihn aber trotzdem als einen weiterhin revisionsbedürftigen Arbeitsterminus (siehe die ausführlichere und stärker entwicklungspsychologisch gestützte Diskussion von Lyons-Ruth [1999]).

Zusätzlich zum »impliziten Beziehungswissen« benötigten wir zwei weitere Konstrukte, um über therapeutische Veränderungen sprechen zu können, die nicht aus Deutungen resultieren. Das zweite Konstrukt ist das der »realen Beziehung« (wiederum ein Begriff, der als »work in progress« zu betrachten ist; siehe Morgan et al. [1998]), und das dritte unser Konzept der »Begegnungsmomente«.

Wir definieren die »reale Beziehung« als das intersubjektive Feld, das durch die Überschneidung des impliziten Beziehungswissens des Patienten einerseits und des Therapeuten andererseits konstituiert wird. Dieses Feld reicht über die Grenzen des Übertragungs-Gegenübertragungsbereichs hinaus und schließt auch ein authentisches persönliches Engagement sowie einigermaßen zutreffende Wahrnehmungen der aktuellen »Weisen-des-Zusammenseins« mit dem Anderen ein. Indem wir dieses intersubjektive Feld als »reale Beziehung« bezeichnen, wollen wir es gegen die psychoanalytischen Beziehungskomponenten abgrenzen, in denen semantische Repräsentationen durch mündliche Deutungen elaboriert werden.

Im Gegensatz zu eher traditionellen Sichtweisen haben wir den Eindruck, dass die reale Beziehung ebenfalls der therapeutischen Veränderung *unterliegt*; diese erfolgt durch Prozesse, die das intersubjektive Feld direkt verändern. In der traditionellen Theorie wird Deutung als der semantische Vorgang verstanden, der das Verständnis des Patienten umorganisiert. Wir vertreten die These, dass ein »Begegnungsmoment« der *transaktionale* Vorgang ist, der das implizite Beziehungswissen des Patienten reorganisiert, indem er das intersubjektive Feld zwischen Patient und Therapeut umgestaltet, das Tronick et al. (1998) als ihren »dyadischen Bewusstseinszustand« bezeichnen.

Was verstehen wir unter einem »Begegnungsmoment«? Ein Begegnungsmoment findet statt, wenn sich die beiden Ziele der komplementär aufeinander abgestimmten Aktionen und der intersubjektiven (An-)Erkennung oder »Rekognition« (Sander 1995b) plötzlich verwirklichen. Begegnungsmomente werden gemeinsam konstruiert und setzen voraus, dass jeder der beiden Partner einen unverwechselbaren Beitrag leistet. Sander (1995b) hat darauf hingewiesen, dass das wesentliche Charakteristikum dieses Moments in einer spezifischen »Rekognition« der subjektiven Realität des Anderen besteht. Jeder Partner erfasst und ratifiziert eine ähnliche Version dessen, »was jetzt, zwischen uns beiden, geschieht«.

Begegnungsmomente katalysieren Veränderungen in Mutter-Kind-Interaktionen wie auch in der Psychotherapie. Im Prozess der Säuglingsentwicklung gehen in das implizite Beziehungswissen des Babys die stets wiederkehrenden Muster der gemeinsamen Regulierungsschritte von Kind und Bezugsperson ein (Tronick 1989). Diese Regulierungsschritte verlagern sich nach und nach auf die Aushandlung der Anpassungsaufgaben, die in den ersten Lebensjahren der Reihe nach auftauchen und von Theoretikern wie Sander (1962) und Stern (1985) beschrieben wurden. Im Laufe dieser pausenlosen, gemeinsam konstruierten Regulation wird das interaktive Feld zwischen dem Säugling und seiner Bezugsperson komplexer und stabiler. Damit rücken neue Interaktionsformen in den Bereich des Möglichen. Sobald sich zum Beispiel wiederkehrende Erwartungen bezüglich der Schritte gebildet haben, die jeder der beiden Partner beim Kuckuck-Spiel unternimmt, ist die Bühne bereitet, auf der beide Partner mit dieser Form »spielen« können, indem sie gegen die bestehenden Erwartungen verstoßen. Dieses gemeinsam geteilte Gewahrsein einer sich abzeichnenden Möglichkeit neuer Interaktionsformen erzeugt einen gesteigerten Affekt. Beebe und Lachmann (1994) haben die Aufmerksamkeit auf die »Momente der Affektsteigerung« gelenkt und sie als eines der drei Prinzipien beschrieben, denen in der frühen Entwicklung und in der psychoanalytischen Behandlung eine überragende Bedeutung zukommt. Wir möchten dieses Konzept noch erweitern, indem wir den gesteigerten Affekt mit einem Gewahrsein der Emergenz neuer Möglichkeiten im interaktiven Feld in Verbindung bringen. Im positiven Fall erzeugen diese neuen Interaktionsmöglichkeiten eine komplexere und kohärentere intersubjektive Regulierung, weil sie neu erworbene Fähigkeiten des Säuglings integrieren oder eine vollere und befriedigendere Anpassung an die augenblicklichen Fähigkeiten und affektiven Potentiale des Babys ermöglichen.

Der Übergang zu einem inklusiveren und infolgedessen kohärenteren wechselseitigen Regulationssystem setzt einen Moment der Begegnung zwischen Mutter und Kind voraus. Diese Momente der veränderten intersubjektiven (An-)Erkennung und Wiedererkennung ratifizieren gewissermaßen eine Veränderung der Regulationsbandbreite, auf die beide Partner zugreifen können. Sie signalisieren eine Öffnung, die Gelegenheit zu neuen Initiativen gibt. Neue Formen gemeinsam geteilter Erfahrung können nun um zuvor unerkannte gebliebene Formen der Urheberschaft elaboriert werden. Dabei wird zwangsläufig auch das implizite Beziehungswissen der beiden Partner verändert. Das neue Potential wird nicht lediglich agiert, sondern kann als künftige Möglichkeit auch repräsentiert werden. Tronick et al. (1998) haben die inklusivere und kohärentere Regulierung, die einem intersubjektiven Begegnungsmoment inhärent ist, in ihrer Darstellung der dyadisch erweiterten Bewusstseinszustände ausgearbeitet.

Die folgende entwicklungspsychologische Illustration dieser Konzepte stammt aus einer Beobachtungsstudie über eine junge Mutter und ihre achtzehn Monate alte Tochter. Wie die Bindungsliteratur überzeugend belegt, werden die kindlichen Strategien zur Aushandlung beruhigender Kontakte mit Bezugspersonen in einer Serie gemeinsam regulierter Verhandlungen mit den Eltern konstruiert; sie zählen zu den am gründlichsten dokumentierten Formen des impliziten Beziehungswissens, das sich in den ersten beiden Lebensjahren beobachten lässt (vgl. Bretherton 1988; Lyons-Ruth und Zeanah 1993). In einer Sequenz des von Mary Ainsworth entwickelten Standardtests der kindlichen Strategien der Annäherung an die Mutter wird die Dyade in einem dem Kind unbekannten Laborspielzimmer bei der auf eine kurze, dreiminütige Trennung erfolgenden Wiedervereinigung beobachtet. Nachweislich steigt das Aktivierungsniveau der Kleinkinder während dieser kurzen Trennungsphasen sogar dann, wenn sie äußerlich keinerlei Anzeichen für Verzweiflung oder auch nur Traurigkeit zu erkennen geben. Die Reibungslosigkeit des körperlichen und affektiven Dialogs, der in solchen Stressmomenten zwischen Mutter und Kind stattfindet, kann aber die längerfristigen, durch die HPA-Achse vermittelten Stressreaktionen mildern (Hertsgaard, Gunnar, Erickson und Nachmias 1995; Spangler und Grossmann 1993).

Die Mutter und ihre achtzehn Monate alte Tochter Tracy erhielten seit neun Monaten therapeutische Hausbesuche, die der jungen Frau helfen sollten, sowohl ihre Lebenssituation zu stabilisieren als auch ihre emotionale Verfügbarkeit für das Kind zu verbessern. Im Laufe dieser neun Monate hatten Tracy und ihre Mutter um Möglichkeiten gerungen, einen befriedigenden körperlichen und emotionalen Kontakt zueinander herzustellen. Diese gemeinsamen Anstrengungen, wohltuende Kontaktmomente auszuhandeln, waren auch in der Beobachtungssitzung im Labor unverkennbar. Der folgende Bericht aber zeigt, dass sich in der geschilderten Sitzung eine subtile Veränderung zwischen den beiden vollzog und einen Begegnungsmoment hervorbrachte, der uns alle überraschte.

Im Spielzimmer angekommen, untersuchte Tracy ein paar Minuten lang die Spielsachen, während ihre Mutter sich mit der Forschungsassistentin unterhielt. Als die Mutter das Spielzimmer zum ersten Mal verließ, gab Tracy keinerlei Beunruhigung zu erkennen. Sie beschäftigte sich weiterhin mit den Spielsachen und ignorierte die ihr fremde Frau. Als sich diese jedoch anschickte, ebenfalls das Zimmer zu verlassen, merkte Tracy sofort auf und blickte zur Tür. Im selben Moment, in dem sie ihrer Mutter, die ins Zimmer zurückkehrte, ansichtig wurde, wandte sie den Blick von ihr ab und kehrte ihr den Rücken zu. Die Mutter sagte: »Hey!«, und blieb ein Stück weit entfernt vor Tracy stehen. Ohne sie anzusehen, erwiderte Tracy: »Mami!« Dann wandte sie sich der Mutter zu und tat mehrere zögernde Schritte in ihre Richtung. Die Mutter fragte: »Was machst du?«, ging ihr aber weder entgegen, noch ließ sie sich in die Hocke nieder. Mit leerem

Blick blieb Tracy zunächst neben den Beinen der Mutter stehen, schlug dann einen Bogen um sie herum und versuchte mit aller Kraft, die Tür zu öffnen, um das Zimmer zu verlassen. Die Mutter zog sie energisch von der Tür fort und sagte: »Schau mal, was Mami hier hat.« Tracy riss sich los, wandte sich ab und warf das Spielzeug, das sie in der Hand gehalten hatte, auf den Boden. Nach wie vor kehrte sie ihrer Mutter den Rücken zu. Sie versuchte, die Tür zu öffnen, und nahm die Spielaufforderungen der Mutter nicht zur Kenntnis. Als diese sie schließlich am Arm fasste, ließ sie sich von ihr herumdrehen. Sie ignorierte jedoch das Spielzeug, das die Mutter ihr zeigen wollte, tat ohne erkennbares Ziel und mit abgewandtem Kopf einen Schritt auf die Mutter zu, blieb hinter ihr stehen und hockte sich kurz hin. Dabei kehrte sie ihr den Rücken zu. Danach ging sie wieder zur Tür zurück. Mehrere Sekunden lang wanderte sie ziellos im Zimmer umher, setzte sich dann, das Gesicht der Mutter zugewandt, auf den Boden und spielte mit dem Spielzeug, das zwischen ihnen stand. Die Mutter beobachtete und lobte sie auf liebevolle und angemessene Weise.

In krassem Unterschied zu dem vermeidenden und ambivalenten Verhalten, das Tracy in Anwesenheit ihrer Mutter gezeigt hatte, reagierte sie tief bekümmert, als die Mutter abermals aus dem Zimmer ging. Sie ließ sich auch von der Assistentin, die hereinkam und sie abzulenken versuchte, nicht trösten. Als sie die Mutter bei deren Rückkehr wiedererblickte, rief sie »Mami!«, ließ dabei ein entzücktes Quietschen vernehmen und begann, auf die Mutter zuzulaufen. Statt jedoch ähnlich entzückt zu reagieren, fragte diese lediglich: »Hey, was hast du gemacht?« Lauthals quengelnd, lief Tracy weiter. Vielleicht in Reaktion auf den Protest ihres Kindes streckte die Mutter beide Hände aus, ging in die Hocke, als Tracy bei ihr ankam, und fragte abermals: »Was machst du?« Tracy reckte beide Arme nach oben, und die Mutter umfasste sie, wie um sie hochzuheben. Als Tracy sich nun an ihren Körper schmiegte, nahm sie sie in die Arme, drückte sie aber nur kurz an sich, gab sie wieder frei, lehnte sich zurück, um sie besser betrachten zu können, und fragte: »Hast du mich vermisst?« Tracy blickte ernüchtert drein, als die Mutter sich zurückbeugte, begann dann wieder zu quengeln und drängte sich erneut an sie. Die Mutter umarmte sie noch einmal linkisch und sagte: »Schon gut, schon gut.« Dann nahm sie Tracy auf den Arm und ging mit ihr zu den Spielsachen hinüber. Sie hockte sich nieder, ließ Tracy auf ihrem Knie sitzen und machte sie auf ein Spielzeug aufmerksam, das auf dem Boden lag. Teilnahmslos sah Tracy minutenlang auf die Spielsachen hinunter und blieb unbeweglich auf dem Knie der Mutter sitzen. Dann blickte sie mit verwirrter Miene in die Luft, begann zu quengeln, ließ sich vom Knie der Mutter heruntergleiten und blieb direkt vor ihr stehen. Erneut streckt sie ihr die Arme entgegen. Die Mutter reagierte darauf, indem sie ebenfalls die Arme ausbreitete. Eine Minute lang blickten sie einander, die Arme weit geöffnet, schweigend an. Dann ließ Tracy ein kurzes Lachen der Erleichterung vernehmen, sank der Mutter in die Arme und ließ den Oberkörper völlig entspannt auf ihrer Schulter ruhen. Diesmal konnte die Mutter mit einem offenen, erfreuten Lächeln reagieren; sie hielt ihre Tochter fest an sich gedrückt und schaukelte sie hin und her. Dann wurde ihr dieser Moment – ein Moment der Begegnung – als ein ganz besonderer Augenblick bewusst, und sie bestätigte ihn, indem sie ihrer Tochter zuflüsterte: »Ich weiß, ich weiß«, und sie weiterhin in ihren Armen wiegte.

Unserer Ansicht nach hatten Mutter und Kind gemeinsam eine besser abgestimmte und inklusivere Weise des Zusammenseins ausgehandelt und in jenem abschließenden Begegnungsmoment die beiden Ziele der komplementär aufeinander abgestimmten Aktionen und der spezifischen intersubjektiven (An-)Erkennung erreicht – sie fanden in einem Begegnungsmoment und einem dyadischen Bewusstseinszustand zueinander. Moderne Studien über den Cortisolstoffwechsel und das Bindungsverhalten bestätigen, dass die umfassendere emotionale Verbundenheit, die Tracy und ihre Mutter gegen Ende der Beobachtung herstellen konnten, ein Regulationssystem konstituiert, dessen Passung insofern inklusiver geworden war, als die unbefangene und responsive Kommunikation zwischen Mutter und Säugling mit einer Reduktion der Cortisolausschüttung in Reaktion auf leichte Stressoren assoziiert ist (Hertsgaard et al. 1995; Spangler und Grossmann 1993).

Wir vertreten die Auffassung, dass solche Begegnungsmomente die impliziten Erwartungen verändern, die beide Partner der Beziehung entgegenbringen, und dass sie eine Öffnung für die Aushandlung neuer Initiativen zwischen Mutter und Kind signalisieren. Solche Begegnungsmomente schaffen die Möglichkeit, neue Formen des gemeinsamen Erlebens auszugestalten, und erweitern die Bandbreite ihrer gemeinsamen und responsiven Regulation.

Kurz, diese Momente der intersubjektiven Begegnung werden im impliziten Beziehungswissen des Säuglings-mit-der-Bezugsperson erlebt und repräsentiert. Sie werden auch in der Patient-Therapeut-Beziehung erlebt, wo sie das implizite Beziehungswissen des Patienten auf ähnliche Weise verändern. In der Therapie können solche »Begegnungsmomente« zum Gegenstand einer Deutung werden oder auch nicht. In jedem Fall eröffnen sie den Weg zur Ausgestaltung einer komplexeren und kohärenteren Weise des Zusammenseins; damit einhergehend verändert sich in beiden Beteiligten das implizite Wissen um die Möglichkeiten, die ihre Beziehung bereithält.

Teil II. Der Prozess der therapeutischen Veränderung und seine Zusammenhänge mit dem impliziten Beziehungswissen: Implikationen entwicklungspsychologischer Beobachtungen für die Psychotherapie erwachsener Patienten[6]

Wir haben die Mechanismen, die in der Psychotherapie mutativ wirken, bislang bestenfalls unvollkommen verstanden. Als unsere Arbeitsgruppe Veränderungsprozesse erforschte, überlegten wir, dass sich vermutlich kein menschliches Lebewesen so rasch verändert wie ein heranwachsender Säugling. Natürlich entfalten die Gene fortwährend ihren Einfluss und bringen neue Fähigkeiten und damit potentielle Veränderungen hervor. Gleichwohl werden solche Veränderungen entweder gar nicht stattfinden oder sogar fehlangepasst verlaufen, wenn eine angemessene Umwelt fehlt, die sie formt, unterstützt und fördert. Dessen eingedenk haben die Entwicklungspsychologen und Kliniker, aus denen unsere Boston Change Process Study Group besteht, den Prozess der therapeutischen Veränderung mit

[6] Erstveröffenticht in: *Infant Mental Health Journal* 19 (1998), S. 300-308. Autorisiert von D. N. Stern.

Blick auf Veränderungsprozesse in der frühen Entwicklung erforscht. Dabei ging es uns nicht etwa darum, nach Vorläufern späterer Entwicklungen zu suchen, wie dies gewöhnlich geschieht; vielmehr wollten wir den Veränderungsprozess an sich gründlich ausloten, praktisch ungeachtet dessen, *was* sich verändert.

Es waren vor allem vier Dinge, die uns beeindruckt haben, als wir uns die Tonbandaufnahmen aus psychodynamisch orientierten Therapien anhörten und sie detailliert untersuchten.

1. An einem Großteil der mutativen Wirkung ist jener große Bereich der Intelligenz, der als implizites (prozedurales) Wissen bezeichnet wird, beteiligt, insbesondere das implizite Wissen darüber, was man in einen spezifischen Beziehungskontext tun, denken und fühlen sollte. Dieses Wissen ist nicht bewusst (aber auch nicht dynamisch unbewusst, also nicht verdrängt). Es operiert ganz einfach außerhalb des Gewahrseins. Wir bezeichnen es als implizites Beziehungswissen (siehe 1. Kapitel sowie Teil I dieses Kapitels).
2. Der Mikroprozess des Vorangehens in einer Therapiesitzung erfolgt offenbar in einem Improvisationsmodus; die kleinen Schritte, die die Beteiligten zurücklegen müssen, um ans Ziel zu gelangen, sind vorher nicht abzusehen; das Ziel selbst ist nicht immer klar, sondern kann sich – ebenso wie vermutlich auch in der Interaktion zwischen Säugling und Mutter (siehe Tronick et al. 1998) – unmerklich verändern.
3. In einer Sitzung tauchen Punkte mit Veränderungspotential in »Momenten« auf, die nicht bewusst vorbereitet wurden. Ein »Moment« ist eine kurze subjektive Zeiteinheit, in der etwas Wichtiges geschieht, das Folgen für die Zukunft hat. Wir bezeichnen diese Momente als »Jetzt-Momente« und verstehen sie als emergente Eigenschaften eines komplexen dynamischen Systems. So gesehen, bilden sie nichtlineare Sprünge im Prozess der Therapiesitzung. Es hat sich gezeigt, dass dieses lose Konzept der »Momente« den Klinikern unmittelbar einleuchtete und der gesamten Gruppe ebenso von Nutzen war wie den Beobachtern der Säugling-Mutter-Interaktion (siehe Teil I dieses Kapitels; Tronick et al. 1998).

4. Wenn »Jetzt-Momente« von Patient und Therapeut aufgegriffen und genutzt werden, so dass sie in einen »spezifischen Begegnungsmoment« einmünden, verändert sich das implizite Wissen beider Partner, weil ein neuer und anderer intersubjektiver Kontext zwischen ihnen erzeugt wurde – ihre Beziehung hat sich verändert. Dieser Prozess setzt weder eine Deutung voraus, noch muss er sprachlich explizit gemacht werden.

Anknüpfend an das 1. Kapitel, versuchen wir im Folgenden, diesen Veränderungsprozess zu beschreiben, eine entsprechende Terminologie zu erarbeiten, Verbindungen zu den Veränderungsprozessen in der Entwicklung aufzuzeigen, die einen Großteil unseres Denken inspiriert haben, und einige explanatorische/deskriptive Konzepte zu erforschen.

Konzepte und Begriffe zur Beschreibung des therapeutischen Prozesses

Stellen wir uns eine (prototypische) Sitzung vor. Zu Beginn befindet sich die Patient-Therapeut-Dyade in einem bestimmten intersubjektiven Zustand, dem initialen Zustand (Zustand Nr. 1). Unter einem »intersubjektiven Zustand« verstehen wir das gemeinsame implizite Beziehungswissen, das jeder der beiden über sich selbst und den anderen sowie über die Weise, wie sie gewöhnlich miteinander arbeiten und zusammen sind, besitzt. Dieses Wissen ist großteils eine nicht-bewusste Repräsentation eines wichtigen Aspekts ihrer Beziehung.

1. »Vorangehen«

In dieser ersten Phase (Nr. 1) nehmen sie die gemeinsame Arbeit auf. Zumeist ist ein Ziel in Sicht, das über einen mehr oder weniger langen Zeitraum Bestand haben kann. Beispiel: Patientin und Therapeut wollen verstehen, wie die aktuellen Angstzustände der Patientin mit ihrer frühen Mutterbeziehung zusammenhängen. Sie beginnen, sich diesem Ziel in einer Progression anzunähern, die wir als »Vorangehen« bezeichnen. Diese zielorientierte Bewegung verläuft weitgehend linear. Obwohl sie spüren oder ungefähr wissen, wohin sie sich bewegen, wissen sie nicht genau, wie sie dorthin gelangen werden – das heißt, wie der jeweils nächste Schritt aussehen wird. Sie können auch nicht genau wissen, wann sie das Ziel erreichen werden – ja, nicht einmal, wie sie es erreichen werden, steht fest. Sie operieren in einem Improvisationsmodus. Die einzelnen Schritte dieses Vorangehens werden von uns als »Gegenwartsmoment« bezeichnet.

Der Therapeut sagt zum Beispiel: »Ist Ihnen bewusst, dass Sie zu den letzten drei Sitzungen jedes Mal zu spät gekommen sind? Das ist doch ungewöhnlich für Sie.« Die Patientin antwortet: »Ja, ich weiß.« Schweigen. Dieser Austausch konstituiert einen Gegenwartsmoment. Er hat das Thema neu definiert und seine Richtung verändert.

Dann sagt die Patientin: »In der vergangenen Woche haben Sie etwas gesagt, worüber ich mich sehr geärgert habe ...« Damit wird der dritte Gegenwartsmoment eingeleitet. Und so weiter.

Diese Gegenwartsmomente bilden die Schritte im Prozess des Vorangehens. Zwischen den einzelnen Schritten besteht jeweils eine gewisse Diskontinuität, aneinandergereiht aber streben sie, wenn auch nicht stetig und gleichmäßig, auf ein Ziel zu.

Kurz, wir sprechen von einer umgrenzten Hülle subjektiver Zeit, in der ein Motiv ausgestaltet wird, um den Inhalt und das Ziel des verbalen Austausches zu mikroregulieren und die intersubjektive Umwelt zu adjustieren. Die Dauer eines Gegenwartsmoments ist gewöhnlich nur kurz, weil er als subjektive Einheit der Zeitdauer entspricht, die benötigt wird, um das zu erfassen, »was jetzt, hier, zwischen uns geschieht«. Folglich kann sich ein Gegenwartsmoment auf Mikrosekunden beschränken oder über viele Sekunden ausdehnen. Der Gegenwartsmoment baut sich um Intentionen oder Wünsche und deren Enactment herum auf, die eine dramatische Spannungslinie beschreiben, während er seinem Ziel näherrückt (siehe Stern 1995).

Wir haben improvisierende, selbstfindende und selbstkorrigierende Prozesse dieser Art dank Tronicks Beschreibung des Interaktionsprozesses von Mutter und Säugling kennengelernt, der aus Fehlanpassungen, Brüchen und Reparaturen besteht (Tronick 1989; Tronick et al. 1998; Tronick und Weinberg 1997). Besonders deutlich zeigt sich dies in Situationen wie dem freien Spiel, die kein spezifisches Ziel verfolgen, sondern lediglich der gemeinsamen Unterhaltung dienen. Daraus ergibt sich ein Thema-und-Variationen-Format, in dem sich improvisierte Variationen aneinanderreihen, bis das Thema erschöpft ist und ein neues (in der Regel verwandtes) gefunden wird, das sich dann – gleichfalls mit zahlreichen unvermeidlichen Fehltritten – in seinen Variationen entfaltet. Der gesamte Prozess ist praktisch reine Improvisation (Beebe und Stern 1977; Gianino und Tronick 1988; D. N. Stern 1985).

Die Entdeckung, dass sich im Improvisationsmodus zwischen Mutter und Säugling dermaßen viel abspielt, führte uns vor Augen, wie wichtig die Reparatur der Brüche und die Kurskorrekturen sind, die ein solcher Prozess erfordert (siehe Teil I dieses Kapitels; Tronick 1989). Der Erwerb des impliziten Wissens darüber, wie man den Improvisationsprozess repariert und seine Richtung korrigiert, ist in der Tat eine der vorrangigen versteckten Agenden der Mutter-Kind-Interaktion (Tronick und Cohn 1989). Darüber hinaus hat die Wiederholung zahlreicher Aktivitäten in der Mutter-Kind-Interaktion den Charakter eines Vorangehens, das ein ganzes Repertoire an Gegenwartsmomenten erzeugt. Durch diese Wiederholungen werden die Momente, die mit einer spezifischen anderen Person während des Vorangehens erlebt werden, extrem vertraut, und an diesem Vertrautsein orientieren sich fortan die Erwartungen. Gegenwartsmomente dieser Form werden als »Schemata des Zusammenseins-Mit« repräsentiert (D. N. Stern 1995). Diese Schemata gehören zum Bereich des impliziten Beziehungswissens. Sie sind zugleich die Bausteine der von Bowlby beschriebenen inneren Arbeitsmodelle und der meisten Internalisierungsvorgänge. Dass die Säuglingsforscher den impliziten Beziehungsschemata besondere Aufmerksamkeit gewidmet haben, ist nicht überraschend, denn sie waren gezwungen, über das Beziehungswissen des nonverbalen Säuglings nachzudenken, das dieser schon vor dem Spracherwerb anlegt (siehe Lyons-Ruth 1998; Tronick 1998a).

Ganz ähnlich ist der Prozess des »Vorangehens« in der Psychotherapie erwachsener Patienten beschaffen. Wenn wir die wiederkehrenden Interaktionssequenzen untersuchen, die den bei Säuglingen erforschten Sequenzen analog sind, geben sie uns Aufschluss über das implizite Wissen, das der Patient über seine Beziehung zum Therapeuten erworben hat und umgekehrt. Dies ist im Wesentlichen identisch mit dem von Bollas (1987) beschriebenen »ungedachten Bekannten«, mit dem »nicht-reflexive Unbewussten« (Stolorow, Atwood und Branchaft 1994) oder dem Vergangenheitsunbewussten (Sandler und Fonagy 1997). Diese impliziten Repräsentationen sind unbewusst, unterliegen aber nicht zwangsläufig der Verdrängung. (Psychodynamisch formuliert, sind sie deskriptiv [topisch] unbewusst, nicht aber dynamisch unbewusst.)

Zusammenfassend halten wir fest, dass die Aneinanderreihung von Gegenwartsmomenten den Prozess des Vorangehens konstituiert, den Tronick als einen Prozess der wechselseitigen und gemeinsamen Regulation – Anpassung, Fehlanpassung und Reparatur – bezeichnet. Sowohl die Gegenwartsmomente als auch die Art und Weise dieses Vorangehens erfolgen innerhalb eines Bezugsrahmens, welcher der jeweiligen Dyade vertraut und für sie charakteristisch ist.

2. »Jetzt-Momente«

Im Laufe des Vorangehens taucht ganz plötzlich ein qualitativ anderer und unvorhergesehener Moment auf. Dies ist ein »heißer« Gegenwartsmoment, eine Art affektiv besetzter »Augenblick der Wahrheit«. Zudem trägt er eine potentielle Bedeutung für die unmittelbare und langfristige Zukunft in sich. Die antiken Griechen haben diesen Moment als *Kairos* bezeichnet: Der Augenblick, den der Mensch festhalten muss, um sein Schicksal zu wenden – das sich indes, auch wenn er ihn nicht festhält, verändern wird, eben weil er ihn nicht festgehalten hat. Ein Jetzt-Moment zieht die beiden Beteiligten stärker in die Gegenwart hinein. (Wir alle verbringen den Großteil der Zeit mit nur einem Fuß in der Gegenwart, und für Psychotherapeuten gilt dies in besonderem Maße.) Aus all diesen unterschiedlichen Gründen haben wir diesen Moment als »Jetzt-Moment« bezeichnet.

Zwei einfache Beispiele mögen genügen. Sie sind insofern einleuchtend, als der habituelle Bezugsrahmen der Therapie unmissverständlich infrage gestellt wird. Nehmen wir an, dass eine Analysepatientin plötzlich, während sie auf der Couch liegt, sagt: »Ich möchte wissen, was sich in Ihrem Gesicht abspielt, ich werde mich jetzt aufsetzen und es mir ansehen!« Oder stellen wir uns einen Patienten vor, der seinem Therapeuten gegenübersitzt und erklärt: »Ich habe es satt, Ihnen ins Gesicht zu blicken. Es lenkt mich ab. Ich werde jetzt augenblicklich meinen Sessel umdrehen und mir die Wand ansehen!« (Weitere, ausführlichere Beispiele in Bruschweiler-Stern et al. 1998; Harrison et al. 1998; siehe auch Teil III dieses Kapitels.)

Wir verstehen den »Jetzt-Moment« als eine emergente Eigenschaft des komplexen dynamischen Systems, das durch die zwei »vorangehenden« Beteiligten des therapeutischen Prozesses konstituiert wird. Dieser emergente Moment erschüttert oder gefährdet die Stabilität des andauernden initialen Zustands. Er kündigt eine Störung innerhalb des Systems (Zustand Nr. 1) an, die einen potentiellen Übergang zu einem neuen Organisationszustand (Zustand Nr. 2) darstellt. Mittlerweile kann man solche Reorganisationen oder Umbauten komplexer dynamischer Systeme immer besser erklären (E. Fivaz, R. Fivaz und Kaufmann 1979, 1983; R. Fivaz 1996; Maturana und Varela 1980; Thelen und Smith 1994).

Damit diese Art emergenter Eigenschaft auftauchen kann, muss der Prozess des Vorangehens innerhalb eines Kontextes (Systems) erfolgen, der den Regeln einer bewährten und von den Interakteuren (implizit) gut verstandenen Technik gehorcht. Als emergente Eigenschaft bringt der Jetzt-Moment die normale, gewissermaßen zur Regel gewordene Weise des Miteinander-aktiv-Seins durcheinander. Er schafft einen neuen intersubjektiven Kontext. Aus diesem Grund stellt er den Therapeuten vor eine veritable klinische Herausforderung. Er verlangt ein Abweichen von den üblichen technischen Schritten, die diese Dyade einzuschlagen gewohnt ist (wenngleich nicht zwangsläufig ein Abweichen von den behandlungstechnischen »Regeln« der Therapie).

Wenn ein Jetzt-Moment auftaucht, sind Therapeut und Patient überrascht, ja überrumpelt, denn weder die Form, in der er sich einstellt, noch sein Zeitpunkt waren vorhersehbar, selbst wenn sie grundsätzlich mit ihm rechnen konnten oder ihn sogar für irgendwann in der Zukunft erwartet haben. Er stellt einen nicht-linearen Sprung dar. Weil der Moment aus dem Gewohnten herausspringt und in dem Augenblick, in dem er sich ereignet, niemand auf ihn vorbereitet ist, regt sich im Therapeuten und im Patienten Angst, denn sie wissen nicht genau, was zu tun ist, es sei denn, dass sie sich kurzerhand auf gewohnte Interaktionsweisen verlegen und ihren Austausch unter dem Deckmantel bewährter Technik weiterführen. Sie bewegen sich auf unbekanntem Terrain, mit all den Möglichkeiten der Verheißung und des Desasters, die dem Zustand, in dem man nicht weiß, was zu tun ist, innewohnen. Wenn der Therapeut »weiß«, was er tun wird, hat er den Jetzt-Moment wahrscheinlich verpasst oder sich rasch hinter seiner Technik versteckt. In der Patient-Therapeut-Dyade tauchen die emergenten

Eigenschaften aus dem inhärenten Geschehen jenes komplexen dynamischen Systems auf. Innerhalb des dyadischen Systems der frühen Kindheit werden emergente Eigenschaften durch vorprogrammierte entwicklungsbedingte Veränderungen sowie durch die intrinsische beiderseitige Regulierung des Systems hervorgebracht (Tronick 1989, 1998a).

3. Ein »Begegnungsmoment«

Aus einem Jetzt-Moment, der therapeutisch ergriffen und gemeinsam als solcher (an-)erkannt wird, kann ein »Begegnungsmoment« werden. Dies setzt voraus, dass jeder der beiden Partner etwas Einzigartiges und Authentisches in Reaktion auf den Jetzt-Moment beisteuert. Mit der Anwendung einer Technik oder einem der üblichen therapeutischen Schritte ist es nicht getan. Vielmehr muss diese Reaktion auf der Stelle und abgestimmt auf die Einzigartigkeit der unerwarteten Situation erfolgen; sie muss außerdem die persönliche Handschrift des Therapeuten tragen und sich seiner eigenen Vernunft und Erfahrung jenseits von Technik und Theorie verdanken. Dies ist notwendig, weil der »Jetzt-Moment« den initialen intersubjektiven Kontext aus dem Gleichgewicht gebracht hat; folglich muss ein neuer intersubjektiver Kontext ausgestaltet werden. Nur wenn diese Aktualisierung erfolgt, gemeinsam (an-)erkannt und ratifiziert wird, kann ein neuer intersubjektiver Zustand entstehen.

Ähnliche Veränderungen des behavioralen und intersubjektiven Zustands lassen sich mühelos in der Mutter-Baby-Interaktion beobachten. Wenn zum Beispiel, einhergehend mit wechselseitigem längerem Blickkontakt und Vokalisieren, das soziale Lächeln auftaucht, unterhalten Mutter und Baby einander durch ihren mimischen und vokalen Austausch. Sie »gehen voran«. Ganz plötzlich geschieht etwas Unvorhersehbares (zum Beispiel irgendetwas Komisches oder eine unerwartete vokale und mimische Synchronisation, und beide beginnen zu lachen). Die Interaktion wurde auf eine neue und höhere Ebene der Aktivierung und Freude gehoben, die das Baby zuvor vielleicht noch nie erreicht hat und die von Mutter und Kind bislang nie als intersubjektiver Kontext geteilt wurde.

Wir können diese Veränderung der intersubjektiven Umwelt wie folgt beschreiben: Die Beteiligten gehen in einem initialen intersubjektiven Zustand (Nr. 1) voran. Ein neuer Moment taucht auf. Er pusht den intersubjektiven Zustand in einen instabilen Übergangsbereich. Wenn beide Partner den »Jetzt-Moment« als Anforderung einer Neubewertung ihres impliziten Wissens über ihre Beziehung begreifen und anerkennen und in einem »Begegnungsmoment« einen neuen intersubjektiven Kontext inszenieren, wird der implizite intersubjektive Kontext durch diesen Begegnungsmoment in einen neuen Zustand (Nr. 2) – einen dyadischen Bewusstseinszustand (siehe Tronick et al. 1998a) – hineinkatapultiert, in dem sich das System restabilisiert. Patient und Therapeut können den Prozess des Vorangehens nun in einem veränderten intersubjektiven Zustand wiederaufnehmen. Das Endergebnis ist eine Veränderung des impliziten Beziehungswissens beider Beteiligter.

Das Konzept des Begegnungsmoments geht ebenfalls auf die Arbeit mit Säuglingen zurück. Sander (1988, 1997) führte den Begriff zur Beschreibung der Situation ein, in der das Verhalten der Mutter so spezifisch auf den kindlichen Zustand abgestimmt ist, dass es eine Veränderung ermöglicht und herbeiführt. Dies geschieht zum Beispiel, wenn die Mutter das exakt passende Lied summt oder das Baby auf haargenau die richtige Weise berührt, damit es von einem Zustand der Schläfrigkeit in den Schlaf hinübergleiten kann.

4. Ein »offener Raum«

Sander (1988) beobachtete, dass sich im Interaktionsprozess von Mutter und Säugling unmittelbar nach einem Begegnungsmoment ein »offener Raum« erschließt, in dem die Partner sich aus dieser besonderen Begegnung lösen und in Anwesenheit des Anderen allein sein können. Eine ähnliche Pause lässt sich in den Psychotherapien erwachsener Patienten beobachten. Wir nehmen an, dass der offene Raum beiden Beteiligten Gelegenheit gibt, die Konsequenzen ihres Begegnungsmoments zu assimilieren und in dem veränderten intersubjektiven Zustand, in dem sie sich nun befinden, ein neues Gleichgewicht herzustellen.

Sobald sich der offene Raum wieder schließt, nehmen beide Partner den Prozess des Vorangehens abermals auf, allerdings innerhalb eines neuen intersubjektiven Kontextes (Zustand Nr. 2). Ihr implizites Beziehungswissen wurde erweitert – es hat eine dyadische Expansion des Bewusstseins stattgefunden –, und ihre Beziehung zueinander ist eine andere geworden.

5. Andere Schicksale des »Jetzt-Moments«

Wenn der Jetzt-Moment nicht ergriffen wird und infolgedessen nicht in einem Begegnungsmoment aufgehen kann, sind mehrere Entwicklungen denkbar:

a) Der Jetzt-Moment kann schlicht verpasst werden. Die Gelegenheit bleibt ungenutzt, kommt allerdings in der Regel wieder.
b) Der Jetzt-Moment kann scheitern. Er geht nicht unbemerkt vorüber, doch den Beteiligten ist es nicht möglich, einen Begegnungsmoment herbeizuführen. Wenn keine Reparatur erfolgt, zieht dies eine von zwei gravierenden Konsequenzen nach sich: Entweder wird fortan ein Teil des intersubjektiven Terrains konsequent aus der Therapie ausgeklammert, so als hätte einer der beiden gesagt: »Dorthin können wir nicht gehen.« Noch schlimmer ist die andere Konsequenz, dass nämlich die frühere Wahrnehmung der therapeutischen Beziehung derart tiefgreifend infrage gestellt wird, dass eine wirkliche Therapie nicht länger möglich ist (ganz gleich, ob die Behandlung weitergeführt wird oder nicht).
   In der Mutter-Säugling-Beziehung werden »Jetzt-Momente« häufig verpasst oder nicht genutzt. In dieser Situation sind die Konsequenzen weniger schwerwiegend, denn der Entwicklungspush gewährleistet, dass solche Momente wiederkehren. Die entscheidende Frage lautet, wie diese neue emergente Eigenschaft in die Beziehung integriert wird. In der Patient-Therapeut-Situation wird die Gelegenheit, solche Momente zu ergreifen, seltener wiederkehren, weil ein einmal erlebtes Scheitern für den Patienten im Allgemeinen so schmerzhaft ist, dass er das Risiko nicht so leicht erneut eingeht. Trotzdem bieten sich normalerweise Gelegenheiten zur Reparatur an.
c) Wenn gescheiterte Jetzt-Momente abermals aufgegriffen werden, ist eine Reparatur möglich. Dies setzt einen neuen »Begegnungsmoment« voraus, eine dyadische Erweiterung, die aus der gemeinsamen Regulation hervorgeht.
d) Manche Jetzt-Momente sind von Dauer und bleiben über viele Sitzungen hindurch aktuell. Ihre Dringlichkeit kann schwanken. In ähnlicher Weise können bestimmte Jetzt-Momente als wichtige Er-

eignisse gekennzeichnet werden, die man nicht sogleich, aber später wiederaufgreifen muss. Der therapeutische Prozess gewinnt auf diese Weise Zeit.

e) Und schließlich kann eine Deutung, die ihre Wirkung im Bereich des expliziten Wissens entfaltet, manche, aber gewiss nicht alle Jetzt-Momente auflösen. Aufschlussreich ist in dieser Hinsicht, dass die meisten guten und zum richtigen Zeitpunkt angebotenen Deutungen als eine Art Coda auch einen spezifischen Begegnungsmoment beinhalten, der für die emotionale Wirkung der Deutung relevant ist. Die Coda wirkt im Bereich des impliziten Beziehungswissens, ist aber notwendig, damit die Deutung keine sterile Anwendung der Technik darstellt, sondern einen mutativen Vorgang, der die explizite und die implizite Beziehung verändert.

Kurz, eine Deutung ist der Akt, der die intrapsychische Landschaft des expliziten Wissens des Patienten verändert. Ein Begegnungsmoment ist der Akt, der die intersubjektive Landschaft seines impliziten Beziehungswissens verändert. Beide Mechanismen können allein, jeder für sich, oder aber zusammen operieren (siehe Teil I dieses Kapitels).

Zusammenfassung

Wir haben den Veränderungsprozess in der Psychotherapie unter dem Blickwinkel der Entwicklungsprozesse sowie unter dem Blickwinkel der Veränderungen erforscht, die sich in dynamischen Systemen vollziehen. Als Grunddaten dienten uns detaillierte Berichte von Psychotherapeuten über ihre Therapiesitzungen. Eines unserer wichtigsten Ergebnisse ist die Erkenntnis, dass sogar in einer »Gesprächstherapie« ein erheblicher Anteil der therapeutischen Veränderung im Bereich des nicht-bewussten prozeduralen Wissens erfolgt, und zwar insbesondere im Bereich des impliziten Wissens darüber, wie man in einem spezifischen Beziehungskontext agiert, fühlt und denkt (implizites Beziehungswissen). Wir vertreten die Ansicht, dass die verändernde Wirkung in diesem Bereich durch Begegnungsmomente erzeugt wird, das heißt, durch eine emergente Eigenschaft des dyadischen Systems, die es in einen neuen Zustand der Intersubjektivität – nämlich in den von Tronick et al. (1998) beschriebenen dyadischen

Bewusstseinszustand – hineinkatapultiert, wodurch sich dann auch die Beziehung verändert.

Teil III. Fallbeispiel: Vorangehen … und: Erfolgt Veränderung allmählich oder plötzlich?[7]

Einleitung

Heute stelle ich ein Bruchstück aus der analytischen Behandlung einer Frau vor, die ich Jean nennen möchte. Dem Text liegen meine schriftlichen Verbatim-Protokolle zugrunde. Das Material ist typisch für den Ablauf unserer Zusammenarbeit, die durch allmähliche, aber durchschlagende Verbesserungen von Jeans allgemeiner Anpassung gekennzeichnet war. So arbeitete sie zu Beginn der Therapie als eine Art Forschungsassistentin, obwohl sie für diesen Job eindeutig überqualifiziert war. Außerdem hatte sie panische Angst davor, selbst Auto zu fahren. Heute ist sie eine bekannte und angesehene Wissenschaftlerin, deren Veröffentlichungen und Theorien großen Einfluss ausgeübt haben. Sie ist beruflich weltweit unterwegs und fährt ihr eigenes Auto.

Das Fallbeispiel

Jean, inzwischen Mitte vierzig, suchte mich auf, weil sie suizidal geworden war, nachdem ihr Ehemann, Paul, eine Professur in einer anderen Stadt angenommen hatte. Sie hatte sich nicht überwinden können, ihn zu begleiten, und so waren sie ein Jahr später geschieden worden. Seit dem ersten Tag ihrer Ehe war Jean ständig der Gedanke durch den Kopf gegangen: »Ich bin mir nicht sicher, ob das wirklich gut für mich ist.«

Ein wesentliches Charakteristikum dieser intelligenten, attraktiven und

---

[7] Erstveröffentlicht in: *Infant Mental Health Journal* 19 (1998), S. 315-319. Autorisiert von Jeremy P. Nahum und weiteren Mitgliedern der Boston Change Process Study Group.

künstlerisch begabten Frau, die heute einem Think-Tank angehört, besteht darin, dass sie nur in unverbindlichen zwischenmenschlichen Kontexten spontan und unbefangen sein kann. Wir würden sagen, dass sie sich, sobald sie mit jemand anderem zusammen war, in ihrem Urheberschaftsgefühl massiv beeinträchtigt fühlte. Ihre Beziehung zu mir war eine wichtige, partielle Ausnahme.

Ich werde unser Vorangehen anhand eines Themas zu beschreiben versuchen, über das wir in ihrer langen Therapie, die mittlerweile zu einer Analyse geworden ist, nur selten direkt gesprochen hatten, nämlich das Thema Sex. Ich habe diese Sitzung ausgewählt, weil sie illustriert, wie Jeans ursprüngliches Gefühl, kein Verständnis zu finden, von dem Gefühl abgelöst wird, verstanden zu werden; dies verändert den Kontext und ermöglicht es ihr, in Worte zu fassen, wie sie unser Zusammensein im vorangegangenen Moment erlebt hat. Darüber hinaus findet eine Veränderung statt, dank deren sie nun über etwas sprechen kann, das sie zuvor niemals hat thematisieren können. Impliziert ist hier unsere Überlegung, dass Transformation nicht zwangsläufig in dem Moment, in dem sie stattfindet, bewusst wahrgenommen werden muss. Unser Modell ist tatsächlich gradueller, als Sie vielleicht vermutet haben.

»Sex« und »Analyse« sind wahrscheinlich zwei Wörter, die für viele Menschen untrennbar miteinander zusammenhängen. Gleichwohl stellte Jean wiederholt unmissverständlich klar, dass ich meinen Anspruch, ihre diffizile, komplexe innere Welt zu verstehen, augenblicklich verwirkt hätte, sollte ich ihre Gedanken je als Ausdruck sexueller Vorstellungen und Wünsche deuten. Abgesehen von einer kurzen Affäre zu der Zeit, als ihre Ehe gerade in die Brüche ging, lebte sie seit zehn Jahren sexuell abstinent, ja geradezu zölibatär. Den Sex mit ihrem Ehemann hatte sie als unerträglich empfunden und sich gleichzeitig zutiefst darüber geschämt, ihn nicht genießen zu können.

Andererseits aber steht Jean zu ihrer Überzeugung, dass Sex nichts ist, was Frauen Spaß machen könnte. Sie hält dies für ein offenes Geheimnis, vor dem Männer schlicht die Augen verschließen. Auch in ihrer Behandlung hat sie nie über sexuelle Phantasien, Wünsche oder Ängste gesprochen. Sie scheint über andere Menschen keine sexuellen Gedanken zu haben, lebt aber in panischer Angst, selbst als sexuelles Wesen betrachtet zu werden. Häufig wettert sie gegen eine Kultur, die nach ihrer Ansicht die weibliche Sexualität missbraucht, um Konsumgüter zu verkaufen.

Die Sequenz, die ich beschreiben möchte, beginnt an einem Freitag. Jean hatte mir einen ihrer seltenen Träume geschildert. Mir ging durch den Kopf, dass Sex lediglich in ihren Träumen auftaucht, und zwar unweigerlich mit bizarren Zügen oder Anstrichen von Gewalt und immer in dissoziierter Form. Ebenso wie im realen Leben ist nie sie selbst diejenige, die Sex hat. In den vorangegangenen Tagen hatte ich Möglichkeiten gefunden, ihr mitzuteilen, dass sie sich durch ihre Garderobe, die sie selbst als altmodisch und unansehnlich bezeichnet, nur in zweiter Linie davor schütze, gedemütigt und erniedrigt oder als jemand gesehen zu werden, der sich für sexy hält, es aber nicht ist; in erster Linie wolle sie durch ihre Kleidung verhindern, in anderen Begehren zu wecken.

In der Freitagssitzung fragte ich sie also: »Ist Ihnen aufgefallen, wie oft in Ihren Träumen Sex eine Rolle spielt?« »Nein«, kicherte sie, »von oft kann nicht die Rede sein.« Es machte ihr zweifellos Spaß, mir zu widersprechen. Ich erläuterte meine Ansicht auf ihre Bitte hin, und sie fuhr in ernsterem Ton fort: »Wenn es auftaucht, ist es eine Blackbox, etwas, das mein Misstrauen weckt, mir nicht geheuer ist, mir Angst macht.«

Nachdem sie in der Montagstunde über eine Cézanne-Ausstellung gesprochen und ich auf ihre Identifizierung mit dem Künstler hingewiesen hatte, dessen frühes Werk, in dem Motive einer gewalterfüllten und eruptiven Sexualität eine so beherrschende Rolle spielen, sie faszinierte, berichtete sie: »Seit Sie gesagt haben, dass ich meine Sexualität aus meinem Leben verbannt hätte, denke ich ständig: Ja, das stimmt, und eigentlich ist es ein sehr trauriger Verlust. Aber es könnte alles wesentlich schlimmer sein, und ich bin mir nicht sicher, ob Sie das wirklich begreifen. Es gibt bestimmte Dinge, die Sie ganz anders sehen als ich. Wäre meine Sexualität besser integriert gewesen, hätte ich eine bessere Ehe geführt. Aber dann hätte ich wohl kaum dem Druck widerstanden, Kinder zu bekommen.« »Es geht um das Thema: sich zu etwas gezwungen fühlen«, kommentierte ich. Sie stimmte lebhaft zu und sagte dann, sie habe Zweifel, ob sie einen geeigneten Sexualpartner finden könne, sollte sie tatsächlich den Wunsch nach Sex haben und sich »der gesellschaftlichen Botschaft, die einem geradezu eingehämmert wird, beugen«. Ich sagte: »Womöglich wüssten Sie nicht, ob Sie es tatsächlich wollen.« »Ganz genau«, antwortete sie. »Ich traue mir keineswegs zu, dass ich, sollte ich irgendwie Spaß am Sex finden, wüsste, ob mir lediglich die Botschaft erfolgreich eingehämmert wurde oder ob das wirklich ich bin. Vielleicht gibt es auch gar keine Möglichkeit, die äußere Botschaft, was Sex und Babys angeht, auszublenden. Man macht sie sich einfach zu eigen.« Wir schwiegen mehrere Minuten lang, bis sie mich, wie es ihre Art ist, nach meinen Gedanken fragte. Ich entschied mich, ihr zu antworten, und sagte: »Mir geht immer wieder die Überlegung durch den Kopf, wie sehr Ihnen Ihre Angst, von anderen beeinflusst zu werden, mir gegenüber zusetzen muss.« Jean entgegnete: »Wenn wir über Einfluss sprechen und ich sage, dass Sie mich verletzen könnten, indem Sie mich nicht verstehen, ist das etwas anderes, als wenn ich etwas von Ihnen absorbiere. Bei all der Hilfe, die Sie mir gegeben haben, hatte ich doch immer das Gefühl, filtern zu müssen, wenn ich Ihnen etwas erzähle, und dann zu sehen, was Sie dazu meinen. Das ist noch immer ein Thema.« Ich sagte: »Es ist unvermeidlich, nicht wahr?« »Ja«, antwortete Jean. »Ich habe Angst, an einen Punkt zu gelangen, an dem ich den weiteren Kurs nicht mehr unter Kontrolle habe oder nicht mehr steuern kann.« Hier sei angefügt, dass sie unser Zusammensein nicht als Übergriff empfindet, wenn sie sich verstanden fühlt. Meine Bemerkung: »Es ist unvermeidlich, nicht wahr?«, enthielt außerdem die Metabotschaft, dass ich ihr angstbedingtes Bedürfnis, den Verlauf zu kontrollieren, akzeptierte.

Am Dienstag begann Jean, mir von einer beruflichen Situation zu erzählen. Sie hatte Don, einem Kollegen, ein Ergebnis ihrer Arbeit überlassen und fürchtete nun, er könne es als sein eigenes Werk ausgeben. »Das ist wirklich irre«, erklärte sie. »Ein Gefühl wie eine Vergewaltigung, ein sexueller Übergriff, wie mit Paul. Ich habe ihm die Arbeit ja selbst angeboten, weil ich das Gefühl hatte, mein inneres Zögern überwinden zu müssen. Ich will ja nichts tun, was den Eindruck erweckt, dass ich irgendwie schräg sei. Ich habe nicht nur einfach zugestimmt, sondern habe Don meine Idee gegeben. Am Ende war ich völlig durch den Wind und furchtbar verletzt. Dann habe ich mich an das erinnert, worüber wir gestern am Ende der Stunde gesprochen haben.« Sie fuhr fort: »Wenn Sie diesen Blickwinkel hätten, könnten Sie mir das Gefühl vermitteln, dass ich ohne ein Baby nicht glücklich werde. Ich weiß, dass Sie nicht so denken, Sie sind wesentlich aufgeschlossener als ich, Sie sind kein Freudianer aus den 50er Jahren.« Nachdem sie einen der Gründe, sich vor mir zu fürchten, ausgeschaltet hatte, konstruierte sie sofort den nächsten. »Aber Sie sind in den 60ern erwachsen geworden, und womöglich hingen auch Sie dem Wahn an, dass eine integrierte Sexualität für jeden das Richtige sei. Deshalb wurde ich am Freitag so misstrauisch, als Sie sagten, dass ich nicht über Sex spräche, denn das tue ich ja.« Ich erwiderte: »Um daran anzuknüpfen – wenn Sie über die Sache mit Don sprechen, sprechen Sie über Ihre Sexualität.« »Ja«, gab sie zurück, »ich glaube, Sie sind ein bisschen engstirnig. Ich rede mit Ihnen die ganze Zeit über Sex.« Ich sagte: »Ihr Freudianer, Ihr glaubt, es ginge immer nur um Sex.« Sie lachte und erwiderte: »Sie sind ein Hippie der 60er, für Sie ist Sexualität genitale Sexualität. Aber Sie bestreiten nicht, dass ich über Sex spreche, wenn ich von der Sache mit Don berichte, also worüber beklagen Sie sich?« Ich erwiderte: »Wenn das so ist, dann haben Sie und ich Sex miteinander, aber keinen 60er-Jahre-Sex, an dem beide zusammen Spaß haben. Stattdessen drängt sich eine Person der anderen auf, ich dränge mich Ihnen auf und Sie müssen sich fügen.«

Am Mittwoch begann Jean mit den Worten: »Ich habe mich gestern nach der Sitzung wirklich gut gefühlt, energiegeladen, weil wir mit der Diskussion vom Freitag, als ich den Eindruck hatte, dass meine Sexualität dissoziiert sei, igittigitt … also, wir sind einen Schritt vorangekommen. Ich fand, Sie sollten mir keine Vorwürfe machen, wenn ich das, was Sie wollen, nicht tun kann. Und dann haben Sie gestern so offen reagiert, als ich sagte, ich spreche ja über Sex, nur eben nicht über genitalen Sex. Ich bin ein Stück weiter gekommen: Zuerst habe ich mich zu rechtfertigen versucht, aber dann habe ich meine Meinung vertreten. Und noch etwas ist mir gestern klar geworden, nämlich als Sie am Freitag sagten, dass ich nicht über Sex spräche, habe ich das wie ein sexuelles Manöver mir gegenüber erlebt. Genau genommen hatte ich das Gefühl, dass Sie von mir einen Striptease erwarteten, dass Sie mich ansehen wollten, und das war mir absolut nicht geheuer. Als ob Sie sagten: ›Sie sollten Sex haben, es wird Ihnen guttun, überwinden Sie diese kindischen Gefühle, ich weiß es besser als Sie.‹« Ich antwortete: »Diese Erkenntnis gestern, wie Sie sich Freitag gefühlt haben, ist wirklich sehr wichtig, ich stimme Ihnen zu. Es ist gut, dass wir weitergekommen sind, denn jetzt sehen wir klarer, in welch hohem Maß das Gefühl, ausgebeutet, gedemütigt, kontrolliert zu werden, Ihr Selbstgefühl und Ihre Sexualität durchdringt.« Jean antwortete: »Ich glaube nicht, dass meine Sexualität aus meinem Leben verbannt ist, wenn Sie sagen, dass die Angst, ausgeliefert zu sein, jeden Aspekt meines Lebens durchdringt. Genau das meine ich mit Integration. Die Sexualität ist nicht verbannt, sondern einfach schwierig.«

Diskussion

Wie Sie wahrscheinlich bereits vermuten, musste ich reichhaltiges Assoziationsmaterial verdichten und vieles auslassen, um eine Veränderung zu illustrieren, die sich im Laufe der Zeit vollzog. Eine Veränderung, die es Jean ermöglichte, über ein Thema – Sex – zu sprechen, über das sie vorher nicht hatte sprechen können. Die Wiederkehr der Sequenz, sich zuerst nicht, später aber sehr wohl verstanden zu fühlen, verändert den Kontext und versetzt die Patienten in die Lage, nachträglich in Worte zu fassen, wie sie sich mit mir in einem bestimmten Moment, in dem es ihr noch nicht bewusst war, gefühlt hat. Ihre Aussage: »Und dann haben Sie gestern so offen reagiert, als ich sagte, ich spreche ja über Sex […]«, signalisierte, dass mein Verhalten ihrer Erwartung zuwiderlief. Wir könnten dies als ein Lernen nach der Delta-Regel bezeichnen: Das, was man über die Welt lernt, weil etwas – in diesem Fall etwas Schlechtes – nicht geschieht. Jeans Wachsamkeit ließ nach. Sie bewegte sich von der Position, in der sie hilflos auf andere reagiert und womöglich sogar Gefahr läuft, unterdrückt oder – wie sie es nennt – »ausgelöscht« zu werden, zur Urheberin des Austausches. Jedes Mal, wenn die Patientin in der Interaktion die Initiative ergreifen konnte – »Zuerst habe ich mich zu rechtfertigen versucht, aber dann habe ich meine Meinung vertreten.« –, wurde ihr Gefühl der Urheberschaft auf eine zuvor nicht erkannte Weise verändert und gestärkt, und sie lernte, ihre Wünsche als ihre eigenen zu vertreten.

Man könnte fragen: »Enthält dieses Beispiel einen Begegnungsmoment?« Meine Antwort lautet: »Ja, aber …« Denn obgleich wir zusammengefunden haben, bleibt die Frage offen, in welchem Moment dies geschah. Die zentralen Momente sind: (a) Am Freitag meine Frage: »Ist Ihnen aufgefallen […]?« (b) Am Montag meine Bemerkung: »Es ist unvermeidlich, nicht wahr?« (c) Am Dienstag: »Um daran anzuknüpfen – wenn Sie über die Sache mit Don sprechen […]« »Ja«, unser Austausch von Witzen (»Ihr Freudianer …« »Sie sind ein 60er-Jahre-Hippie«) (d) Am Mittwoch: »Ich fand, Sie sollten mir keine Vorwürfe machen […] Und dann haben Sie gestern so offen reagiert, als ich sagte […] Zuerst habe ich mich zu rechtfertigen versucht, aber dann habe ich meine Meinung vertreten.« Genau hier hat sich die Veränderung in Jean vollzogen, doch erst am nächsten Tag (Mittwoch) berichtet sie es mir, und wir greifen es beide auf, und sie sagt: »Mir ist klar geworden, dass ich es wie ein sexuelles Manöver erlebt habe.«

Wir hoffen, in unserer weiteren Gruppenarbeit genauer klären zu können, welche Unterschiede zwischen graduellen und plötzlichen sowie zwischen quantitativen und qualitativen Veränderungen bestehen könnten und wie sie miteinander zusammenhängen.

Einleitung zum 3. Kapitel

In diesem Kapitel beschäftigen wir uns eingehender mit dem Konzept des Erkennungs-, Anerkennungs- oder Rekognitionsprozesses sowie seiner Entwicklung und Geschichte im Werk von Louis W. Sander. Wir haben dieses Kapitel verfasst, um die zentrale Bedeutung zu unterstreichen, die dem Rekognitionsprozess für die Wahrnehmung der Intention und Richtung eines Partners durch den anderen zukommt. Damit zwei Subjektivitäten in eine gemeinsame Richtung streben können, müssen sie eine Passung zwischen sich herstellen, und für ebendiese Passung oder Stimmigkeit spielt die wechselseitige (An-)Erkennung eine ausschlaggebende Rolle.

Ein wesentlicher Aspekt des Veränderungsprozesses hängt, wie im 1. Kapitel erläutert, mit spezifischen Momenten zusammen, in denen eine wechselseitige (An-)Erkennung der Intentionalität und eine spezifische Stimmigkeit der Initiativen, die beide Beteiligte einander entgegenbringen, zu beobachten sind. All dies ist, auch wenn wir es zunächst nicht umfassend dargelegt haben, in unserem Begriff *Begegnungsmoment* impliziert. Die Konsequenzen, die der Begegnungsmoment für den Veränderungsprozess hat, bleiben nicht auf die Erweiterung des intersubjektiven Feldes und die Erhöhung seiner Komplexität und Kohärenz beschränkt; vielmehr empfinden beide Partner diesen Prozess als vitalisierend.

Eines unserer Mitglieder, Louis Sander, hat sich intensiv mit biologischen Systemen beschäftigt, an denen sich Prinzipien der Erzeugung von Komplexität, Spezifität, Organisation und Kohärenz hervorragend untersuchen lassen. Einer seiner wegweisenden Beiträge bestand in der Anwendung dieser Prinzipien auf das Verständnis menschlicher Interaktionen. Im nachfolgenden Kapitel legt Karlen Lyons-Ruth anhand von Beispielen aus der frühen Entwicklung und aus psychotherapeutischen Behandlungen dar, dass das Konzept des Erkennungs- oder Rekognitionsprozesses für das Verständnis menschlicher Interaktionen und für die damit zusammenhängenden Prozesse entwicklungsbedingter und therapeutischer Veränderungen von zentraler Bedeutung ist.

3. Kapitel

»Ich spüre, dass du spürst, dass ich spüre...«: Louis Sanders Rekognitionsprozess und die relationalen Schritte im psychotherapeutischen Setting[8]

Seit über dreißig Jahren gehört Louis Sander zu den führenden Theoretikern dyadischer Systeme. Er ist überdies einer der wenigen, die sich der Aufgabe angenommen haben, die Emergenz koordinierter, aus zwei Personen bestehender Systeme zu erklären. In dieser Pionierrolle hat er bereits zu einer Zeit, als sich erst wenige Denker mit ähnlichen Problemen herumschlugen, eine Terminologie sowie Prinzipien und Konstrukte auszuarbeiten versucht. Die Interkoordination des menschlichen Lebens auf zahlreichen Ebenen sozialer Organisationen, etwa in der Familie oder der Kultur, wird gewöhnlich als gegeben vorausgesetzt, so dass man lediglich die Details des koordinierten Funktionierens beschreibt. Als Psychoanalytiker und Säuglingsbeobachter erkannte Sander jedoch, dass die Art und Weise, wie zwei einander unbekannte Individuen ihre geistig-psychische Welt gegenseitig kennenzulernen versuchen, um eine komplexe koordinierte Aktivität durchführen zu können, erklärungsbedürftig ist.

[8] Erstveröffentlicht in: *Infant Mental Health Journal* 21 (2000), S. 85-98. Die Verfasserin ist K. Lyons-Ruth.

Die Betonung des Konzepts der Anpassung durch psychoanalytische Autoren wie Hartmann (1939) und Erikson (1950) – eine Betonung, die auch Piaget (1952, 1971) teilte – veranlasste Sander zunächst, die biologischen Grundlagen der Stimmigkeit zwischen dem Individuum und seiner betreuenden Umwelt zu untersuchen. Wie Nahum (2000) berichtet, wandte er sich den Systemtheorien der Biologen Paul A. Weiss (1947) und Ludwig von Bertalanffy (1949) zu, weil er sie für die komplexesten Modelle hielt und es ihm möglich erschien, mit ihnen wesentliche Eigenschaften der Anpassungsprozesse in Zwei-Personen-Systemen zu erfassen. Weiss (1947) benutzte das Konzept des Erkennungsprozesses, um die hochspezifische Selbstorganisation der einzelnen Komponenten eines in Entwicklung begriffenen biologischen Systems zu erklären. Sanders Betonung der Erkennungsprozesse ging aber ursprünglich auf seine Mitarbeit an Eleanor Pavenstedts Mutter-Säugling-Langzeitstudie zurück, in der er als Forschungspsychiater zahlreiche Mutter-Baby-Dyaden beobachtete. Diese Studien schärften seine Sensibilität für die Spontaneität und Initiative des Säuglings, der seine eigene Aktivitätsrichtung konstruiert, sowie für die Tendenz des Babys, auf diese Spontaneität zu verzichten, wenn es zu einer von der Mutter erwünschten Aktivität gedrängt wird. Infolgedessen richtete er seine Aufmerksamkeit auf die Beschaffenheit der Verhandlungen, die innerhalb der dynamischen Spannung des Mutter-Säugling-Systems geführt werden, und auf die Rolle, die der Moment der positiven Erkennung in diesem Prozess spielt. Wie Sander ([1991a] 2009) in seinem Beitrag über den Rekognitionsprozess ausführte, betrifft dieser die »Spezifität des Bewusstseins eines Anderen, das wir als Bewusstsein unserer selbst erleben« (S. 243).

Dieses Verständnis der ausschlaggebenden Rolle des Erkennungsprozesses im Erleben des heranwachsenden Kindes blieb für Sanders Denken lebenslang von zentraler Bedeutung. Er verstand die Aufgabe, sich selbst durch die Erfahrung, von der Anderen »gekannt« zu werden, »kennenzulernen«, als Grundlage der Selbstorganisation. Wegen der ausschlaggebenden Rolle, die dieser Prozess des »Kennengelernt-Werdens« für das Integrationsgefühl und Wohlergehen des Individuum spielt, steht bei der Offenlegung der delikaten Quelle selbstorganisierender Initiative »für die Selbstorganisation nichts weniger alles auf dem Spiel« (Sander, persönliche Mitteilung, 2. März 1996). Die Untersuchung des Beitrags, den der Rekognitionsprozess zur Entwicklung leistet, war deshalb für sein gesamtes Lebenswerk richtungsweisend.

In seinem veröffentlichten Werk führt Sander allerdings nicht detailliert aus, woher jemand weiß, dass er tatsächlich erkannt oder wiedererkannt wurde. Zudem lässt die Beschreibung des Gewahrseins, dass eine andere Person unseres eigenen Selbstgewahrseins gewahr ist, zunächst an einen reflexiven Prozess denken, also an die Repräsentation eingebetteter Perspektiven des Typs »Ich weiß, dass sie weiß, dass ich weiß …«. Ein derart hochentwickelter Wechsel zwischen unterschiedlichen Perspektiven ist im Säuglingsalter zweifellos unmöglich, doch genau hier lokalisiert Sander die Anfänge der zentralen Organisationsfunktion des Rekognitionsprozesses. In diesem Kapitel versuchen wir zu erklären, wie der Erkennungsprozess auf einer impliziten, nicht-reflexiven Ebene ablaufen könnte.

Die biologischen Ursprünge des Begriffs lassen laut Sander keinen Zweifel daran, dass die Fähigkeit zur Selbstreflexion nicht notwendig ist, damit ein solcher Prozess des Zueinander-Passens funktionieren und der Entwicklung ihre Richtung weisen kann. Trotzdem hat er in seinen veröffentlichten Arbeiten nicht exakt dargelegt, wie der Erkennungsprozess auf der psychischen, also nicht auf der biologischen, Ebene funktionieren könnte; ebenso wenig hat er erklärt, wie dieses Konstrukt auf den psychotherapeutischen Prozess angewendet werden kann. In diesem Kapitel erläutere ich Sanders Überlegungen bezüglich der Rolle, die dem Erkennungsprozess in der frühen Entwicklung zukommt, und führe im Anschluss daran und innerhalb des von Sander skizzierten größeren theoretischen Bezugsrahmens aus, wie man Erkennungsprozesse im psychotherapeutischen Setting konzeptualisieren könnte.

Klinisches Material illustriert, dass das Konzept des Erkennungsprozesses als Ansatz für eine Spezifizierung des Mikroprozesses der relationalen Schritte dienen kann, die die Dyade im psychotherapeutischen Setting zurücklegt. Die letzten Abschnitte des Kapitels beschreiben detaillierter, in welcher Weise Sander sein Verständnis des Entwicklungsprozesses auf die allgemeinen Systemmodelle von Paul Weiss und Ludwig von Bertalanffy stützte und welche Überschneidungen sein Systemverständnis mit zeitgenössischen Überlegungen bezüglich der Veränderungsprozesse in nichtlinearen dynamischen Systemen aufweist.

In seinem Beitrag »Recognition process: specificity and organziation in early human development« erläuterte Sander, weshalb er der Erkennung eine ausschlaggebenden Bedeutung für die frühe Entwicklung zuschreibt, und fügte hinzu, vorerst lediglich »die Anfänge der Erfahrung, erkannt zu werden«, beschreiben zu wollen. Die Aufgabe, sie in ihrer ganzen Komplexität und zentralen Bedeutung für die Entwicklungsprozesse im späteren Leben sowie für den Heilungsprozess der psychotherapeutischen Erfahrung zu untersuchen, müsse andernorts erfolgen (Sander 1991b, S. 2). Er leitet seinen Vortrag mit einer systemtheoretischen Formulierung ein: »Menschen sind lebende Systeme, die die Kohärenz einer ökologischen Organisation, das heißt den Umweltkontext, mit einer biologischen Organisation und mit einer psychologischen Organisation kombinieren« (S. 3). Das Konzept der organisatorischen Kohärenz besitzt in Sanders Denken zentralen Stellenwert. Er begreift die wachsende Kohärenz der psychischen Organisation als eigentliches, übergeordnetes Ziel der Entwicklung. Wachsende Kohärenz geht demnach mit einer erhöhten Inklusivität der Gesamtorganisation einher; das heißt, immer mehr Teile werden auf eine zunehmend komplexe und zunehmend adaptive Weise in das Ganze integriert. Für dieses Streben nach Kohärenz ist laut Sander der Erkennungsprozess maßgebend: »Die psychische Organisation ist so angelegt, dass sie ihre eigene Kohärenz, ihre eigene Ganzheit, zu erreichen versucht, und dieses Streben wird durch etwas vermittelt, das man als einen Rekognitionsprozess bezeichnen kann« (S. 4). Seine Betonung der multiplen, wechselseitig miteinander zusammenhängenden Organisationsebenen liegt Sanders Annahme einer potentiellen Spannung zwischen dem Organisationsstreben auf der dyadischen Ebene (»zusammen sein«) sowie auf der Ebene der individuellen psychischen Organisation (»getrennt sein«) zugrunde. Den Erkennungsprozess betrachtet er als den Vermittler, der zwischen diesen beiden Ebenen eine Brücke schlägt.

Sander lokalisiert diesen Erkennungsprozess direkt in den kontinuierlichen, selbst-initiierten Austauschvorgängen zwischen dem Organismus und dem ihn unterstützenden Umweltkontext. In diesen pausenlos ablaufenden Austauschvorgängen »modifiziert sich der Organismus selbst, oder er modifiziert den Kontext, um jene dauerhafte Koordination mit diesem Kontext herzustellen, die von den Biologen als Anpassungszustand bezeichnet wird« (S. 5). Um zu erklären, wie der Organismus diese »stabile Koordination mit seinem Kontext« oder diese dauerhaft kohärente Organisation der Systeme generiert, rekurriert Sander auf die Konzepte des Biologen Paul A. Weiss. Nach Weiss beruhen »dauerhafte Koordinationen«, die die Organisation des Organismus-Umwelt-Systems konstituieren, auf dem biologischen Prinzip der Spezifität oder Spezifität der Erkennung: »In der lebenden Welt dienen solche (spezifischen determinierenden) Eigenschaften universell als Mittel der Kommunikation, Erkennung, der Herstellung von Affinitätsrelationen und der auf dem Grundprinzip abgestimmter Spezifitäten beruhenden Selektivität; so ergibt sich eine Art Resonanz zwischen zwei Systemen, die durch korrespondierende Eigenschaften aufeinander abgestimmt sind« (Weiss 1970, zit. nach Sander [1991b], S. 8).

Sander transponiert dieses Konstrukt auf die Ebene der psychischen Organisation, indem er die These formuliert, dass eine solche Spezifität der Erkennung auch für die Organisation des Gewahrseins und Selbstgewahrseins gilt, »das heißt, für die Spezifität des Vorgangs, in dem der Andere dessen innewird, was wir in uns selbst wahrnehmen. Diese Spezifität bezeichne ich als Erkennungsprozess. Erlebt wird sie meiner Ansicht nach in ›Begegnungsmomenten‹, in denen wir einer Stimmigkeit gewahr werden, die unser inneres Erleben mit dem äußeren Kontext verbindet. Eine solche Erfahrung der Stimmigkeit validiert oder bestätigt die Kohärenz der psychischen Organisation auf der Ebene des Individuums als Ganzheit« (S. 9). Sander fährt fort: »Wenn es tatsächlich berechtigt ist, einem ›Erkennungsprozess‹ eine zentrale Rolle für die Entwicklung jener Komplexität an psychischer Organisation zuzuschreiben, die wir ›Person‹ nennen, dann deshalb, weil ein solcher Prozess die gleichen Grundprinzipien erfüllt, die den Organisationsprozess lebender Systeme auf einfachster Ebene charakterisieren. Infolgedessen könnte es sich lohnen, den psychoanalytisch-therapeutischen Prozess innerhalb des Bezugsrahmens dieser Prinzipien zu untersuchen, um ganz gezielt diejenigen Momente zu identifizieren, die tatsächlich eine grundlegende Umorganisation des psychischen Systems in Gang setzen« (S. 23).

In einem (unveröffentlichten) Vortrag legte Sander 1965 zum ersten Mal sein Verständnis der Rolle dar, die der Erkennungs- oder Rekognitionsprozess für die Veränderungen spielt, die sich in der Entwicklung der ersten achtzehn Lebensmonate vollziehen. Zahlreiche entwicklungspsychologische Untersuchungen haben gezeigt, dass Kleinkinder im Alter von eineinhalb Jahren mit dem Erwerb der Fähigkeit, das Selbst symbolisch zu repräsentieren, eine neue Stufe des Selbstgewahrseins erreichen. Sie können nun zum ersten Mal das Wort »ich« benutzen und ihr Spiegelbild als Repräsentation ihrer selbst erkennen.

Theoretisch knüpft Sander das Auftauchen der Selbst-Repräsentation an »erkennende Interaktionen« zwischen dem Kind und der Mutter. Mutter-Kind-Interaktionen, so erläutert er, bauen häufig darauf auf, dass die Mutter die Intentionen des Kleinkinds erschließt – womit reichlich Raum für fehlerhafte Zuschreibungen bezüglich der Ziele, die das Kind mit seinem Verhalten verfolgt, geschaffen ist. Wenn die Mutter, so Sandlers Überlegung, die Intentionen zutreffend liest, die das Kind als seine eigenen Intentionen in sich wahrnimmt, unterstützt sie die »wechselseitigen Koordinierungen, die dann die Qualität einer Erkennung annehmen können und eine schärfere und akkuratere Wahrnehmung erleichtern – wodurch wiederum die Selbst-Erkennung gefördert wird« (S. 11). An anderer Stelle heißt es, dass das Kind auf diese Weise befähigt wird, sein inneres Erleben als eigenes wahrzunehmen. Diese »reziproken Koordinierungen, die die Qualität einer Erkennung annehmen können«, werden später als »die spezifische Abstimmung der mütterlichen Kommunikation an die Signale« bezeichnet, »denen das Kind Ausdruck gibt« (S. 12). Sander zitiert die damit übereinstimmende Ansicht von Spitz (1957), dass sich im Selbstgewahrsein immer das Gewahrsein der eigenen Person mit dem Gewahrsein der Reaktionen, welche die Andere darauf zeigt, kombiniert.

Sander (1965) vermutet, dass die zweiten achtzehn Lebensmonate für die »Inbesitznahme« des eigenen Erlebens eine »Phase des optimalen inneren Gewahrseins« konstituieren. Er erläutert die Veränderungen, die sich im Alter von achtzehn bis achtundvierzig Monaten vollziehen: Bringt das Kleinkind seine Wünsche, Intentionen und Pläne zunächst mehr oder weniger direkt zum Ausdruck, so durchläuft es anschließend eine Phase, in der es die Erfahrung macht, dass solche direkten Äußerungen Konflikte nach sich ziehen können; mit achtundvierzig Monaten ist das Kind schließlich in der Lage, innere Vorgänge zu verbergen. Vor diesem Hintergrund identifiziert Sander die zweiten achtzehn Monate als eine phasenspezifische Zeitspanne, in der die vom Kind wahrgenommene Erkennung seiner eigenen inneren Wahrnehmungen durch die Andere in Aspekte einer akkurateren und von der Außenwelt bestätigten Selbstrepräsentation integriert wird.

Im Weiteren beschreibt Sander (1965) in dieser unveröffentlichten Arbeit die Spielsitzungen dreier sechsunddreißig Monate alter Mädchen. Sein Hauptinteresse gilt dabei der Frage, ob und wie der spontane Ausdruck des eigenen inneren Erlebens ins Phantasiespiel sowie in den Austausch mit dem erwachsenen Spielpartner integriert wird. Er betont, dass die Dreijährigen im Kontext einer auf hohem Niveau erfolgenden reziproken Kommunikation mit der Mutter detaillierte Themen ihrer inneren Welt gegenüber dem Interviewer zu äußern vermochten und ihrerseits die Erfahrung machten, dass dieser ihre innere Welt (an-)erkannte und akzeptierte. Auf diese Weise wurde ihr Gewahrsein, »Besitzer« des eigenen inneren Erlebens zu sein, gestärkt.

In einer späteren Arbeit erläuterte Sander ([1997] 2009), dass Erkennungsprozesse, die in der Spezifität der Koordination gemeinschaftlicher Aktivität Ausdruck finden, die Ebene des im Alter von achtzehn Monaten auftauchenden Selbstgewahrseins nicht zur Bedingung haben. Minuziös beschreibt er Filmaufnahmen von einem Vater und seinem acht Tage alten Baby, die im Rahmen der Boston University Longitudinal Study of Personality Development (Sander 1984) entstanden. Auf den ersten Blick scheint der Film ein Baby zu zeigen, das in den Armen seiner Mutter zu quengeln beginnt, dem Vater überreicht wird und einschläft.

Erst die Einzelbildanalyse macht die Spezifität der Koordination zwischen dem Baby und seinem Vater sichtbar. Sander beschreibt sie wie folgt:

> »Betrachtet man dieselben wenigen Minuten des Films im Einzelbild-Ablauf, ist zu beobachten, dass der Vater einen kurzen Moment auf das Gesicht des Babys schaut. Seltsam genug schaut der Säugling in denselben Bildern nach oben auf das Gesicht des Vaters. Dann beginnt sich der linke Arm des Babys, der vom linken Arm des Vaters herunterhing, nach oben zu bewegen. Wunderbarerweise

bewegt sich in demselben Bild der rechte Arm des Vaters, der seitlich herunterhing, ebenfalls nach oben. Bild für Bild beginnen sich die Hand des Babys und die Hand des Vaters gleichzeitig aufwärts zu bewegen, bis sie sich schließlich über dem Bauch des Babys treffen. Die linke Hand des Babys umgreift den kleinen Finger von Vaters rechter Hand. Genau in diesem Moment schließen sich die Augen des kleinen Mädchens. Es schläft ein, während der Vater sich weiter unterhält, offensichtlich völlig ahnungslos bezüglich dieses kleinen Wunders an Spezifität von Zeit, Raum und Bewegung, das gerade in seinen Armen stattgefunden hat.« (S. 227)

Sander beschreibt die progressive Ausarbeitung zunehmend komplexer Formen der spezifisch abgestimmten Aktivität zwischen der Bezugsperson und dem Kind als den entscheidenden Prozess, durch den sich Entwicklung vollzieht, oder – um es mit seinen eigenen Worten zu sagen – als die Art und Weise, wie neue Stufen der Organisation in dyadischen Systemen zutage treten.[9]

Erkennungsprozess und implizites Beziehungswissen in der psychotherapeutischen Begegnung

Im 1. Kapitel haben wir ein Modell vorgestellt, das zu erklären versucht, wie im psychoanalytischen Setting Veränderungen durch andere Prozesse als die Deutung herbeigeführt werden. Wir haben eine Gruppe von Prozessen beschrieben, die zur therapeutischen Veränderung beitragen – freilich nicht auf der Deutungsebene, sondern vielmehr auf einer enaktiven Ebene, das heißt, auf der Ebene relationaler Akte zwischen Patient und Therapeut. Solche »Akte« sind häufig hochnuancierte »Sprechakte« (Searle 1969), also nicht identisch mit jener Art von Aktivitäten, die man als

[9] In seinem Beitrag »Das Kind und sein fürsorgendes Umfeld: Untersuchung und Konzeptualisierung des Anpassungsverhaltens in einem System wachsender Komplexität« zeichnete Sander ([1975] 2009) diese Aufeinanderfolge neuer und zunehmend inklusiver Stufen der dyadischen Organisation nach, die in den ersten drei Lebensjahren auftauchen, und beschrieb sie als eine Aufeinanderfolge von Anpassungsaufgaben, die Mutter und Kind untereinander aushandeln müssen.

»Agieren« zu bezeichnen pflegt. Ihr nuanciertes Timing, ihre Wortwahl und ihre Prosodie, ihre inhaltlichen Abweichungen von bislang erörterten Themen sowie Aspekte des Inhalts selbst konstituieren Entscheidungen, die beide Beteiligte über ihre jeweils nächste Aktion treffen. Dieser fortgesetzte Entscheidungsfluss wiederum vermittelt über zahllose subtile Kanäle, wie die vorrangigen Intentionen und Affektzustände einer jeden Person von der anderen implizit verstanden werden. Jede Aktionsentscheidung ist für den Partner aufschlussreich, denn sie informiert ihn darüber, welche Modi und Ebenen des Zusammenseins oder gemeinschaftlichen Handelns in der spezifischen Beziehung möglich sind. Dieser meta-kommunikative Fluss gesprochener Aktion vermittelt oder verkörpert das implizite Beziehungswissen der beiden beteiligten Parteien.

An anderer Stelle (siehe Lyons-Ruth 1999) habe ich das Konzept des impliziten Beziehungswissens als ein Konstrukt vorgestellt, das bislang weder in der akademischen Forschungsliteratur noch in der psychoanalytischen Literatur lückenlos definiert oder umfassend anerkannt wurde, obwohl sich ein Großteil der kognitionswissenschaftlichen, entwicklungspsychologischen und klinischen Literatur einem solchen Konzept annähert. Implizites Beziehungswissen ist insofern unbewusst, als es pausenlos und weitgehend außerhalb des Bewusstseins operiert und in der Entwicklung bereits aktiv ist, bevor dem Kind Symbole zur Verfügung stehen. Implizites Beziehungswissen unterscheidet sich von dem herkömmlichen psychoanalytischen Konzept der aus unbewusstem Konflikt herrührenden Übertragung, weil es – obgleich es unbewusst ist – nicht zwangsläufig dynamisch verdrängt wurde. Implizites Beziehungswissen umfasst auch interpersonal nicht akzeptable Elemente, die dyadische und intrapsychische Konflikte hervorrufen; diese können der Verdrängung oder anderen Abwehrmechanismen unterliegen und dann auch dynamisch unbewusst werden (siehe aber die relational-entwicklungspsychologische Erklärung der Abwehr bei Lyons-Ruth [1999]).

Abgesehen von dem Konstrukt des impliziten Beziehungswissens – des Wissens also, das im dialogischen Fluss zwischen Patient und Therapeut erzeugt wird –, haben wir im 1. Kapitel als ein weiteres erforderliches Konstrukt den »Begegnungsmoment« ausgemacht, der auch Sanders Erkennungsprozess mit einschließt. So schrieben Lyons-Ruth et al. (1998):

»[…] das implizite Beziehungswissen des Patienten und das implizite Beziehungswissen des Therapeuten überschneiden sich und erzeugen ein intersubjektives Feld, in dem beide Beteiligte mehr oder weniger zutreffend wahrnehmen, wie der Partner sein Zusammensein-mit-Anderen lebt. […] Dieses intersubjektive Feld wird im Laufe der wiederholten Begegnungen zwischen Patient und Therapeut komplexer und durch neu entstehende Verbindungen stabiler. Es generiert emergente neue Möglichkeiten kohärenterer und adaptiverer Interaktionsformen. Während eines Transaktionsvorgangs, den wir als Begegnungsmoment bezeichnen, kristallisiert sich eine neue dyadische Möglichkeit heraus, wenn die beiden Partner die zwei Ziele (a) der komplementär passenden Aktionen und (b) der gemeinsamen intersubjektiven (An-)erkennung auf einer neuen Ebene erreichen. Wir behaupten, dass solche Begegnungsmomente die Erwartungen verändern, die beide Partner an die Beziehung hegen, und dass sie die Äußerung und Ausgestaltung neuer Formen der Urheberschaft und des gemeinsamen Erlebens zulassen« (S. 282).[10]

Sander hat nicht ausführlich dargelegt, wie sich »Gewahrsein« in solchen Momenten stimmiger Aktionen und intersubjektiver Erkennung herausbildet. In Teil I des 2. Kapitels haben wir erläutert, dass eine gewisse Ebene selbstreflexiven Gewahrseins notwendig ist, damit Patient und Therapeut gemeinsam erkennen und einander bestätigen können, dass eine wichtige und neue Weise des Zusammenseins zwischen ihnen ausgehandelt wurde. Durch solche Momente des hochreflexiven gemeinsamen Gewahrseins werden wichtige Veränderungsmomente in psychoanalytischen Behandlungen erwachsener Patienten validiert. Doch diese Momente sind relativ selten und bleiben unter Umständen sogar ganz aus; wenn sie sich ereignen, markieren sie ungewöhnlich tiefgreifende Reorganisationen der Patient-Therapeut-Beziehung. Deshalb sind sie, wie erläutert, in psychoanalytisch orientierten Behandlungen keineswegs an der Tagesordnung.

Freilich lässt Sander keinen Zweifel daran, dass das Konzept des Erkennungssprozesses sich aus der Erforschung biologischer Prozesse herleitet

---

10 Das Zitat stammt aus dem »Abstract« der Veröffentlichung im *Infant Mental Health Journal*. Dieses Abstract ist in der Buchausgabe (siehe Teil I des 2. Kapitels) nicht enthalten. [A. d. Ü.]

und nicht zwangsläufig eine Erkennung auf der Ebene des reflexiven Gewahrseins voraussetzt. Indem er dieses Konstrukt auf den Prozess der sehr frühen Mutter-Säugling-Interaktion anwendet, löst er den Erkennungsprozess auch aus dem Bereich des selbstreflexiven Gewahrseins heraus. Die Fähigkeit zur Selbstreflexion, die in den Worten »Ich weiß, dass du weißt, dass ich weiß …« Ausdruck findet, repräsentiert eine Stufe des expliziten oder bewussten Gewahrseins, die bereits wesentlich höher entwickelt ist als das primäre Selbstgewahrsein, das nicht nur die ersten eineinhalb Lebensjahre, sondern auch noch die zweiten achtzehn Monate charakterisiert.

Wie könnte eine Erklärung des »Erkennungsprozesses« aussehen, die sowohl der frühen Entwicklung als auch den alltäglicheren Veränderungsmomenten in psychoanalytischen Therapien Rechnung trägt? Sanders Schriften ist zu entnehmen, dass der Erkennungsprozess, angewendet auf die Organisation der Dyade als System, auf sämtlichen Gewahrseinsebenen operieren kann, die den Beteiligten nach Maßgabe ihrer Entwicklung zugänglich ist. Zwar kann jeder relationale Schritt aus hochabstrakten Denkvorgängen resultieren, doch die meisten relationalen Transaktionen orientieren sich vor allem an affektiven Signalen, durch die jeder relationale Schritt eine evaluative Valenz oder Richtung erhält. Diese relationalen Schritte werden auf einer impliziten Ebene vollzogen, auf der Signale und Reaktionen so schnell erfolgen, dass sie nicht gleichzeitig in Worte übersetzt und bewusst bedacht werden können. Deshalb wird die Stimmigkeit eines relationalen Schritts in Bezug auf die gemeinsamen Ziele der Dyade im betreffenden Moment wahrscheinlich eher unmittelbar »gespürt« oder »erfasst«, nicht aber reflexiv »gewusst«.

Auch Sanders Verknüpfung des Gewahrseins der Stimmigkeit oder Passung mit der Erzeugung einer höheren Kohärenz im dyadischen System ist ein wichtiger Beitrag, denn Sander vermutet, dass menschliche Interaktionspartner eine angeborene Fähigkeit besitzen, zu erfassen, wann eine kohärentere Stimmigkeit ihrer im Dienst der gemeinsamen Ziele stehenden Aktivität erreicht wurde. Seiner Ansicht nach birgt dieses »Zusammen-Passen« jene Intensivierung positiver Affekte in sich, die er als »Vitalisierung« bezeichnet hat.

Diesem Erklärungsansatz gemäß spielt sich der Erkennungsprozess also mit größter Wahrscheinlichkeit auf der Ebene relationaler Schritte ab, die nicht bewusst bedacht werden und der Introspektion infolgedessen häufig nicht zugänglich sind. Erkennung wird mithin als ein direktes Erfassen der erhöhten Stimmigkeit jener Verhaltensweisen erlebt, mit denen beide Partner ihre gemeinsamen (wenngleich häufig impliziten) Ziele verfolgen. Eine solche »Stimmigkeit« sorgt, wenn sie verlässlich wiederholt werden kann, für eine erhöhte Kohärenz oder verbesserte Organisation des dyadischen Systems insgesamt.

Kann diese Konzeption den Prozess erhellen, der zwischen zwei Partnern, die einander zu Beginn unbekannt sind, ein dyadisches System hervorbringt? Folgen wir Sander und dem Biologen Paul A. Weiss (1947), so dient der Erkennungsprozess in klinischen Begegnungen beziehungsweise in den Begegnungen zwischen dem Säugling und seiner Bezugsperson als richtungsweisendes Element; er gibt vor, wie wir uns mittels improvisierter Beziehungstransaktionen einen Weg bahnen.

Der Prozess der regelmäßigen Begegnungen zwischen den Organisationen der relationalen Schritte des Säuglings und denen der Mutter – beziehungsweise des Patienten und Therapeuten – erzeugt ein Spannungsfeld zwischen den beiden divergierenden Organisationen. Zur Auflösung dieser Spannung bedarf es eines kreativen Improvisationsprozesses, in dem beide Parteien nach Punkten des Zueinander-Passens suchen, von denen ihre gemeinsame, kooperative Aktivität ihren Ausgang nehmen kann. In diesem Improvisationsfeld werden sämtliche Austauschvorgänge die Art und Weise, wie die Beteiligten einander erleben, verändern und das implizite Wissen, das jeder von ihnen über die dem Anderen möglichen relationalen Schritte besitzt, erweitern. Dieses Universum möglicher Schritte ist freilich nicht endlich wie das eines regelgebundenen Spiels, etwa des Schachspiels; vielmehr generieren die kreativen und selbstorganisierenden Eigenschaften der miteinander interagierenden komplexen lebenden Systeme eine unüberschaubare Fülle an Möglichkeiten.

Die beiden Partner können zwar übergreifende Ziele bezüglich ihres Zusammenseins verfolgen, doch die Wege, um dorthin zu gelangen, und die Serien eher lokaler Ziele, die sozusagen am Weg liegen, werden dyadisch, aus den momentanen Begegnungen heraus, konstruiert. An diesem Gefühl der verbesserten Stimmigkeit zwischen ihren Aktionen orientieren sich die Partner, wenn zur Entscheidung steht, welche Schritte wiederholt beziehungsweise variiert oder gänzlich verworfen werden sollten. Diese Erkennung der »Stimmigkeit« des Schrittes des Anderen durch Patient beziehungsweise Therapeut erfolgt zumeist durch einen antwortenden Schritt seitens des Partners, einen Schritt, der auf dem vorangegangenen solcherart aufbaut, dass er den Dialog im Dienste der therapeutischen Ziele vertieft. Die im Hinblick auf die Systemziele verbesserte Kohärenz oder Koordination der Dyade wird an der optimierten Abstimmung der Antwort des Partners auf die Fähigkeit des Selbst, koordiniertes Verhalten zu zeigen, wahrgenommen oder erkannt. Konkreter: Indem ich erkenne, dass mein Partner mit seinem nächsten Schritt auf meiner eigenen, unmittelbar vorangegangenen Initiative aufbaut (sie erkennt) – oder diese womöglich ignoriert –, nehme ich die augenblickliche Passung wahr. Beide Partner spüren, inwieweit ihre Aktionen auf das relationale Potential des Anderen und infolgedessen auf das Erreichen komplexerer gemeinsamer dyadischer Aktivität im Dienste gemeinsamer Ziele abgestimmt sind.

Das folgende kurze Beispiel, das diese Prozesse in der klinischen Begegnung illustriert, stammt aus einer Sitzung mit einer selbstdestruktiv agierenden Jugendlichen. In den ersten turbulenten Monaten der Behandlung, in denen sie voller Wut war und mich testen wollte, hatten wir ein Bündnis aufzubauen versucht. In einer ihrer eher zweckentfremdeten Sitzungen, in der sie all die Behandler aufzählte, von denen sie bislang enttäuscht worden war, und sich all meinen Bemerkungen verschloss, verstummte sie schließlich und sah mich grimmig und fragend zugleich an. Nach einem Moment des Wartens fragte ich, ob sie sagen könne, was sie zu ihrem Schweigen veranlasst habe. Sie antwortete: »Man weiß nie, was diesen Leuten durch den Kopf geht. Also, sie sind ja auch nur Menschen. Wahrscheinlich denken sie an die Besorgungen, die noch anstehen, die Klamotten, die sie aus der Reinigung holen müssen, und solche Sachen.« Ich hörte ihre Worte teils als einen Hinweis darauf, dass sie sich sowohl in ihrer Familie als auch in ihrer Behandlung bei mir nicht wirklich wahrgenommen fühlte. Wir hatten wiederholt über ihre tiefe Überzeugung gesprochen, dass die Menschen, die ihr etwas bedeuteten, sie nicht als die, die sie war, anerkannten. Ich merkte, dass es steril und abstrakt klingen würde, wenn ich diese Überzeugung erneut und auf mich bezogen anspräche. Sie schien mich eher herauszufordern, offenzulegen, wer ich war und was ich in diesem Moment dachte, um zu testen, ob ich in der Lage sein würde, mit der Intensität ihrer Gefühle umzugehen und ihr durch mein Engagement für unsere gemeinsame Arbeit zu beweisen, dass ich sie anerkannte.

Ich fühlte mich durch die Intensität ihres fortgesetzten Ringens mit mir als einem weiteren all der sie nicht wahrnehmenden Menschen angegriffen und erschöpft und erkannte darin ihr eigenes Gefühl wieder, innerlich angegriffen und entleert zu werden. Nachdem mir diese Implikationen durch den Kopf gegangen waren, fragte ich sie: »Möchten Sie wissen, worüber ich nachgedacht habe, als ich Ihnen zuhörte?« Sie nickte, und ich fuhr fort: »Ich habe überlegt, dass Sie für sich selbst ein schwieriger Gegner sind. Sie sind ein so nachdenklicher und disziplinierter und einsichtiger Mensch (all diese Eigenschaften zeichneten diese hervorragende Studentin aus) und benutzen all diese Gaben, um sich zu bekämpfen, statt um Ihr Leben zu gestalten.« Daraufhin begann sie sehr nachdenklich zu erläutern, dass sie sich wie eine misshandelte Ehefrau fühle, die sich von ihrem brutalen Mann – dem »Ehemann«, den ihr selbst-destruktives Verhalten verkörperte – nicht trennen könne, weil sie Angst habe, dass er der einzige sei, der sie überhaupt lieben könne.

Obwohl dies ein verbaler Austausch war und meine Reaktion auch eine, wie man sagen könnte, deutende Seite enthielt, hatte mein Verständnis des Dialogs mehr mit einer Theorie der spezifischen Stimmigkeit und des Erkennungsprozesses gemeinsam als mit einer Theorie der Deutung. Die Patientin kam mit einer für sie charakteristischen »Weise des Zusammenseins-Mit« in den Behandlungsraum, zu der unter anderem auch ihr wütender Kampf gegen die »nicht wahrnehmenden Anderen« zählte, doch dieser Kampf war von den wichtigen anderen Personen abgelenkt worden und richtete sich gegen sie selbst. Ich improvisierte, so gut ich konnte, um auf ihre indirekte Konfrontation direkter einzugehen. Implizit versuchte ich, mehrere Ebenen ihrer Kommunikationen anzuerkennen und auf sie zu antworten; gleichzeitig wollte ich vermeiden, ihre Wutabwehr oder ihr unsicheres Selbstwertgefühl zu untergraben. Viele, vielleicht sogar die meisten solcher therapeutischen Improvisationen sind im frühen Behandlungsprozess insofern »Fehlversuche«, als nur selten eine intersubjektive Passung oder »Stimmigkeit«, um Sanders Begriff zu verwenden, erkennbar wird. In diesem Moment aber vertiefte sich ihre Bereitschaft, ihre innere Welt mit mir zu teilen, und diese Veränderung war für uns beide wahrnehmbar (obgleich der Austausch erst viele Sitzungen später explizit thematisiert wurde).

In meinem Erleben vollzog sich der Erkennungsprozess auf einer prozeduralen oder enaktiven Ebene. Ein mögliches Narrativ auf der Ebene der relationalen Schritte liest sich wie folgt: Die Patientin war aggressiv und griff mich indirekt an. Sie verstummte, um einen direkten Angriff zu hemmen. Ich erkundigte mich nach dem Grund ihres Schweigens, um sie zu einer direkteren Äußerung ihrer Wut zu ermuntern. Sie ergriff die Chance, wagte sich aus dem Schweigen heraus und machte mir indirekt Vorhaltungen, indem sie bezweifelte, dass Therapeuten ihren Patienten überhaupt zuhören. Ich nahm die Herausforderung an und ging direkt auf ihre implizite Konfrontation ein. Meine direkte Antwort auf ihre indirekte Konfrontation ermutigte sie, ihren Peinigern (zu denen sie auch mich zählte) direkter entgegenzutreten. Dies geschah insofern implizit, als es der Dialogstruktur inhärent und unabhängig davon war, ob die Tendenz der Patientin, ihre Aggression zu hemmen, explizit thematisiert wurde oder nicht. Auf meiner impliziten Ermunterung zu größerer Direktheit baute sie dann auf, indem sie größere Kooperationsbereitschaft zeigte und gemeinsam mit mir über die inneren Kräfte nachdachte, die sie bremsten. So suchte jede von uns, Schritt für Schritt improvisierend, nach neuen Möglichkeiten; dabei beobachteten wir einander, und jede spürte, dass sich das Repertoire unserer gemeinsamen Möglichkeiten erweiterte.

In Sanders konzeptuellem Rahmen formuliert: Wir konstruierten eine Reihe spezifisch abgestimmter Reaktionen, die neue Möglichkeiten einer kooperativen therapeutischen Aktivität eröffneten und mit einer spürbaren, für uns beide greifbaren Vitalisierung der Beziehung einhergingen. Obgleich sich dieser Prozess in einem verbalen Austausch vollzog, wurde seine eigentliche Struktur nie verbalisiert oder auch nur reflexiv in dem Sinn anerkannt, das er mühelos hätte in Worte gefasst werden können. Doch die prozedurale Stimmigkeit wurde von uns beiden wahrgenommen, weil wir beide spürten, dass die Andere mit einem passenden oder stimmigen relationalen Schritt auf die eigene Initiative antwortete.

Der Flux energiegeladener Interaktionen, die in der Erschließung neuer Bereiche der dyadischen Organisation kulminieren, lässt sich nicht im

Voraus spezifizieren. Er beruht vornehmlich auf dem Zeitpunkt, zu dem solche Interaktionen im Verhältnis zu all den vorangegangenen relationalen Schritten auftauchen. Ein und dieselbe Einlassung des Therapeuten kann zu verschiedenen Zeitpunkten mehr oder weniger positive Wirkungen erzielen, wirkungslos bleiben oder sogar negative Folgen haben, weil ihr Verhältnis zum Gesamtzustand der Beziehung jeweils ein anderes ist. Der Erkennungsprozess setzt eine Stimmigkeit mit der gesamten *Gestalt* der Beziehung auf zahlreichen Ebenen voraus. In der Feinstruktur der Arbeit von Stunde zu Stunde sowie in den weiter ausholenden organisatorischen Veränderungen, die innerhalb einer Behandlung nach mehreren Monaten oder Jahren beobachtet werden, konstituieren diese Momente des (An-)Erkennens der stimmigen Reaktionen des Partners und das Aufbauen auf dieser Passung den Dreh- und Angelpunkt der Veränderung und der Entwicklung neuer und komplexerer Ebenen koordinierter Aktivität. Wir mögen zwar allgemeine Vorstellungen – Repräsentationen – davon haben, wohin wir in einer Therapie oder in unserer Entwicklung streben; die Wege aber, die dorthin führen, sind immer ungewiss und werden aus den Begegnungen des Moments heraus gebahnt. In dem oben geschilderten Beispiel hatten meine Patientin und ich seit mehreren Monaten eine Reihe von Mikrobegegnungen durchlaufen, bis eine neue und inklusivere Stimmigkeit aufzutauchen begann.

Diese Mikrobegegnungen, die zahlreiche nonverbale Komponenten enthalten, sind auch die Einheiten, aus denen wir im Laufe der Entwicklung unsere Weisen des Zusammenseins mit Anderen konstruieren. Die Sprache wird zwar mehr und mehr in diese Begegnungen integriert, doch deren Struktur an sich muss nicht zwangsläufig verbalisiert werden. Sie wird lediglich agiert im Sinne von gelebt und implizit in dieser ihrer agierten Form erfasst. Unter günstigen Entwicklungsbedingungen werden sich Mutter und Kind ein intersubjektives Repertoire dessen, »was man zusammen machen kann«, zulegen, das sich bei der Bewältigung zahlreicher Entwicklungs- und Lebensaufgaben bewähren wird, die responsive Kommunikation aufrechterhält und die physiologische Aktivierung innerhalb eines adaptiven Bereichs reguliert (siehe Lyons-Ruth 1999; Lyons-Ruth und Jacobvitz 1999).

Diese Momente der spezifischen Erkennung und spezifisch koordinierten Aktion sind die Zielzustände der dyadischen Kooperation. Als erreichte Zielzustände dienen sie dem dyadischen System als psychische Organisatoren, als Feedback, an dem beide Beteiligten erkennen, dass sie sich auf dem Weg zur gemeinschaftlichen Aktion befinden. In der psychoanalytischen Behandlung besteht das übergreifende Ziel darin, die individuelle Anpassung des Patienten zu verbessern. Gemeinsame Aktion bedeutet also in diesem Kontext das koordinierte Bestreben von Analytiker und Analysand, die Flexibilität, Bandbreite und Effektivität der Anpassungsfähigkeiten des Patienten zu verbessern und das Auftreten fehlangepasster Verhaltensweisen und dysphorischer Zustände zu reduzieren.

Edward Tronick arbeitete gemeinsam mit der BCPSG die größere Inklusivität, die erweiterte Bandbreite und das erhöhte Adaptionspotential heraus, die der Kooperation zweier Psychen oder der »dyadischen Erweiterung des Bewusstseins« (Tronick et al. 1998) innewohnen. Eine zweite Psyche nimmt sich der Aufgabe an, die Anpassungsaufgaben zu bewältigen, die der ersten gestellt sind. Zwei Köpfe sind dazu besser geeignet als einer, vor allem wenn der zweite über Erfahrungen oder über eine Ausbildung verfügt, die dem ersten fehlt. Ich greife das Konzept einer dyadischen Erweiterung des Bewusstseins hier noch einmal auf, um zu betonen, dass Bewusstsein nicht nur erweitert wird. Wenn sich zwei Psychen aufeinander einlassen, entsteht etwas Neues und Einzigartiges, nämlich ein intersubjektives Feld. Nur in einem intersubjektiven Feld ist man imstande, eine andere Psyche zu erforschen, mit ihr zu spielen, sie zu beeinflussen und schließlich mit ihr gemeinsam komplexe Aktivitäten auszuführen. Man braucht ein flüssiges Medium, um schwimmen zu lernen, und man braucht ein gemeinsames psychisches Feld, um zu lernen, wie man zusammen mit anderen Psychen »etwas tut«. Der gemeinsame Zustand wird nicht als Endzweck angestrebt, sondern wegen der Ziele, die man dank der Fähigkeit, gemeinsame Zustände herzustellen, zusammen erreichen kann – in der Therapie oder ganz allgemein in der Entwicklung. Die Notwendigkeit, ein intersubjektives Feld zu erschließen, in dem sich koordinierte dyadische Aktivität entfalten kann, dient als mächtiger Impetus für das Erreichen intersubjektiver dyadischer Zustände.

Der Rekognitionsprozess in dynamischen biologischen Systemen

Lediglich zu untersuchen, wie sich Erkennungsprozesse in klinischen Begegnungen vollziehen, griffe zu kurz. Wir müssen auch Sanders umfassenderes systemtheoretisches Verständnis der Erkennungsprozesse in biologischen Kontexten betrachten. Sander zitiert Paul A. Weiss' Überlegungen hinsichtlich der beiden großen Rätsel der Biologie, nämlich: (a) Wie gelingt es Organismen, die Stabilität ihrer Organisation insgesamt aufrechtzuerhalten? Und (b): Nach welchem biologischen Prinzip werden die Bindungen erzeugt, die dem Aufbau und Erhalt der Struktur zugrunde liegen? Weiss postuliert spezifische determinierende Eigenschaften, an denen die einzelnen Teile des Systems erkennen, ob sie mit einem anderen Teil passende Spezifitäten herstellen oder eine Resonanz zwischen zwei Systemen oder zwei Systemteilen hervorrufen können; zum Beispiel entsprechen spezifische Eigenschaften der Schallwellen spezifischen Eigenschaften des Ohres; spezifischen Eigenschaften der Nervenendigungen entsprechen spezifische Eigenschaften des zu enervierenden Gewebes – anders formuliert: Sie werden von diesen spezifischen Gewebeeigenschaften erkannt; zu spezifischen Eigenschaften des Lichts passen spezifische Detektoren des Sehapparates, von denen sie erkannt werden.

Gestützt auf Weiss' Schriften, betont Sander, dass Säugling und Mutter zusammen ein neues Regulationssystem aufbauen, dass sich von jedem der beiden individuellen Regulationssysteme unterscheidet. Wenn man Sanders Schriften neuere Arbeiten über dynamische Systemtheorien – etwa von Esther Thelen und Linda Smith (1994) sowie weiteren Autoren – zur Seite stellt, könnte man auch behaupten, dass ein neues, komplexes dyadisches Interaktionssystem spontan emergente Eigenschaften generiert, sobald Energie in dieses System investiert wird. Emergente Eigenschaften sind, unter dem Blickwinkel der Theorie dynamischer Systeme betrachtet, Organisationsformen, die nicht von vornherein spezifiziert sind; sie tauchen in der Interaktion zwischen dem Organismus und seiner Umwelt oder im Falle der Dyade zwischen zwei Individuen auf. Zum Beispiel gibt es im Gehirn (oder in den Genen) kein »Laufzentrum« oder »Lauf-Icon«. Vielmehr wird das Laufen, so Thelen und Smith, von jedem Kleinkind in der

Interaktion mit seiner Umwelt aufs Neue entdeckt oder konstruiert. Wird eine »Passung« oder »Stimmigkeit« zwischen den Eigenschaften des kindlichen Körpers – etwa Gewicht, Beinlänge und Koordinationsfähigkeit – und Umwelteigenschaften wie Schwerkraft und Oberflächenbeschaffenheit entdeckt, so wird diese Stimmigkeit ausgenutzt, um den aufrechten Gang und weitere komplexere Möglichkeiten, sich in der Welt zu bewegen, hervorzubringen. Dass das Individuum und seine Umwelt ein einheitliches komplexes dynamisches System mit emergenten Eigenschaften konstituieren, illustriert Sander an etlichen Beispielen. Er beschreibt unter anderem die Angleichung der Biorhythmen der Sandfliege an den Rhythmus der Gezeiten und die Anpassung der endogenen Schlafzyklen des Säuglings an den 24-stündigen Tag-Nacht-Zyklus.

Dyadische psychische Systeme weisen indes auch Eigenschaften auf, über die biologische Systeme nicht verfügen. Analogien zu biologischen Systemen oder Beispiele, die auf Interaktionen zwischen dem Individuum und seiner unbelebten Umwelt abheben, können den Blick auf diese einzigartigen Attribute dyadischer psychischer Systeme womöglich verstellen. Auf der Ebene dyadischer psychischer Systeme setzt der Erkennungsprozess, der die Beziehungsorganisation erzeugt und aufrechterhält, die intersubjektive Koordination komplexer psychischer Zustände voraus, also nicht lediglich die Koordination verbaler Akte oder physischer Aktivitäten. Wie in dem oben angeführten klinischen Beispiel gezeigt, können diese Erkennungsprozesse ausführliche Verhandlungen erfordern und mit Verkennungen und entsprechenden Reparaturversuchen einhergehen (siehe Lyons-Ruth 1999; Tronick 1989). Dieser psychische Erkennungsprozess verbindet inneres Erleben – und im weiteren Entwicklungsverlauf das reflexive Gewahrsein der eigenen Erfahrung – mit der Art und Weise, wie die Psyche des Anderen erlebt wird, und ermöglicht so eine komplexere Koordination auf der dyadischen Ebene des Systems.

Was die Ebene der psychischen oder mentalen Struktur betrifft, so vertritt Sander die Auffassung, dass psychische Organisation durch einen konstanten Austauschprozess mit der Umwelt generiert und aufrechterhalten wird; als Impetus des Strebens nach Kohärenz der mentalen Struktur dient die Urheberschaft oder Initiative. Sanders Entwicklungsmodell sieht vor, dass Urheberschaft oder Initiative von Anfang an darauf gelenkt werden, wechselseitige Anpassungen von Organismus und Umwelt (oder Selbst und Anderem) zu ermöglichen, die sowohl die Kohärenz der inneren psychischen Struktur als auch die Kontinuität der adaptierten Koordination mit anderen Psychen hervorbringen und aufrechterhalten.

Im Unterschied zu anderen Organismen, die die Phase ihrer Unreife rasch hinter sich lassen und schon sehr früh im Leben eine beträchtliche selbstregulatorischen Initiative ausüben können, müssen menschliche Säuglinge einen Großteil der frühen Urheberschaft indirekt ausüben, nämlich indem sie die Verhaltensweisen ihrer Bezugspersonen beeinflussen. Somit ist die Spezifität des Erkennungsprozesses, durch den die Bezugsperson die Kommunikationen des Säuglings wahrnimmt, für die Kohärenz der psychischen Organisation, die das Baby aufzubauen vermag, von ausschlaggebender Bedeutung. Diese nicht-lineare, an der Theorie dynamischer Systeme orientierte Sichtweise ist Sanders Ansatz zur Erklärung des Beitrags, den der Erkennungsprozess zu Veränderung und Entwicklung im Säuglingsalter leistet.

Selektionsmodelle der neuralen und behavioralen Entwicklung

Moderne Modelle dynamischer Systeme sehen auch für Auswahlprinzipien eine wichtige Rolle vor. In der Entwicklungsneurowissenschaft hat Edelman (1987) zum Beispiel den Prozess des »neuronalen Darwinismus« oder der neuronalen Gruppenselektion beschrieben. Seinem Modell zufolge werden bereits vorhandene neuronale Gruppen durch Exposition an eine Umwelt, die das Potential für eine adaptive Passung enthält, gestärkt und ausdifferenziert, während andere, die in den verfügbaren Umweltinputs keine Entsprechung finden und infolgedessen von der Umwelt nicht »erkannt« werden, dem neuronalen Pruning zum Opfer fallen.

Ein wichtiger Bestandteil der Edelmanschen Theorie ist ihre Auflösung des Paradoxons zwischen der einzigartigen, idiosynkratischen und redundanten Natur der neuronalen Verschaltungen, die das Individuum in sämtlichen Hirnbereichen ausbildet, und den hochgradig zuverlässigen, artentypischen adaptiven behavioralen Fähigkeiten, die durch solche neuronalen Gruppen vermittelt werden. Edelman illustriert dies am Beispiel des Sehvermögens des Frosches. Die für das Individuum charakteristischen basalen, idiosynkratischen neuronalen Verschaltungen bringen hochgradig zuverlässige visuelle Fähigkeiten hervor, die wiederum für die Art typisch sind. Edelman führt das Konzept des biologischen Wertes ein, um die aus idiosynkratischer Struktur hervorgehende uniforme Funktion zu erklären. Sobald das Ziel (oder der Wert) des neuronalen Systems festgelegt ist – zum Beispiel die Hell-dunkel-Unterscheidung –, kann das neuronale System bestimmte Inputs erkennen, die seinen Anforderungen dank ihrer besonders hohen Spezifität entsprechen. Es gibt aber zahlreiche überlappende Konfigurationen synaptischer Verschaltungen, die ausgewählt oder verstärkt werden können, um das gleiche Ergebnis zu erzielen.

Auf der Ebene des Verhaltens gelten ähnliche Prinzipien. Wie in den von Thelen und Smith (1994) beschriebenen, das Laufenlernen betreffenden Beispielen erforscht das Kleinkind zahlreiche redundante lokomotorische Verhaltensweisen und behaviorale Anpassungen. Diejenigen, die den Erfordernissen der Umwelt am besten entsprechen, werden wiederholt, verstärkt und weiter verbessert.

Sowohl Edelmans Theorie als auch die moderne Verhaltensforschung gehen davon aus, dass es viele idiosynkratische Pfade gibt, die funktional äquivalent sein können, wenn das Individuum auf eine durchschnittliche erwartbare Umwelt trifft. Wenn die Umwelt aber die Bandbreite der Stimuluseigenschaften nicht enthält, die das fragliche System »bewerten« oder erkennen kann, werden sich die neuronalen oder behavioralen Strukturen möglicherweise anomal oder überhaupt nicht entwickeln. So haben Martin, Spicer, Lewis, Gluck und Cork (1991) gezeigt, dass die neuronalen Dopamintrakte in den Basalganglien von Affen, die in den ersten neun Lebensmonaten in sozialer Isolation gehalten werden, zwanzig Jahre später bei der Autopsie strukturelle Anomalien aufwiesen.

Auch Zwei-Personen-Systeme sind insofern nicht-linear, idiosynkratisch und unvorhersagbar, als die Interaktion von Natur aus improvisatorisch und kreativ ist. In der Vergangenheit hat man die konservativen Aspekte unserer emotional zentralen Weisen des Zusammenseins mit Anderen mit dem Konzept des »Wiederholungszwangs« erklärt, das die in diesen Mustern wiederkehrenden und wiedererkennbaren Konturen betont.

Bei näherer Betrachtung zeigt sich jedoch, dass die Mikrostruktur die Vergangenheit niemals exakt wiederholt. Vielmehr ist jede Neuauflage eine Variation des Themas, ihrerseits gefärbt von allen früheren »Wiederholungen« oder Variationen. In jeder Variation wird unweigerlich irgendetwas verändert; das Sprichwort »Übung macht den Meister« erkennt ebendies an. Es besagt, dass die Wiederholung im Dienst der Meisterschaft als Möglichkeit dient, eine neuartige »Wiederholung« oder Variation zu entdecken, die zu einer neuen Lösung führt. Es wird also immer etwas verändert. Man kann die Spuren seines Erlebens nie völlig »auslöschen«, aber ebenso wenig kann man eine frühere Erfahrungsorganisation in exakt derselben Form wiederaufleben lassen.

Dem Problem, wie zwei zielgerichtete, aber einzigartige und nicht restlos vorhersagbare psychische Systeme zueinander passen und andauernde und koordinierte Entwicklungsbeziehungen bilden können, galt Sanders zentrales Interesse. Seine biologisch verankerten Konstrukte können der psychoanalytischen Theorie als Gerüst einer neuen entwicklungspsychologischen Grundlage dienen.

Einleitung zum 4. Kapitel

Das 4. Kapitel ist der Mikroebene der therapeutischen Interaktion gewidmet, die wir als *lokale Ebene* bezeichnen. Sie wurde schon im 1. Kapitel erwähnt, doch nicht detailliert erläutert. Das eigentliche Problem, das ihre Beschreibung so schwierig macht, ist ihre Struktur: Woraus bestehen ihre basalen und ihre übergreifenden Einheiten? Dies ist die primäre Aufgabe, die jeder Versuch einer Beschreibung lösen muss.

Das Material, um das es dabei geht, ist für den Interaktionskontext zweier Menschen spezifisch, die zusammen sind und auf mehr oder weniger gemeinschaftliche Ziele hinarbeiten. Wir erinnern noch einmal daran, dass uns die Erforschung der Mutter-Säugling-Interaktionen und die besonderen, bedeutungsträchtigen Momente inspiriert haben, die in Psychotherapiesitzungen auftauchen. Dessen eingedenk, haben wir die Grundeinheit der Beschreibung interaktiver Prozesse als *relationalen Schritt* bezeichnet. Der relationale Schritt ist eine intentionale Einheit; die Intention kann bewusst oder nicht-bewusst sein. Jede kommunikative »Geste«, die sich an den Anderen richtet und – vielleicht – von ihm wahrgenommen wird, ist ein relationaler Schritt, der eine gewisse Intentionalität des Kommunizierenden ausdrückt. Anders formuliert: Der relationale Schritt ist jedes Verhaltenssegment, aus dem auf eine Intention rückgeschlossen werden kann, sei's eine verbale oder eine nonverbale Kommunikation, eine bestimmte Verhaltensweise oder auch ein Schweigen. Dies zu klären ist wichtig, um das häufige Missverständnis zu vermeiden, dass unser deskriptives System auf das Nonverbale konzentriert sei und sich darauf beschränke. Verbalisierungen haben ebenso wohl eine implizite relationale wie auch eine explizite Bedeutung, doch es ist wichtig, zwischen beiden zu unterscheiden.

Ein relationaler Schritt ist von kurzer Dauer, das heißt, er kann sich auf den Bruchteil einer Sekunde beschränken, im Höchstfall aber auch viele Sekunden in Anspruch nehmen. Mit seiner Dauer haben uns die Mutter-Säugling-Interaktionen vertraut gemacht: Sie entspricht der Länge eines vollen Atemzyklus sowie der meisten Vokalisierungen, gesprochenen Phrasen, Aktionen, Haltungswechsel und Pausen. Die Dauer eines relationalen Schritts beträgt etwa 1 bis 10 Sekunden, ist also keine magische

Zeiteinheit. Die kognitiven Neurowissenschaften haben entdeckt, dass dieser Zeitabschnitt seine eigene Spezifität und Funktion besitzt. Das heißt, in ihm werden die multiplen Sensationen gebündelt (Chunking) und zu einem einzigen Chunk, zu einem Ganzen, zu einer Gestalt integriert. Ohne diesen Chunking-Prozess könnten wir uns all der Stimuli, mit denen die Welt auf uns eindringt, nicht erwehren.

Je länger wir über den relationalen Schritt nachdachten, desto klarer zeichnete sich der Vorrang der Intentionalität ab. Schließlich erfüllt der relationale Schritt eine interpersonale Funktion. Salopp formuliert, könnte man die gemeinsame Intentionalität oder die Intentionalitäten als die beiden Lokomotiven bezeichnen, die den Prozess voranziehen.

Es liegt auf der Hand, dass relationale Schritte sequentiell erfolgen. Diese Sequenzen konstituieren den Prozess des Vorangehens, der allerdings nicht linear verläuft. Vielmehr lassen die häufig lose miteinander zusammenhängenden Sequenzen viel Spielraum für kleinere oder größere Missverständnisse hinsichtlich der Intentionen; es kann zu Entgleisungen kommen, die eine Reparatur erfordern oder eine Überprüfung, aus der sich dann die Notwendigkeit einer Neuorientierung ergibt.

Zum Prozess des Vorangehens tragen auch relationale Schritte bei, die etwas Besonderes sind, weil sie signalisieren, dass gerade etwas Wichtiges passiert ist, etwas, das die Richtung des folgenden relationalen Schritts im Guten wie im Bösen verändern könnte. Solche Momente oder relationalen Schritte muten schicksalhaft an, weil sie Folgen für die künftig möglichen relationalen Schritte haben. Wegen ihrer starken emotionalen Wirkung haben wir sie auch als Momente konzeptualisiert. Dies hat den Vorteil, die Beschreibung der Affekt- und Spannungsveränderungen, die in solchen Augenblicken erfolgen, zu erleichtern. Trotzdem darf nicht in Vergessenheit geraten, dass der von uns beschriebene Gegenwartsmoment nicht mehr ist als ein unter dem subjektiven Blickwinkel gesehener relationaler Schritt. Und auch wenn wir über *Jetzt-Momente* und *Begegnungsmomente* sprechen, beschreiben wir spezifische relationale Schritte.

Um es noch einmal festzuhalten: Wir haben die Absicht, die Arbeitseinheiten unseres Modells auf der lokalen Ebene zu identifizieren. Relationale Schritte, Gegenwartsmomente und die Sequenzen des Vorangehens erfolgen allesamt auf der lokalen Ebene.

4. Kapitel

Das Implizite erklären: Die lokale Ebene und der Mikroprozess der Veränderung in der analytischen Situation[11]

Obwohl man sich seit einigen Jahren für Interaktionsprozesse in der psychoanalytischen Behandlung interessiert und anerkennt, dass sie wichtige kurative Aspekte in sich bergen, sind solche Prozesse in der analytischen Situation bislang kaum erforscht worden. Aufgrund der Erfahrungen, die wir in der entwicklungspsychologischen Forschung gesammelt haben, halten wir es für möglich, Interaktionen auf eine den mikroanalytischen Studien der Mutter-Säugling-Interaktion analoge Weise zu untersuchen (Beebe et al. 2000; Sander 1980; D. N. Stern 1977; Trevarthen 1979; Tronick 1989). Dabei konzentrieren wir uns auf kleinste Aktivitätseinheiten, da wir

[11] Erstveröffentlicht in: *The International Journal of Psychoanalysis* 83 (2002), S. 1051-1062. Autorisiert von N. Bruschweiler-Stern, A. M. Harrison, K. Lyons-Ruth, A. C. Morgan, J. P. Nahum, L. W. Sander, D. N. Stern und E. Z. Tronick. Am Originalbeitrag wurden für die Buchveröffentlichung leichte Änderungen vorgenommen. Die deutsche Übersetzung, erstmals erschienen in: *Psyche – Zeitschrift für Psychoanalyse und ihre Anwendungen* 58 (2004), S. 935-952, vollzieht diese Änderungen nach und wurde für die Buchausgabe behutsam redigiert. Nachdruck mit freundlicher Genehmigung.

dieser Analyseebene mittlerweile eine entscheidende Bedeutung beimessen. Wir bezeichnen sie im Folgenden als »die lokale Ebene«. Es handelt sich um einen organisierten, hochstrukturierten und -komplexen Bereich, den unsere Theorien bislang aber nicht systematisch erfasst haben. In diesem Kapitel wollen wir den therapeutischen Prozess auf der lokalen Ebene beschreiben und Konstrukte und eine Terminologie entwickeln, um über ihn zu sprechen.

Auch wenn es uns hier in erster Linie darum geht, das Gewahrsein für die lokale Ebene des therapeutischen Prozesses zu erweitern und sie ausführlicher darzustellen, sollte der Leser die Wichtigkeit, die dem Verstehen der Beziehung zwischen der lokalen Ebene und dem breiteren Kontext zukommt, nicht aus dem Blick verlieren. Es wird sich auch zeigen, dass unser Verständnis lückenhaft ist und unsere Bemühungen Probleme und Fragen aufwerfen. Auf solche Fragen wollen wir im weiteren Verlauf unserer Arbeit eingehen und zum Beispiel zeigen, wie wir die narrative oder deklarative Ebene mit der enaktiven oder prozeduralen Ebene verbinden oder wie wir die Beziehung zwischen den Sequenzen relationaler Schritte und dem Ziel, auf das sie orientiert sind, konzeptualisieren. Weitere Fragen betreffen die Beziehung zwischen der lokalen Ebene und der Übertragung sowie der dynamischen Vergangenheit oder zwischen der lokalen Ebene und dem »latenten Inhalt«.

In früheren Publikationen haben wir die These vertreten, dass therapeutische Veränderung aus interaktionalen, intersubjektiven Prozessen zwischen Analytiker und Patient resultiert (D. N. Stern et al. 1998 [siehe das erste Kapitel in diesem Band]; Tronick 1998a). Wir haben behauptet, dass diese Prozesse wirksam werden, indem sie das prozedurale Wissen über Beziehungen (über das *Zusammensein mit einem Anderen*) verändern (Sander 1997; D. N. Stern 1983), das wir als »implizites Beziehungswissen« bezeichnen. Wir halten solche Prozesse für eine wichtige Dimension der therapeutischen Wirkung und haben sie als das »*Etwas-Mehr* als Deutung« charakterisiert, das zu Veränderung führt. Wir haben auch erörtert, wie eine Veränderung in relationalen Prozeduren durch ein Element, das wir als »Begegnungsmoment« bezeichnet haben, herbeigeführt werden kann. Ein Begegnungsmoment stellt sich unserer Meinung nach ein, wenn der intersubjektive Zustand der Dyade durch ein *Zueinanderpassen* der

Initiativen beider Interakteure verändert wurde. Eine solche Stimmigkeit »ermöglicht eine gemeinsame Richtung und ist mitbestimmend für die Art und die Qualitäten der auftauchenden Eigenschaften« (D. N. Stern et al. 1998, in diesem Band, S. 26). Das heißt, die Stimmigkeit dient beiden Partnern als Feedback, das ihnen eine erfolgreiche Kooperation erleichtert, und unterstützt die weitere Ausgestaltung jener präziser abgestimmten Arten des Zusammenseins. Wir werden das Konzept des Zueinanderpassens oder der Stimmigkeit weiter unten genauer definieren und erörtern.

Am Beginn unserer gemeinsamen Forschung, die zu diesen Überlegungen führte, stand folgende, an die Kliniker in unserer Gruppe gerichtete Frage: Kann man Momente identifizieren, in denen sich eine Veränderung vollzog oder möglich erschien oder sich abzeichnete? Diese organisierende Frage veranlasste uns zunächst, den fortlaufenden Prozess als eine Aneinanderreihung von Momenten zu betrachten, die wir mit dem Begriff des »Vorangehens« [»moving along«] bezeichneten. Unsere ursprüngliche Frage bewog uns, hochintensiven Momenten besonderes Gewicht beizumessen, aber dieses Bias hat sich als problematisch erwiesen. Ebenso wie andere klinische Beobachter konnten wir sehen, dass sich therapeutische Veränderung gleichermaßen in den ruhigeren Momenten des klinischen Prozesses wie in Momenten der Begegnung vollzieht. Es war offenkundig, dass auch Interaktionen während solcher ruhigeren Momente zu neuen Formen des Wissens und Zusammenseins führen können. Wir zogen den Schluss, dass die Stimmigkeit nicht nur in den hochintensiven Momenten zur Debatte steht. Deshalb hielten wir es für notwendig, umfassender zu erklären, wie sich Veränderung auf der lokalen Ebene in den ruhigeren Momenten entwickelt. Dieser Aufgabe ist der vorliegende Beitrag gewidmet.

Vorangehen: der klinische Prozess auf der lokalen Ebene

Normalerweise wird analytisches Material in Form von Narrativen diskutiert, die der Analytiker aus dem Gedächtnis oder mit Hilfe von Notizen, die er in den Sitzungen angefertigt hat, rekonstruiert. Videoaufzeichnungen aber machen deutlich, dass solche Narrative einen Großteil der Mikrovorgänge, aus denen sich der komplexe, vielschichtige Interaktionsprozess aufbaut, nicht erfassen können. Diesen detaillierten Prozess bezeichnen wir als die lokale Ebene. Die Splitsekundenwelt der lokalen Ebene ist nicht die Ebene verbalisierter Bedeutungen, sondern besteht aus kleinen, spezifischen Vorgängen. In diesem Beitrag vertreten wir die Ansicht, dass ein solcher impliziter Prozess existiert und zu komplexen Mustern organisiert ist, die man untersuchen kann. Darüber hinaus sind wir der Meinung, dass dieser Prozess der lokalen Ebene einen wichtigen Bereich der therapeutischen Veränderung konstituiert, weil sich in ihm Veränderungen relationaler Prozeduren vollziehen. Am Rande weisen wir darauf hin, dass die Vorgänge auf der lokalen Ebene für das Timing und die Konfiguration der »nächsten« Deutung eine wichtige Rolle spielen. Da sie das Substrat der Interaktion bildet, muss sich ihre Untersuchung auf die Interaktion an sich konzentrieren.

Wie untersuchen wir Interaktionen? Was ist überhaupt eine Interaktion? Das *Oxford English Dictionary* definiert sie als »Einwirkung oder wechselseitigen Einfluss zwischen Personen« und umgeht damit die Frage, wie eine solche Wirkung oder Beeinflussung tatsächlich ausgeübt wird. Für ihre Beantwortung scheinen uns Modelle und Einsichten aus der Entwicklungsforschung und der Theorie dynamischer Systeme besonders hilfreich zu sein. Die Beobachtungsmethoden der Entwicklungsforschung, die sich auf das wiederholte Studium aufgezeichneter Interaktionen zwischen Säuglingen und ihren Müttern stützen, haben Licht auf eine Fülle von Details geworfen, die innerhalb von Sekundenbruchteilen im Mikroprozess auftauchen. Diese Details der Interaktion, der Körpersprache, der gestischen und mimischen Ausdruckselemente, der vokalen Rhythmen und der tonalen und zeitlichen Elemente können beobachtet und kodiert werden. Bei erwachsenen Analysepatienten wird diese Ebene der Metakommunikation oder des Metainhalts teilweise durch das verbale Medium vermittelt, durch Nuancierungen der Wortwahl, des Timings und der Prosodie des Sprechens.

Wir hielten es für hilfreich, den klinischen Prozess auf analoge Weise unter der mikroanalytischen Linse zu betrachten. Diese Splitsekundenwelt könnte auch für das Verständnis von Veränderung in der Therapie erwachsener Patienten von entscheidender Bedeutung sein. In der Säuglingsbeobachtung spielt sich in ebendieser Splitsekundenwelt das Beziehungsleben ab. Wenngleich das therapeutische Medium die Sprache ist, sind die Interaktionen, die wir hier beobachten, und die dabei auftauchenden Muster weitgehend implizit, da ein Großteil des Geschehens nicht ins reflexive Bewusstsein eingeht (Pally und Olds 1998).

Interaktion ist unvermeidbar und biologisch verankert

Als lebende Organismen sind wir zur Interaktion und zum Austausch mit unserer Umwelt bestimmt. Diese Interaktion sichert unser Überleben, unsere Selbstregulierung und Weiterentwicklung (Tronick 1998a). Wir betrachten diesen Austauschprozess als einen biologisch verankerten Vorgang, der ethologisch verstanden und beobachtet werden kann (vgl. Tinbergen 1957). Wenn man zwei Tiere in einen Raum sperrt, entwickelt sich ein komplizierter Prozess, in dessen Verlauf sie die körperliche Distanz regulieren, sich einander annähern und wieder zurückziehen. Auch Körperhaltung und Bewegungen verändern sich und signalisieren so die Art des Kontakts. Dies ist die »Kinesik« der Interaktion. Beim Menschen ist dieser Prozess weitgehend mentalisiert, so dass die Erforschung und Regulierung der Interaktion sowie die Herstellung eindeutiger Konturen und zeitlicher Strukturen vorwiegend im intersubjektiven statt im physikalischen Raum erfolgen. Erfolgen aber tun sie gleichwohl. Dieser Mentalisierung sind allgemeine kulturelle Normen gesetzt, die in der analytischen Situation um spezifische Regeln ergänzt werden. In diesem Prozess versuchen beide Beteiligte, sich einander anzunähern oder sich zu distanzieren, zu vermeiden, dass in der Interaktion etwas geschieht, oder ein Geschehen zu provozieren, den Grad des Arousals zu erhöhen oder abzusenken oder den Affektzustand zu verändern. Dies könnte man als »mentalisierte Kinesik« bezeichnen. Auf der Grundlage dieser Vor- und Zurückbewegungen entwickeln wir das Gefühl, mit einem Anderen »synchron« zu sein, oder spüren, dass dieser Andere meilenweit von uns entfernt ist. Wir merken, wann wir jemanden mögen oder nicht mögen, wann wir Gefallen wecken möchten oder es uns gleichgültig ist, wie wir auf den Anderen wirken; wir spüren, wann wir jemandem näherkommen wollen oder uns zurückziehen möchten, wann wir wollen, dass etwas geschieht, oder wann wir die Aktivierung bremsen möchten. Diese Verhandlung spielt sich im impliziten Interaktionsbereich ab, selbst wenn sie in der analytischen Situation durch den verbalen Austausch vermittelt wird. Hinter dem expliziten Inhalt des verbalen Austauschs gibt es beinahe immer unzählige andere Botschaften, die zum Großteil nicht auf die Ebene des reflexiven Bewusstseins gelangen; dieser Subtext konstituiert den impliziten Bereich. Dazu ein Beispiel: Ein Patient, dem sein Problem, die Analysestunden tatsächlich wahrzunehmen, wohlvertraut war, begann eine Sitzung mit den Worten: »Heute ist es ungewöhnlich, weil ich hier bei Ihnen bin und zugleich hinter meinen Augen verborgen.«

Interakteure haben intersubjektive Ziele – sie wollen zusammenbleiben oder auch nicht oder nicht jetzt oder nicht hier, sie wollen gemeinsam etwas tun oder auch nicht oder nicht jetzt oder nicht hier – und diese Absichten werden immer in Szene gesetzt. In diesen Inszenierungen können die Initiativen der beiden Partner aufeinander abgestimmt werden, aber dies muss nicht der Fall sein. Die Absichten beider Beteiligter werden in jedem Augenblick des fortlaufenden Prozesses durch die ständige Erzeugung von *Gestalten* der eigenen Intentionen und Zustände sowie der Intentionen und Zustände des Anderen konstruiert. In dem oben geschilderten Beispiel ist die einleitende Bemerkung des Patienten eine explorierende Bewegung, durch die er einzuschätzen versucht, wo er sich an diesem Tag mit seinem Analytiker befindet. Dessen Antwort wiederum wird die Möglichkeiten, wie sie sich auf eine stimmige Interaktion zu bewegen können, weiter einschränken. Es muss ständig operierende Feedbackmechanismen geben, die uns darüber informieren, ob wir unseren Zielen näherkommen oder nicht und ob wir in unseren Interaktionsinitiativen zueinander passen und uns unseren Zielen annähern. Auch diese Information ist gewöhnlich implizit, denn sie muss nicht unbedingt ins Bewusstsein gelangen. Beide Partner agieren gleichzeitig, vermitteln einander ihre Intentionen und erschließen die Intentionen des Anderen. Jeder von ihnen versucht intersubjektiv, die bestmögliche Übereinstimmung zwischen seinen eigenen Intentionen und denen des Anderen auszuhandeln.

Wir betrachten diese psycho-ethologische Ebene als die lokale Ebene der Interaktion, die während der Interaktion zwischen zwei Personen ständig aktiv ist. Alles Übrige wird durch sie kontextualisiert. Die Integrität des Selbst als Einheit, die Notwendigkeit seiner Selbstorganisation, erfordert ständige Aktion/Reaktion/Interaktion. Das ist die lokale Ebene.

Interaktion ist spontan, kreativ und ko-konstruiert

Interaktion ist ein komplexes Aggregat aus alten und neuen Elementen. Sie kann nicht vollständig neu sein, da die beiden Interagierenden einander in diesem Fall nicht wiedererkennen würden oder keinen Ausgangspunkt für ihr Zueinanderpassen und für die Durchführung gemeinsamer Aktivität hätten. Ebensowenig ist sie vollständig vorhersagbar. Wenn sie stereotypisiert oder gekünstelt ist, halten wir sie für unbefriedigend oder inauthentisch und möglicherweise für gestört. Da sie keinem Skript folgt, muss sie spontan sein.

Ein Beispiel aus der ersten Sitzung einer Kinderanalyse, die auf Videoband aufgezeichnet wurde, illustriert einige dieser Aspekte der lokalen Ebene (Harrison 2001). Laura, ein fünf Jahre altes Mädchen, untersucht das Puppenhaus, bevor sie die Spielzeugkiste der Analytikerin nach Gegenständen durchwühlt, die sie hineinstellen könnte. Obwohl ihre Mutter hinter ihr steht, scheint Laura sie aufmerksam zu monitorieren, während sie gleichzeitig den Blickkontakt und verbalen Austausch mit der Analytikerin vermeidet, die sich links vom Kind im Hintergrund befindet. Drei Minuten nach Beginn der Sitzung wendet sich Laura zum ersten Mal von ihrer Mutter ab und der Analytikerin zu. An diesem Punkt lassen wir die Sequenz beginnen. Wir ergänzen den Dialog um einen möglichen Kommentar, der kursiv gesetzt ist.

Sequenz I

1. L: Das ist, damit niemand in das Zimmer kommen kann. *Ich will nicht, dass du dich mir näherst. Allerdings stimmen die Worte nicht mit Affekt und Tonfall überein, denn diese geben zu verstehen: Hm, vielleicht irgendwann einmal…*
2. A: Ja, das ist eine gute Idee! Wir wäre es, wenn du mir auch etwas zu tun gibst! Vielleicht könnte ich… etwas mit dem… Puppenhaus? *Das unmittelbare Ziel der Analytikerin besteht darin, Verbindung zu Laura aufzunehmen und zu versuchen, sich an ihrem Spiel zu beteiligen. Dieses Ziel, auf der lokalen Ebene eine Art Gemeinsamkeit mit dem Kind herzustellen, ist eingebettet in das eigentliche Ziel, ihm eine Veränderung zu ermöglichen.*

3. L: Ich… ich weiß noch nicht. *Sie weicht aus, hält aber einen notdürftigen Kontakt aufrecht.*

4. A: Gut, ich warte, bis du irgendetwas vorschlägst. *Aufschub und Akzeptanz von Lauras Widerstreben gegenüber gemeinsamer Initiative.*

5. L: Dieses ganze Zimmer besteht *nur* aus Betten! *Initiative.*

6. A: Nur Betten. *Akzeptanz/Bestätigung, versucht nach wie vor, mitzumachen.*

7. L: Ich glaube, das geht nicht. *Dieses* Zimmer hat nur Betten und *dieses* Zimmer hat nur Betten. *Weicht zurück.*

8. A: Okay… zwei Zimmer… und nur Betten. *Erneute Akzeptanz/Bestätigung von Lauras Festhalten an der Initiative.*

9. L: Ja. Naja, eigentlich… das wird gar kein Schlafzimmer. Das hier wird ein Schlafzimmer. *Zurück/vorwärts, neuerliches Agieren der Polarisierung; diesmal zeichnet sich eine Richtung ab.*

10. A: Okay. *Bleibt bei ihr.*

11. L: So passt es. *Weiter in der eingeschlagenen Richtung. Diese Richtung gibt sich nun als Schritt zur Gemeinsamkeit zwischen den beiden zu erkennen – »Zueinanderpassen«.*

12. P: Und es gibt nur einen Weg, um hineinzukommen. Man muss hineinhüpfen… und auf das Bett springen… so. *Der Zugang wird streng kontrolliert, um eine als angenehm empfundene intersubjektive Distanz aufrechtzuerhalten. Aber die Dinge haben sich von »niemand kann hineinkommen« verlagert auf »es gibt einen Weg«.*

In dieser kurzen Sequenz versucht die Analytikerin, Gemeinsamkeit mit dem Kind herzustellen. Laura zögert und will nicht allzu rasch »warm werden« (3). Sie weicht jedem Kontaktversuch der Analytikerin aus, die nachgibt und den Schluss zieht, dass Laura die Initiative an diesem Punkt noch nicht mit ihr teilen kann. Laura durchläuft ihren eigenen Prozess (Initiative, gefolgt von einem komplexen partiellen Rückzug in Reaktion auf jeden Schritt der Analytikerin), in Wirklichkeit aber machen beide etwas gemeinsam. Das Kind und die Analytikerin verhandeln den intersubjektiven Raum untereinander, wobei jede ihren nächsten Schritt an dem orientiert, was die andere tut.

Sequenz II (beginnt 26 Sekunden später)

26. L: (Summt) Tonnen von Decken! *Ja.*

27. A: Okay… vergiss nicht, ich warte darauf, dass du mir sagst, was ich tun soll. *Kann ich jetzt mitmachen?*

28. L: (Lacht) Hmm. Die Decken [blankets] sind immer so schwierig zu finden. [Sie sucht in der Spielzeugkiste, scheint aber das, was sie sucht, nicht finden zu können.] *Ablenkung/Zögern und Vermeidung einer direkten Interaktion.*

29. A: Die Was-Kinder? *Die Analytikerin hat Laura missverstanden und »blank kids« gehört, deshalb fragt sie zurück, um sich zu vergewissern und eine direktere Kommunikation aufzunehmen.*

30. L: Die Decken!! *Stärkerer Kontakt, ohne Verbindung aufzunehmen.*

31. A: Ah, die Decken. *Es ist deine Show, und zumindest kommen wir in diesem Punkt überein.*

32. L: Die Kissen sind auch schwer zu finden. *Laura wiederholt das Thema der vergeblichen Suche. Da sie nicht findet, was sie sucht, passt sie sich an, indem sie zu etwas anderem übergeht, muss dann jedoch abermals umschalten, als ihre Suche erfolglos bleibt. Sie suspendiert das Sich-Einlassen nach wie vor, erweitert den Kontakt aber minimal.*

33. A: Ja, manche von den Decken und Kissen sind… irgendwie… irgendetwas ist wohl… mit ihnen passiert. *Die Analytikerin sucht nach einer Möglichkeit, die Verbindung aufrechtzuerhalten, ohne Inhalt oder Richtung vorzugeben. Es ist ein Platzhalter, der offenbar erfolgreich ist, denn das Kind geht zu etwas anderem über.*

34. L: Ja, na gut… das ist ein Tisch… aber wir brauchen zwei davon. Ich weiß, dass du zwei hast. *Ja/erstes »wir«.*

35. A: Soll ich mal nachschauen? *Kann ich mitmachen, Zugang zu deinem Spielzimmer finden, indem ich dir ein Angebot mache?*

36. L: Ja… ich hab ihn gefunden! *Ja, du kannst mitmachen, biete mir etwas an. Warte! Ich habe mein Ziel erreicht, ich brauche keine Hilfe. Der »Ich brauche keine Hilfe«-Teil ist letztlich von anderer, sekundärer Signifikanz, da alles am Aufbau des Mitmachens beteiligt war; nach drei Hilfsangeboten der Analytikerin als Versuch, mitzumachen, und zwei Weigerungen des Kindes als Möglichkeit, Distanz zu wahren, akzeptiert Laura schließlich ein Zusammenkommen.*

37. A: Wie gut! *Ich bestätige dir deinen Erfolg/ich erkenne deine beginnende Bereitschaft, mich mitmachen zu lassen. Es gefällt mir!*

Abermals beobachten wir ein Vor-und-Zurück zwischen den beiden, während sie ihre Interaktion nach und nach aufeinander abstimmen und kontingent aufeinander reagieren. Wir sehen, dass man auf dieser Ebene nicht weiß, was im nächsten Augenblick geschehen wird (was wäre gewesen, wenn Laura die Decken gefunden hätte? Oder wenn sich die Analytikerin nicht verhört hätte, als Laura »blankets« (29) und nicht »blank kids« sagte?); beide müssen improvisieren, auch wenn vielleicht eine von ihnen ein allgemeines Gefühl für die Richtung hat. Man weiß nicht, was die Patientin sagen und was die Analytikerin antworten wird. Die Interaktion ist immer ein weitgehend improvisierter Prozess des Auftauchens und Sich-Entfaltens. Ziele entwickeln sich und verändern sich im Lauf der Interaktion (z. B. die Verlagerung von den Decken auf Tische, während sich im intersubjektiven Feld eine Verlagerung von Lauras ursprünglicher Entschlossenheit, die Analytikerin auszuschließen, zu einem leichten Nachlassen ihrer Wachsamkeit vollzieht). Daher ist der Prozess zumindest auf der lokalen Ebene durch Unvorhersagbarkeit und Ungewissheit charakterisiert. Wenn zwei Personen interagieren, werden ihre Verhaltensweisen in jedem Augenblick zusammengruppiert und im Kontext gemeinsam konstruiert, auch wenn die Vergangenheit – als Hintergrund – Einfluss ausübt. Jeder beeinflusst den Anderen und reagiert auf ihn im Laufe eines Improvisationsprozesses, der mit einer ständigen dynamischen Anpassung beider Beteiligter einhergeht. Auf welcher Grundlage werden diese Anpassungen vorgenommen? Sie können nur auf den Anpassungsstrategien beider Individuen beruhen, auf ihrem impliziten Beziehungswissen, das in den Aktionen, einschließlich Sprechakten und Interaktionen, gelebt wird. Die aus der Interaktion rückgeschlossene Intentionalität erzeugt zwangsläufig Bedeutungen. Und weil das, was geschieht, von den Interakteuren im Geschehen erzeugt wird, kann es sich nur um einen kreativen, spontanen, gemeinsam geschaffenen und improvisatorischen Prozess handeln.

Auch Beispiele aus der psychoanalytischen Therapie erwachsener Patienten können unter dem Blickwinkel der lokalen Ebene betrachtet werden. Überlegen wir beispielsweise, was geschieht, wenn ein Patient verstummt.

Das Schweigen hält an, solange Patient und Analytiker ihm »zustimmen«. Aber woraus besteht das Schweigen? Ist es eine Forderung an den Anderen, ein Druck, eine Versöhnung, eine Atempause, angespannt, friedlich oder spielerisch? Interpretieren beide das Schweigen auf gleiche Weise? Jeder wird seine eigene fortlaufende, sich entwickelnde Einschätzung des Geschehens und seiner Wirkung konstruieren, eine Einschätzung, der seine individuelle Geschichte zugrunde liegt. Vielleicht beschließt der Analytiker nach zwei Minuten, etwas zu sagen. Von diesem Punkt an wird es weitergehen. Beschlösse der Analytiker nach fünfzehn Sekunden, etwas zu sagen, sähe der weitere Verlauf anders aus. Es gibt also viele Wege, die nicht eingeschlagen werden. In diesem Sinne ist der Interaktionsprozess immer im Prozess des Erzeugt-Werdens; er ist unvorhersagbar, da sich die Intentionen verschieben, während die Beteiligten ständige Mikroanpassungen aneinander vornehmen. Wohin die Interaktion geht, weiß man erst, nachdem sie angekommen ist.

Interaktion ist ein ungenauer Prozess

Jedes Individuum ist ein unabhängiges Zentrum der Initiative. Deshalb ist es weder möglich noch wünschenswert, dass zwei Partner in ihrer Interaktion perfekt aufeinander abgestimmt bleiben. Da die Interaktion keinem Drehbuch folgt, sind schlecht abgestimmte Interaktionen unvermeidlich. Die Interakteure werden aneinander vorbeigehen, sich voneinander entfernen, zurückkommen, innehalten und signalisieren, dass sie eine Fortsetzung oder eine Veränderung wünschen. Der Interaktionsprozess hat zahlreiche »Störungs«quellen oder Quellen der »Ungenauigkeit«; sie sind Teil der Komplexität von Interaktionen. Erinnern wir uns an Lauras Verlagerung von den Decken auf Kissen in der Situation, in der sich die Analytikerin verhörte (26-32). Zu den unvermeidlichen Verzögerungen, zur Ineffizienz oder zur Ungenauigkeit tragen die multiplen parallelen mentalen Systeme bei, die jede »Psyche« konstituieren, die Schwierigkeiten, die Psyche eines Anderen zu (er-)kennen, und die Tatsache, dass jedes Individuum etwas andere Motivationen und idiosynkratische Interpretationen haben wird. Aber diese unvermeidbaren interaktiven Fehltreffer sind gleichzeitig eine Chance zur Neuverhandlung und eine Gelegenheit, sich auf andere Weise zusammenzutun oder eine andere Richtung einzuschlagen. Aus dieser Sicht betrachtet, ist die Ungenauigkeit auch generativ. Während jeder Partner multiple Versuche unternimmt, auf den anderen einzugehen, tauchen neue Interaktionsmöglichkeiten auf. Dem Modell der wechselseitigen Regulierung entsprechend, werden die Prozeduren der Neuabstimmung das kritische Merkmal sein (Giannino und Tronick 1988).

Die folgende klinische Vignette (die wir der besseren Verständlichkeit wegen verdichtet haben) illustriert die Fehlanpassung und Neuanpassung in diesem Regulationsprozess (Nahum 1998).

Die Patientin Jean sagt, dass ihre Kollegin Cass starrsinnig und verbohrt sei, aber: »Ich beruhige sie einfach und gehe drüber hinweg.«

A: Worüber gehen Sie hinweg?

P: Dass ich sie verachte. Sie ist eine Idiotin! Sie sagt grundsätzlich das Falsche.

A: Was ist falsch?

P: Und mich verletzen ihre tumben Bemerkungen!

A: Was ist so verletzend?

P: … ich habe das Gefühl, dass ich die Verbindung zu Ihnen verloren habe. Es gibt so vieles, was ich sagen möchte … und Sie stellen eine Frage nach der anderen!

A: Oh?

P: Da ist Cass, die mir auf die Nerven geht, und jetzt gehen Sie mir auf die Nerven. Ich muß mich doch fragen, ob mir nicht die ganze Welt auf die Nerven geht!

A: Vielleicht geht es Ihnen auf die Nerven, wenn Sie merken, dass jemand in eine andere Richtung strebt als Sie selbst…

P: Vielleicht, denn ich habe plötzlich meinen ganzen Schwung verloren. Ich hatte das Gefühl, Ihnen alles erzählen zu wollen, was mich beunruhigt. Und dann weiß ich auf einmal nicht mehr, worum es eigentlich geht.

Im ersten Teil dieses Austauschs bekommen Analytikerin und Patientin die Intentionen der Anderen nicht mit; deutlich wird die Fehlabstimmung allerdings erst, als die Patientin verärgert auf sie hinweist. Ihre Aufmerksamkeit für die Fehlabstimmung veranlaßt aber beide Beteiligte, sich um eine bessere Abstimmung zu bemühen. Beide geben sich Mühe, die Fehlabstimmung zu kennzeichnen. Festzuhalten ist jedoch, dass dieser Prozess in anderen Situationen auf einer impliziten Ebene stattfinden kann, so dass die Anpassungen automatisch erfolgen und nicht bewusst registriert werden. Vorstellbar wäre etwa, dass die Verärgerung, die in der Stimme der Patientin anklingt, der Analytikerin signalisiert, dass irgendetwas schiefgeht, und sie infolgedessen darauf verzichtet, derart aktiv zu fragen.

Relationale Schritte und der Prozess der Erhöhung der Stimmigkeit

Wir gehen davon aus, dass selbstorganisierende Systeme zur Kohärenzmaximierung tendieren (Sander 1980). In der therapeutischen Situation vollzieht sich Schritt für Schritt, implizit, ein progressiver Prozess in Richtung Kohärenzerhöhung. Wir erleben diese Entwicklung als ein Gefühl besserer Stimmigkeit in der Dyade, und diese Wahrnehmung stärkt das gemeinsame Wohlgefühl. Um diesen Prozess der Entwicklung zu höherer dyadischer Kohärenz aber beschreiben zu können, müssen wir eine kleinere Interaktionseinheit betrachten, den »relationalen Schritt«. Wenn wir die lokale Ebene des Geschehens im therapeutischen Austausch betrachten, benutzen wir den Begriff »relationaler Schritt«, um das kleinste Segment der verbalen oder nonverbalen Aktion zu kennzeichnen, das als intersubjektive Intention definiert und analysiert werden kann. Allerdings tauchte in diesem Zusammenhang ein zentrales Problem auf: Zwar sind Aktionen beobachtbar, aber die mit ihnen verbundenen Intentionen oder die ihnen assoziierte(n) Bedeutung(en) müssen rückgeschlossen werden. Wir teilen jedoch Freemans (1995) Auffassung, dass der Prozess, in dem Intentionen durch das Analysieren – das Parsing – von Aktionen erschlossen werden, für die Funktionsweise des Gehirns und für die Art und Weise, wie wir andere verstehen, grundlegend ist. Solche Rückschlüsse auf die Intentionen des Anderen sind das Rohmaterial, aus dem die relationalen Schritte konstruiert werden, an denen sich interpersonales Handeln orientiert.

Das Erschließen und Bestimmen von Intentionen ist eine kritische Aufgabe, die sich in jeder Interaktion stellt. Zwischen der beobachteten Aktion und der rückgeschlossenen Intention besteht eine lose Beziehung. Die Analyse der Aktion im Hinblick auf Intentionen oder Bedeutung macht häufig Wiederholungen und Redundanzen in Interaktionssequenzen notwendig, damit potentielle alternative »Lesarten« eingeschätzt und ausgeschlossen werden können. Dieser Erschließungs- und Bewertungsprozess geht unablässig auf einer impliziten Ebene vonstatten. Die Unbestimmtheit, die den Prozess des Erschließens der Intentionen oder der Zielgerichtetheit in der Aktivität des Anderen ständig charakterisiert, bewirkt zwangsläufig Ungenauigkeiten im Interaktionsprozess. Ungenauigkeit ist ein natürlicher Bestandteil menschlicher Subjektivität. Jeder Partner produziert nicht nur Aktionen und erschließt Intentionen, sondern beeinflusst auch die Ausgestaltung der auftauchenden Aktionen und Intentionen des Anderen. Aufgrund eines fortgesetzten Bemühens um eine besser zusammenpassende Aktivität können die Intentionen des Partners nach und nach erkannt werden. Dies ist der Grund, weshalb ein relationaler Schritt einen Aspekt des intersubjektiven Prozesses bildet und nicht als besonderer Typ oder besondere Dauer der Aktion verstanden werden kann.

Wenn die Intentionen genauer aufeinander ausgerichtet werden, können neue, zuvor nicht absehbare gemeinsame Aktivitäten auftauchen. Durch explorierende Schritte werden beide Partner ständig einzuschätzen versuchen: »Sind wir zusammen?«, und: »Sind wir da, wo ich uns haben möchte?« Die Übereinstimmung wird unentwegt abgeschätzt und überprüft. Dies geschieht unserer Ansicht nach, indem man kontrolliert, ob die komplementären Aktionen, die der Andere in Reaktion auf die eigene Initiative zeigt, »passen«. Eine solche Beurteilung muss jedoch nicht explizit werden; ein Gewahrsein auf bewusster Ebene ist nicht erforderlich. Wenn eine Stimmigkeit erreicht ist, ruft sie ein Gefühl der Vitalisierung oder ein wachsendes Wohlgefühl hervor, weil sich die Kohärenz des dyadischen Systems als ganzes verbessert hat. Die Stimmigkeit der relationalen Schritte wirkt somit in der Analytiker-Patient-Interaktion wie auch in der Mutter-Säugling-Interaktion als Katalysator für Veränderungen. Das Zueinanderpassen relationaler Schritte und das Auftauchen spontanerer, kohärenterer und kooperativerer Interaktionsformen ermöglichen Veränderungen im Prozess des Vorangehens. Jedesmal, wenn eine Stimmigkeit, und sei sie minimal, erreicht wurde, ist die Dyade an einem etwas anderen

Ort angelangt. Erinnern wir uns daran, wie Laura und die Analytikerin von: »Niemand kann ins Zimmer hineinkommen«, zu: »Es gibt nur einen Weg, um hineinzukommen«, vorrückten. Dies ist der etwas andere Ort. Aus der Perspektive der impliziten, lokalen Ebene verlagerte sich ihre Zusammenarbeit auf einen neuen Kontext, von dem aus sie dann weiter vorangehen konnten. Der gemeinsame intersubjektive Aufmerksamkeitsraum, den sie schufen, brachte das System einer komplexeren Kohärenz näher. Was erzeugt worden ist, gehört zu beiden und wird Teil des impliziten relationalen Wissens beider Individuen.

Stimmigkeit und Veränderung unter dem Blickwinkel der Theorie dynamischer Systeme

Parallel zur Entwicklungsforschung hat die Theorie dynamischer Systeme eine Reihe wichtiger Prinzipien von Veränderungsprozessen formuliert (Stolorow 1997; Thelen und Smith 1994). Besonders relevant für die Untersuchung der Veränderungsprozesse in psychodynamischen Therapien sind die Konzepte der emergenten Eigenschaften und der Attraktorzustände. Emergente Eigenschaften sind Veränderungen in einem Organismus, die nicht durch die Anlage dieses Organismus selbst vorgegeben sind, sondern als Aspekt der Organismus-Kontext-Beziehung auftauchen. Ein Attraktorzustand ist ein stabiles Muster, das man sich als den Ort vorstellen kann, an dem das System »gerne« wäre, aber nicht unbedingt sein muss. In früheren Veröffentlichungen (BCPSG 1998a, 1998b) haben wir das implizite Beziehungswissen des Individuums als emergente Eigenschaft beschrieben. Dieses implizite Beziehungswissen erzeugt die spezifischen Bedingungen, die jene Attraktorzustände konstituieren, denen das innere und das äußere relationale Feld/die relationalen Felder des Individuums tendenziell zustrebt, weil solches »Wissen« determiniert, was für den Betreffenden in Beziehungen und innerlich möglich ist.

Der analytische Prozess bringt es zwangsläufig mit sich, dass auf einer affektiven, kognitiven und enaktiven Ebene gleichzeitig gearbeitet wird; auf diese Weise können alte, eher negativ getönte Prozeduren und Bedeutungen deaktiviert werden, während parallel dazu stärker integrierte, flexiblere und kohärentere Formen des Zusammenseins konstruiert werden (Lyons-Ruth 1999). Die Destabilisierung ist erforderlich, damit sich das System einer anderen Seinsweise als der gewohnten annähern kann, setzt aber paradoxerweise Sicherheit voraus (Stechler 1999).

Interaktionselemente, die Veränderung katalysieren

Mittlerweile ist deutlich geworden, dass wir dem Geschehen in der Interaktion und auf der lokalen Ebene große Bedeutung beimessen. In gewissem Sinn sind wir damit zum Ausgangspunkt der Psychoanalyse zurückgekehrt, an dem Freud (1950c [1895]) der Aktion Priorität gab. Nachdem er das Strukturmodell eingeführt hatte, griff er diese Position implizit wieder auf, indem er sagte, dass die Behandlung entwicklungsorientiert sein und zwischen Patient und Analytiker etwas geschehen müsse (Greenberg 1996). Wir sind der Ansicht, dass das Zueinanderpassen, die Stimmigkeit, als neuer Kontext fungiert und so das Potential für die weitere Ausgestaltung neuer Formen gemeinsamer Erfahrung erzeugt. Stimmigkeit verändert das intersubjektive Feld und verlagert die impliziten relationen Erwartungen beider Partner. Eine solche Verschiebung schafft dann Gelegenheit zur Ausarbeitung neuer Initiativen (Veränderung). Im therapeutischen Engagement werden weiterhin Variationen in den Interaktionsfluss eingebracht, die Möglichkeiten der Begegnung erzeugen oder Begegnungen scheitern lassen. Findet eine Begegnung oder ein Zueinanderpassen von Initiativen statt, wird größere Inklusivität erzeugt, das heißt, jeder der Beteiligten hat im betreffenden Moment einen wesentlichen Aspekt des intentionalen Zustandes des Anderen erfasst (siehe BCPSG 1998b). Das implizite Beziehungswissen wird ebenso wie die Richtung des Interaktionsflusses verändert. Scheitert die Begegnung, werden größere Kohärenz und Inklusivität potentiell eingeschränkt oder verhindert. Was wir bislang nicht betont haben, da sich unsere Konzeptualisierungen auf Momente von hoher Intensität beschränkten, ist die Tatsache, dass die Stimmigkeit oder das Erkennen spezifisch zueinanderpassender komplementärer Aktionen das zentrale klinische Konzept ist, das die Tendenz von Systemen hin zu größerer Kohärenz erfasst. Die Stimmigkeit wird im Prozess des Vorangehens ständig im Hinblick auf Themen unterschiedlicher Wichtigkeit bewertet. Das Erreichen von Stimmigkeit führt zu weiteren Veränderungen im impliziten relationalen Wissen, die als »Verbesserung« erlebt werden.

Zusammenfassung und Schluss

Wenngleich die Motiviertheit unseres gesamten Verhaltens seit jeher einen Eckpfeiler der psychoanalytischen Theorie bildet, hat man das Verhalten nie auf der Ebene der intersubjektiven Regulation im Bereich des impliziten Wissens auf der lokalen Ebene untersucht. Wir halten diese Ebene für eine wichtige Ergänzung traditioneller psychoanalytischer Konzepte, zum Beispiel der Übertragung/Gegenübertragung und des Unbewussten. Aufgrund unserer entwicklungspsychologischen Orientierung ziehen wir den Schluss, dass auf ebendieser Ebene emotionale Prozeduren oder implizites Beziehungswissen verankert und lebenslang reorganisiert werden. Deshalb müssen wir uns mit großer Sorgfalt darum bemühen, die therapeutische Wirkung auf dieser Ebene zu verstehen. Das implizite Beziehungswissen ist erfüllt von affektiven »Bewertungen« der verschiedenen Möglichkeiten, mit dem Anderen weiter voranzugehen. Deshalb organisiert es den Aufmerksamkeitsfokus und dient als Orientierung im Prozess des Erschließens wie auch des Handelns. Es trägt die Vergangenheit in sich, reguliert das Sich-aufeinander-Einlassen und generiert Bedeutung.

Wir schließen mit vier Punkten: (1) Therapeutische Veränderung vollzieht sich sowohl in kurzen, kaum aufgeladenen Momenten als auch in den selteneren, hochintensiven »Jetzt-Momenten« und Momenten der Begegnung; (2) therapeutische Veränderung impliziert Veränderungen des impliziten Beziehungswissen, und diese Veränderungen vollziehen sich im ständigen Fortgang der relationalen Schritte beider Partner auf der lokalen Ebene; (3) Veränderungen des impliziten Beziehungswissens werden möglich, wenn die beiden Partner zu kohärenteren Formen des Zusammenseins finden; (4) kohärentere Formen des Zusammenseins schließlich beruhen auf einem Prozess, in dem die Spezifität der Stimmigkeit zwischen den Initiativen der beiden Partner erkannt wird.

Einleitung zum 5. Kapitel

Im 4. Kapitel haben wir begonnen, eine Sprache zu entwickeln, um die implizite Ebene der therapeutischen Interaktion zu beschreiben. Unserer Ansicht nach erfasst diese Sprache, was zwischen den beiden Interakteuren tatsächlich geschieht oder sich vollzieht. Als die lokale Ebene klarer in den Blick kam und wir sie auf eine ähnliche Weise wie eine Mutter-Säugling-Interaktion untersuchten, rückten bestimmte Merkmale in den Vordergrund. Diese aufkeimenden Ideen wurden im vorangegangenen Kapitel angerissen und sollen hier detaillierter ausgearbeitet werden.

Erst als wir die lokale Ebene genauer untersuchten, erfassten wir das ganze Ausmaß der Ungenauigkeit, Unschärfe, Unbestimmtheit und Rätselhaftigkeit, das für die Ebene der Mikroaustauschvorgänge kennzeichnend ist. Anfangs verwirrte uns diese Beobachtung, doch bald dämmerte uns, dass wir etwas entdeckt hatten, das für den Veränderungsprozess von ausschlaggebender Bedeutung ist. Wir begriffen auch, dass eine wesentliche Eigenschaft, nämlich die Ko-Kreativität, der Richtung eines jeden Austauschs inhärent ist. Wir verstehen diese Analyseebene nicht als Ersatz für traditionellere psychodynamische Beschreibungen auf der Makroebene, sondern als Ergänzung. Die Beziehung zwischen der traditionellen Ebene therapeutischer Beschreibungen und der Ebene der Mikrovorgänge ist der Beziehung der Beschreibung eines Organs auf atomarer respektive auf zellbiologischer Ebene analog.

Im folgenden Kapitel arbeiten wir auch die Logik unserer Verwendung der Theorie dynamischer Systeme detaillierter aus und zeigen, dass die systemische Sicht zur Beschreibung dieser Analyseebene trefflich geeignet ist. Ein verblüffend großer Anteil entwicklungspsychologischer und klinischer Beobachtungen (zum Beispiel selbstorganisierende Eigenschaften, nicht-lineare Veränderungen und Unvorhersehbarkeit) kann mit Hilfe der Theorie dynamischer Systeme erklärt werden.

Eine weitere Erkenntnis, die sich nach Fertigstellung des 4. Kapitels präziser abzeichnete und im Folgenden eingehend beschrieben wird, ist ein vertieftes Verständnis der von Grund auf bi-personalen Natur bestimmter

Eigenschaften, die man bislang als intentionale Zustände oder intentionale Richtungen des Individuums zu betrachten pflegte. Im vorangegangenen Kapitel wurden die beiden Therapiepartner in erster Linie als Individuen mit getrennten, personenzentrierten intentionalen Richtungen gesehen, die einander in der therapeutischen Interaktion angepasst werden müssen. Im 5. und allen folgenden Kapiteln vertreten wir die vielleicht weniger leicht zu akzeptierende Auffassung, dass viele soziale intentionale Zustände aus dem laufenden sozialen Kommunikationsprozess heraus ko-kreiert werden; das heißt, sie können nicht als Eigenschaften eines der beiden Interakteure betrachtet werden. Im Gegensatz zu der allgemein anerkannten Auffassung, dass intentionale Zuständen personenzentriert seien, nehmen wir an, dass sozial ausgerichtete Intentionen häufig als gemeinsame Richtungen oder als Eigenschaften der Dyade und nicht des Individuums auftauchen. So gesehen, wenden wir ein Modell dynamischer Systeme nicht nur auf den größeren Fluss der therapeutischen Veränderung an, sondern auch auf die Mikroprozesse, welche die Richtungen der Dyade, die sich von einem Moment zum nächsten ändern, hervorbringen.

Einc nicht ausgcarbcitctc Implikation dieser Erkenntnis betrifft die Notwendigkeit, die Natur und die Grenzen des psychischen Determinismus zu untersuchen, weil die Zufälligkeit und der ko-kreative Prozess *des Moments* eine Revision unserer Annahmen darüber, wie sich Veränderung im Individuum vollzieht, erfordern. Vielleicht könnte man sagen, dass die in der Psychoanalyse vorherrschende Konzeption des monadischen psychischen Determinismus und der Veränderungsmöglichkeiten einen Widerspruch in sich birgt, den diese neuere Konzeptualisierung auflöst.

Der zweite Teil des Kapitels enthält unsere Antwort auf drei Kritiken des Beitrags, die zusammen mit dem ursprünglichen Artikel publiziert wurden. In unserer Erwiderung greifen wir wesentliche Punkte auf, zum Beispiel die Fragen, wo Bedeutung verortet ist, was tief ist, was oberflächlich ist und welche Rolle die Sprache spielt. Das 6. Kapitel ist speziell diesen Problemen gewidmet.

5. Kapitel

Das »Etwas-Mehr« als Deutung im kritischen Rückblick: Ungenauigkeit und Ko-Kreativität in der psychoanalytischen Begegnung[12]

Indem wir den psychoanalytischen Prozess mit Hilfe der Theorie der dynamischen Systeme untersuchten, erkannten wir, dass die psychoanalytische therapeutische Interaktion einen inhärent ungenauen Prozess darstellt (BCPSG 2002). Diese Ungenauigkeit ist das Ergebnis der intrinsischen Unbestimmtheit des ko-kreativen Prozesses, der sich zwischen zwei Psychen abspielt. Ungenauigkeit bezeichnet hier die unbestimmten, ungeordneten oder ungefähren Eigenschaften des Bedeutungsaustauschs zwischen Patient und Analytiker. Dieses Kapitel ist ein Versuch, der Unbestimmtheit und ihren Implikationen für den psychoanalytischen Prozess auf den Grund zu gehen. Wir stützen unser Verständnis der Ungenauigkeit, die die Ebene der Mikrovorgänge des therapeutischen Prozesses charakterisiert, auch auf die Besonderheiten, die in einer transkribierten Analysestunde beobachtet wurden.

Wir werden versuchen, den Prozess der Psychoanalyse auf der von uns so genannten »lokalen Ebene« zu beschreiben (siehe 4. Kapitel). Konsti-

---

[12] Erstveröffentlicht in: *Journal of the American Psychoanalytic Association* 53 (2005), S. 693-729. Der Verfasser ist Jeremy P. Nahum.

tuiert wird sie durch den Austausch, der fortwährend und innerhalb von Sekundenbruchteilen zwischen Patient und Therapeut abläuft und aus relationalen Schritten (siehe 4. Kapitel) besteht, das heißt aus nonverbalen und verbalen Vorgängen wie gesprochenen Phrasen, Schweigepausen, Gesten, Veränderungen der Körperhaltung oder auch Themenwechseln. Jeder relationale Schritt auf der lokalen Ebene gibt eine Intention zu erkennen, die therapeutische Beziehung auszugestalten, zu verändern oder ihre augenblickliche Beschaffenheit feinabzustimmen. Jeder Austauschvorgang besitzt auch eine lokale Ebene.

Dieser Verständnisansatz ermöglicht es, auf Vorgänge im therapeutischen Prozess zu fokussieren, die unserer Ansicht nach bislang weitgehend übersehen wurden. Viele moderne Denker haben interaktive Dimensionen des psychoanalytischen Prozesses erforscht (z. B. Benjamin 1995; Hoffman 1998; Mitchell 1997; Ogden 1997). Die meisten Vertreter einer relationalen Psychoanalyse aber haben sich mit den größeren psychodynamischen Bedeutungszusammenhängen auseinandergesetzt und die Ebene der Splitsekundenvorgänge nicht systematisch unter die Lupe genommen (siehe aber Beebe und Lachmann 2002). Die Untersuchung des Prozesses auf der lokalen Ebene kann an diesem Punkt als Konvexlinse verstanden werden, durch die sich der psychoanalytische Prozess betrachten lässt – auf einer anderen Analyseebene, die freilich die herkömmlichen, eher auf der Makroebene angesiedelten psychodynamischen Beschreibungen nicht ersetzt.

Neue konzeptuelle und deskriptive Ansätze erfordern oft eine neue Terminologie, die den für den jeweiligen Ansatz spezifischen Überlegungen gerecht wird. Als wir unsere Sicht der Mikrodimension der psychoanalytischen Behandlung auszuarbeiten begannen, wurde klar, dass der Großteil des herkömmlichen psychoanalytischen Vokabulars starke konzeptuelle Verknüpfungen mit dem dynamischen Unbewussten und dem dreiteiligen Modell der Psyche enthält. Auf unsere etwas abweichende Sicht der Diversität unbewusster Prozesse angewandt, stiftete es Verwirrung, statt für Klärung zu sorgen. Deshalb hielten wir es für unvermeidlich, neue Begriffe in unsere Darlegungen einzuführen.

Zwar besitzen unsere Ergebnisse vermutlich Implikationen für zahlreiche wichtige psychoanalytische Fragen – Wie weit reicht das dynamische

Unbewusste? Wie ist die Beziehung zwischen der auf der lokalen Ebene zu beobachtenden Ungenauigkeit und ihrer technischen Handhabung beschaffen? Oder die Beziehung zwischen dem gemeinsam hervorgebrachten spontanen Material und dem der Vergangenheit entstammenden intrapsychischen dynamischen Material? –, doch den Rahmen des vorliegenden Kapitels würden sie sprengen. Vorerst gilt die Aufmerksamkeit unserem Ansatz und den durch ihn ermöglichten Beschreibungen.

Trotz der negativen Konnotationen des Wortes *Ungenauigkeit* betrachten wir das damit bezeichnete Phänomen als eine Eigenschaft, die auf der Ebene der Mikrovorgänge sämtlicher dyadischer Interaktionen allgegenwärtig, unvermeidlich und ihr inhärent ist. Und statt diese Ungenauigkeit für problematisch zu erachten, schreiben wir ihr eine ausschlaggebende Bedeutung für die Erzeugung neuer Möglichkeiten psychotherapeutischer Veränderung zu. Wir nehmen an, dass die Ungenauigkeit des Bedeutungsaustauschs einerseits eine beträchtliche Unsicherheit in die Interaktion einbringt, also etwas erzeugt, das man gewöhnlich als Fehler oder Ungeschicklichkeiten betrachtet; paradoxerweise aber bringt sie auch neue Möglichkeiten zur Verbesserung der Kohärenz des interaktiven Prozesses zwischen Analytiker und Patient mit sich. Ungenauigkeit ist potentiell kreativ. Modelle dynamischer Systeme, welche die Eigenschaft der Ungenauigkeit in dieser oder jener Form enthalten, haben auf zahlreichen Gebieten der Wissenschaft verblüffende neue Einsichten generiert (siehe z. B. Edelman 1992; Freeman 1995; Prigogine 1997; Thelen und Smith 1994). Trotzdem haben sich nur wenige Theoretiker mit der Frage beschäftigt, wie man diese Modelle auf die relationalen Prozesse einer Psychotherapie anwenden kann (siehe aber Beebe und Lachmann 2002; Stolorow 1997). Indem wir die Implikationen der entwicklungspsychologischen Forschung für psychoanalytische Therapien untersuchten, haben wir Aspekte der dyadischen, der relationalen und der intersubjektiven Perspektive auf die Analyse zu einer entwicklungspsychologisch gestützten dynamisch-systemischen Sicht des therapeutischen Prozesses zusammengeführt. Modelle dynamischer Systeme eignen sich besonders gut zur Untersuchung komplexer Systeme, die zahlreiche interdependente Variablen aufweisen. Solche Systeme besitzen selbstorganisierende Eigenschaften, die diskontinuierliche, nicht-lineare und weitgehend unvorhersehbare Veränderungen der

Organisation hervorrufen. Diese Veränderungen liegen der unerwarteten Emergenz neuer, zuvor nicht existierender Eigenschaften zugrunde.

Dieser dynamisch-systemische Bezugsrahmen weist mehrere charakteristische Besonderheiten auf. Erstens liegt die dynamische Antriebskraft der Therapie in den selbstorganisierenden Eigenschaften der Analytiker-Patient-Dyade. Zweitens steuern Analytiker und Patient sowohl individuelle Tendenzen als auch einen durch den jeweils Anderen geprägten Input bei. Diese multiplen Variablen können einander bisweilen zuwiderlaufen und in anderen Situationen kongruent oder komplementär sein. Drittens ist die Richtung, die sich in der Interaktion der beiden Partner herausbildet, unvorhersehbar; ihr inhärieren emergente Eigenschaften, die durch die Interaktion sämtlicher Variablen hervorgebracht werden. Viertens reagiert die emergente Richtung auf die Startbedingungen der Beziehung, zu denen unter anderem die Beziehungsvorgeschichten beider Partner gehören; diese Startbedingungen schränken die Richtungsmöglichkeiten ein. Somit spielen in diesem Modell sowohl die innersystemische Organisation als auch die innersystemischen Einschränkungen eine maßgebliche Rolle.

Nicht nur der dynamisch-systemische Bezugsrahmen, sondern auch dic Entwicklungsforschung hat auf die Bedeutung nicht-bewusster, impliziter, prozeduraler Formen des Erinnerns hingewiesen. Wir haben die Aufmerksamkeit vor einigen Jahren auf die Bedeutung gelenkt, die solche impliziten Repräsentationsformen im Beziehungskontext besitzen, und sie als »implizites Beziehungswissen« bezeichnet. Implizites Beziehungswissen baut sich aus den Repräsentationen des Zusammenseins-mit-Anderen auf, die außerhalb der fokalen Aufmerksamkeit liegen und nicht ins bewusste verbale Erleben eingehen (siehe 1. Kapitel sowie Lyons-Ruth 1999).

Wir lehnen das Konzept des dynamischen Unbewussten nicht ab. Vielmehr gehen wir von einer großen Bandbreite unterschiedlicher unbewusster Phänomene aus. Das dynamische Unbewusste, das verbal oder symbolisch gekennzeichnet wurde und nur deshalb unbewusst ist, weil es der Verdrängung unterliegt, ist nach traditionellem psychoanalytischen Verständnis das einzige, das als »psychodynamisch« zu betrachten ist und sämtliche affektiv bedeutsamen Repräsentationen enthält. Es gibt aber auch ein implizites Wissen, das nicht bewusst ist, nicht verbalisiert/symbolisiert wird und keiner Verdrängungskraft bedarf, um unbewusst zu bleiben (siehe 1. Kapitel). Weil die implizite Ebene zielgerichtete interpersonale Aktion mitsamt all ihren hohen affektiven Valenzen und konfliktträchtigen Elementen repräsentiert, ist diese Ebene auch reich an psychodynamischer Bedeutung, ohne zwangsläufig Teil des dynamischen Unbewussten sein zu müssen (Lyons-Ruth 1999). Leider würde es den Rahmen dieses Kapitels sprengen, die jeweiligen Beiträge des impliziten Nicht-Bewussten und des verdrängten Unbewussten im Einzelnen herauszupräparieren. Unsere Aufgabe besteht vorerst darin, die implizite Ebene in den Fokus der Aufmerksamkeit zu rücken.

Den Beitrag, den die Vergangenheit zur Gegenwart leistet, als implizites Beziehungswissen zu konzeptualisieren bringt nach unserer Erfahrung etliche Vorteile mit sich. Wir gelangen so zu einer Beschreibung der Beziehung zwischen Vergangenheit und Gegenwart, die mit modernen entwicklungspsychologischen und neurowissenschaftlichen Erkenntnissen vereinbar ist (vgl. zum Beispiel Lyons-Ruth 1999; Schore 1994; Westen und Gabbard 2002a). Die kognitive Neurowissenschaft hat wiederholt die Existenz und das getrennte Funktionieren zweier unterschiedlicher Gedächtnisse nachgewiesen, die man zumeist als implizites und explizites oder auch als prozedurales und semantisches Gedächtnis bezeichnet. Die entwicklungspsychologische Forschung hat die Fähigkeit des präverbalen Säuglings beschrieben, Muster der Interaktion mit anderen Menschen zu repräsentieren und zu antizipieren, noch bevor symbolische oder explizite Formen des Erinnerns möglich sind und lange bevor eine symbolische Beschreibung der Interaktionsstruktur formuliert werden kann.

Während die psychoanalytische Theorie bislang dazu tendierte, nonverbale Repräsentationsformen mit dem präverbalen Funktionieren des Säuglingsalters gleichzusetzen, lässt die moderne Neurowissenschaft keinen Zweifel daran, dass implizite Repräsentationsformen dem komplexen Funktionieren im Erwachsenenalter ebenso zugrunde liegen wie dem Funktionieren des Säuglings (vgl. zum Beispiel Jacoby und Dallas 1981; Schacter und Moscovitch 1984). Zudem erfolgt die Aneignung komplexen neuen Wissens im Erwachsenenalter durch implizite Mechanismen. Diese neuen Kenntnisse werden nicht durch Übersetzung von implizitem Wissen in eine symbolische oder bewusste Form vermittelt, wenngleich Wörter oder Bilder in den implizit repräsentierten Lernprozess eingehen können.

Zahlreiche Formen unseres impliziten Wissens betreffen sogar »Dinge, die man mit Worten machen« kann. Weil implizite Erinnerungen nicht vorab verbal enkodiert werden, entspricht die verbale Form nicht der Art und Weise, wie die Psyche zumeist funktioniert.

Darüber hinaus misst das Konzept des impliziten Beziehungswissens dem dynamischen (verdrängten) Unbewussten und der nicht-bewussten Verarbeitung eine zentrale Bedeutung für das Affekt- und Beziehungsleben bei, befreit uns aber gleichzeitig von einem Modell, das im dynamischen Unbewussten die einzige Möglichkeit sieht, Intrapsychisches zu verstehen. Es befreit uns auch von der Erwartung, dass Veränderung zwangsläufig verbales Verstehen im Sinne eines Bewusstmachens des Unbewussten voraussetzt. Während die meisten relationalen Theorien Veränderung als Resultat des im Anschluss an kritische Patient-Analytiker-Transaktionen gemeinsam erzielten verbalen Verständnisses erklären, postuliert unser Modell, dass affektreiche implizite Prozesse die interaktiven Fähigkeiten im augenblicklichen Moment verändern können (siehe D. N. Stern 2004). In manchen Fällen setzen solche Veränderungen nicht einmal voraus, dass die Interakteure das, was sich gerade abgespielt hat, explizit bearbeiten.

Wir verstehen das implizite Beziehungswissen als einen Bereich des Beziehungsgedächtnisses, der bei jeder neuen relationalen Begegnung einer dynamischen Umorganisation unterliegt. Auch wenn zwei therapeutische Partner jeweils zahlreiche intersubjektive Fähigkeiten besitzen können – einschließlich der Fähigkeit, relationale Intentionen sowie die psychische Verfassung des Anderen zu interpretieren –, kann die Erzeugung gemeinsamen impliziten Wissens nie auf den exklusiven Beitrag eines der beiden Partner zurückgeführt werden. Vielmehr tauchen mit dem Vorangehen der therapeutischen Beziehung aus den ko-kreativen Angeboten, die jeder dem Anderen präsentiert, nach und nach gemeinsames implizites Wissen und gemeinsame Intentionen auf. Das dynamische dyadische System verfügt über emergente Fähigkeiten, die das gemeinsame implizite Wissen der Interakteure um neue und unvorhersehbare Kenntnisse bereichern können, während sie in der Behandlung neue Möglichkeiten des Zusammenseins ko-kreieren.

Fassen wir unsere Grundannahmen zusammen: Der Großteil affektiv bedeutsamer Lebenserfahrungen, die in der Psychotherapie relevant sind, wird im Bereich des nicht-bewussten impliziten Wissens repräsentiert.

Dazu zählen auch zahlreiche Manifestationen der Übertragung. Mithin ist ein Großteil dessen, was auf der lokalen Ebene geschieht, psychodynamisch bedeutsam, wenngleich nicht zwangsläufig verdrängt. Dass auch das dynamisch verdrängte Unbewusste seinen Einfluss auf der lokalen Ebene geltend machen kann, ist in unserem Zusammenhang nebensächlich. Wir möchten die Aufmerksamkeit auf eine andere Ebene des Prozesses lenken.

Als wir dieses dynamisch-systemische Modell der Emergenz neuer Formen des impliziten Beziehungswissens ausarbeiteten, wuchs unser Interesse für die auf der Mikroebene, von Sekunde zu Sekunde ablaufende Aktivität des Patienten und des Analytikers. In unserer früheren Arbeit haben wir begonnen, uns mit denkwürdigen Momenten auseinanderzusetzen, die sowohl vom Patienten als auch vom Therapeuten als besonders eindrücklich erinnert werden (BCPSG 1998a; siehe 1. Kapitel). Danach erweiterten wir unseren Fokus, um auch die ruhigeren, alltäglichen Momente zu betrachten, in denen die beiden therapeutischen Partner auf der lokalen Ebene ihrer Mikrointeraktionen miteinander umgehen (BCPSG 2002; siehe 4. Kapitel). Auf dieser lokalen Ebene zeigte sich, dass Veränderung in den winzigen, scheinbar belanglosen Momenten ganz ähnlich vonstattengeht wie in den »eindrücklichen« Momenten, in denen sich unverkennbar etwas verändert. Weil wir die lokale Ebene für einen wichtigen Ort der therapeutischen Wirkung halten, nehmen wir an, dass die Klärung der Prozesse und Phänomene – einschließlich der Ungenauigkeit –, die auf dieser Ebene auftauchen, zur Erhellung weiterer Facetten dessen beitragen kann, was in einer psychoanalytischen Behandlung tatsächlich geschieht.

Verglichen mit der Aufmerksamkeit, die man der Metatheorie gewidmet hat, wurden die Mikroprozesse, die sich auf der lokalen Ebene abspielen, weitgehend vernachlässigt. Wir sind überzeugt, dass diese Ebene der therapeutischen Arbeit ihre eigene Komplexität, Struktur und Organisation besitzt. Auf ebendieser Ebene der Mikroprozesse werden implizite Beziehungsprozeduren gelebt und ausgebildet. Unsere Konzentration auf die lokale Ebene impliziert aber mitnichten, dass wir den Hintergrund und die Metatheorie des psychoanalytischen Bezugsrahmens für irrelevant halten, im Gegenteil. Die künftige Arbeit wird sich der Aufgabe widmen müssen, die lokale Ebene und die Ebene der umfassenderen psychodynamischen Bedeutungen und weiter ausholenden Narrative zu integrieren.

Ungenauigkeit und Ko-Kreativität als inhärente Eigenschaften des therapeutischen Prozesses

Die Ungenauigkeit auf der lokalen Ebene des therapeutischen Prozesses und ihre weitreichenden Konsequenzen stehen im Zentrum dieses Kapitels. Die Ungenauigkeit erweitert die Möglichkeiten der psychoanalytischen Dyade und steigert ihre Variabilität. Die Ko-Kreativität wiederum ist der Prozess, der aus der Ungenauigkeit Kapital schlägt, um in der Interaktion Ordnung zu erzeugen oder um eine gemeinsame Richtung festzulegen.

Wenn der Analytiker in den Behandlungsprozess einsteigt, hat er zumeist nur eine allgemeine und reichlich abstrakte Vorstellung von der Richtung, die der Patient einschlagen könnte, um seine Chancen auf Konfliktlösung, Verbesserung der Funktions- und Leistungsfähigkeit, Angstlinderung oder flexiblen Affektausdruck zu erhöhen. Auch der Patient hat nur höchst allgemeine Vorstellungen vom erwünschten Ziel seiner therapeutischen Reise. Keiner der beiden kann im Einzelnen wissen, was sie gemeinsam werden tun müssen, um ihre Ziele zu erreichen. Ihnen bleibt tatsächlich nichts anderes übrig, als sich mit dem aktuellen Problem auseinanderzusetzen und zu klären, wie sie im Interaktionsprozess einen weiteren Schritt vorankommen können. Diese Problembearbeitung ist natürlich der Punkt, an dem die dynamische Ausbildung des Analytikers und seine Menschlichkeit ins Spiel kommen. Eben hier zeigt sich, inwieweit er zu erfassen vermag, welche Richtung Aussicht auf Heilung verspricht, und inwieweit es ihm gelingt, in den Worten und Aktionen des Patienten das zu »erkennen«, was in diese Richtung weist. Doch diese Vagheit des »Wie« der Therapie ist, ganz gleich, welche technische Haltung der Analytiker bevorzugt, unvermeidlich; sie ergibt sich zwangsläufig aus der unabänderlichen Tatsache, dass beide Partner der therapeutischen Dyade Quellen unabhängiger Urheberschaft und Subjektivität sind und einander gleichzeitig pausenlos beeinflussen.

Die Ungenauigkeit eines therapeutischen dyadischen Systems resultiert zum Teil aus einem zentralen Merkmal der therapeutischen Interaktion, das wir als *Unschärfe der Intention* [*fuzzy intentionalizing*] bezeichnen. Wann immer zwei kreative und selbständige Instanzen miteinander interagieren, treffen sie auf ein zentrales Problem, nämlich die Schwierigkeit, dass sie zwar Aktionen beobachten können, deren Intentionen oder Bedeutungen aber erschließen müssen. Wir behaupten im Einklang mit Freeman (1995) und in Übereinstimmung mit modernen Säuglingsstudien (Carpenter, Akhtar und Tomasello 1998; Meltzoff 1995), dass dieser Prozess, in dem Intentionen durch das Analysieren (Parsing) von Aktionen erschlossen werden, für die Funktionsweise unseres Gehirns, genauer: für die Art und Weise, wie wir andere Menschen verstehen, charakteristisch ist. Diese Rückschlüsse auf die Intentionen des Anderen sind Teil des Rohmaterials, aus dem wir unsere eigenen relationalen Schritte gestalten.

Das Erschließen der Intention oder der motivationalen Richtung ist eine entscheidende Aufgabe, die sich immer dann stellt, wenn zwei Menschen miteinander interagieren. Von besonderer Bedeutung aber ist sie in einer psychoanalytischen Behandlung, weil deren primärer Fokus auf den motivationalen Richtungen liegt. Wenn wir hier den Begriff *Intention* verwenden, so benutzen wir ihn sowohl im engen Wortsinn – »Was bezweckt der Andere mit diesem Kommentar?« – als auch im erweiterten Sinn, indem wir etwa fragen: »Welches sind die allgemeineren Bedeutungen oder Zielrichtungen, die Einfluss auf das Verhalten oder den Kommentar ausüben?« Die Beziehung aber zwischen der beobachteten Aktion – im analytischen Setting gewöhnlich einer verbalen Äußerung – und der rückgeschlossenen Intention ist naturgemäß lose. Die Analyse der Aktion im Hinblick auf Intentionen oder Bedeutung macht ein ums andere Mal Wiederholungen und Redundanzen in Interaktionssequenzen notwendig, damit potentielle alternative »Lesarten« identifiziert und ausgeschlossen werden können. Dieser Erschließungs- und Bewertungsprozess geht unablässig auf einer impliziten Ebene vonstatten.

Ungenauigkeit und Intentionalität

Dass wir die Intention oder Zielgerichtetheit der Aktivität unseres Gegenübers naturgemäß nur vage erschließen können, trägt zur Ungenauigkeit des Interaktionsprozesses bei. Jeder Partner produziert nicht nur Aktionen und erschließt Intentionen, sondern beeinflusst überdies die Ausgestaltung der auftauchenden Aktionen und Intentionen des Anderen.

Die Ungenauigkeit, die den Prozess des Erschließens der Intentionen oder der Zielgerichtetheit in der Aktivität des Anderen ständig charakterisiert, bewirkt zwangsläufig Ungenauigkeiten im Interaktionsprozess. Ungenauigkeit ist ein natürlicher Bestandteil menschlicher Subjektivität. Im Laufe der Zeit können die Intentionen beider Partner dank eines auf einer impliziten Ebene geführten Verhandlungsprozesses vom jeweils Anderen »erkannt« werden.

Dieser fortlaufende Prozess des unscharfen Intendierens bedeutet, dass dem therapeutischen Prozess eine hohe Variabilität und Redundanz innewohnt. Sie sind notwendig, damit die beiden Partner passende Reaktionen auf einander finden können, die das Auftauchen einer gemeinsamen Richtung in der Behandlung ermöglichen. Der Erkennungsprozess, das entscheidende Merkmal unseres Verständnisses therapeutischer Veränderung, schlägt aus der Ungenauigkeit mit ihrer Variabilität, Unvorhersehbarkeit und Redundanz Kapital und generiert spezifische Begegnungsmomente, die zum Auftauchen einer neuen gemeinsamen Richtung der Dyade beitragen. Wir haben diesen impliziten Erkennungsprozess in früheren Beiträgen erläutert (BCPSG 1998a, 1998b, 2002) und gehen im letzten Teil dieses Kapitels noch einmal detaillierter auf ihn ein.

Ungenauigkeit und Ko-Kreativität

Weil wir die Ungenauigkeit als intrinsischen Bestandteil der Mikrovorgänge in einer Beziehung betrachten, mussten wir der Frage nachgehen, wie sie Veränderung ermöglichen kann. An genau diesem Punkt kommt das Konzept der Ko-Kreativität ins Spiel. Wir verstehen unter Ko-Kreativität einen selbstorganisierenden Prozess zweier miteinander agierender Psychen, der sich die interaktionsinhärente Ungenauigkeit zunutze macht, um etwas psychisch Neues hervorzubringen. Was auf diese Weise entsteht, war zuvor nicht existent und konnte von keinem der beiden Partner in Gänze vorhergesehen werden. Die zahlreichen Quellen der Verwirrung und Überraschung, die jede Interaktion in sich birgt, bewirken, dass potentiell zahlreiche, nicht vorhersagbare Elemente in der Dyade auftauchen und von ihr ausgestaltet werden können. Nicht-lineare dynamische Systeme, wie wir sie in dyadischen Interaktionen beobachten, stellen interpersonale und mentale Vorgänge naturgemäß auf neue, unerwartete Weisen zusammen, die als Funktion der Interaktion auftauchen. Deshalb enthalten Interaktionsprozesse nicht-lineare Sprünge oder vollziehen qualitative Veränderungen. Zu den interessanten kreativen Hervorbringungen eines nicht-linearen dyadischen Systems zählen infolgedessen neue Intentionen, Gefühle und Bedeutungen. Auch wenn man sich Bedeutungen, Gefühle und Intentionen zumeist nicht als kreative Hervorbringungen vorstellt, die plötzlich und unerwartet aus einem dyadischen Prozess auftauchen, sind sie wahrscheinlich die wichtigsten und komplexesten Produkte, die menschliche Interaktionen generieren können.

Dass wir von *Ko-Kreativität* und nicht von *Ko-Konstruktion* sprechen, hat mehrere Gründe. »Ko-Konstruktion« impliziert eine Bedeutung, die mit einem Modell dynamischer Systeme nicht vereinbar ist. Das Wort *Konstruktion* lässt an einen gerichteten Prozess denken, in dem präformierte Elemente gemäß einem bereits vorliegenden Plan miteinander kombiniert werden. Einen solchen Bauplan oder ein entsprechendes Schema gibt es bei der Ko-Kreativität nicht. Stattdessen entstehen die Elemente, die verbunden werden, im und durch den Prozess des Austauschs an sich.

Diese Kreativität ist ein wesentliches Charakteristikum des Mikroprozesses therapeutischer Interaktionen und wird trotzdem leicht übersehen. Manchmal hat es den Anschein, als ob kaum etwas geschähe. Doch auf der subjektiven Ebene werden weiterhin Ungewissheit und Unvorhersagbarkeit erlebt, während Therapeut und Patient versuchen, ihre auftauchenden Intentionen und Initiativen zu begreifen und aufeinander abzustimmen, um den gemeinsamen Kurs ihrer Interaktion zu halten. Am Rande sei hier erwähnt, dass nicht jede Richtung, die ko-kreiert wird, für den Patienten heilsam oder konstruktiv sein muss. Doch dies ist eine Frage der Technik und des Verständnisses der therapeutischen Effizienz; ihre Erörterung würde den Rahmen dieses Kapitels sprengen.

Ko-Kreativität und Ungenauigkeit in einer Analysestunde

Wir werden diese Eigenschaften relationaler Systeme und den entscheidenden Beitrag, den sie zur therapeutischen Veränderung leisten, illustrieren, indem wir das Verbatimtranskript einer auf Tonband aufgezeichneten analytischen Sitzung Zeile für Zeile untersuchen. Die Sitzung wurde von einem unserer Mitglieder durchgeführt, und wir analysieren hier drei aufeinanderfolgende Abschnitte. Das vollständige Transkript findet sich im Anhang am Ende dieses Kapitels. Weil das Konzept des impliziten Beziehungswissens häufig missverstanden und lediglich mit den nonverbalen Aspekten der Interaktion in Verbindung gebracht wird, hielten wir es für wichtig zu zeigen, dass sich diese Ungenauigkeiten der Kommunikation keineswegs auf den nonverbalen Bereich beschränken, sondern dass sie auch auf der impliziten prozeduralen oder prozesshaften Ebene des verbalen Austauschs zutage treten. Ein rein verbales Transkript erfasst nicht, dass sich Patient und Therapeut auf zahlreichen verbalen und nonverbalen Kommunikationsebenen gleichzeitig austauschen. Die Kohärenz, die ihre jeweiligen Kommunikationen sowohl auf den einzelnen Ebenen als auch ebenenübergreifend besitzen, ist für den Einfluss, den sie auf den therapeutischen Partner ausüben, entscheidend.

Trotz der reichen Psychodynamik der Themen, die die Patientin in diesen Auszügen zur Sprache bringt, und trotz unserer Überzeugung, dass die lokale Ebene mit der Ebene psychodynamischer Bedeutungen zusammenhängt, werden wir diese Dynamik hier nicht erörtern. Man kann jede therapeutische Interaktion unter dem Blickwinkel ihrer Psychodynamik diskutieren, doch jede therapeutische Interaktion besitzt, ungeachtet der jeweils angewandten analytischen Technik, auch eine Organisation auf der lokalen Ebene. Das Aushandeln von Intention und Richtung sieht je nach Behandlungstechnik ganz unterschiedlich aus, findet aber immer statt. Und die Realität der von uns beschriebenen Merkmale wird erst erkennbar, wenn man sich diese Ebene der Mikrovorgänge sehr genau anschaut. Auf der narrativen Ebene ist von ihr nichts zu sehen. Deshalb werden wir illustrieren, was wir unter der Ungenauigkeit des ko-kreativen Prozesses verstehen, der sich auf der lokalen Ebene mit jedem einzelnen relationalen Schritt entwickelt. Wir illustrieren den Prozess des »unscharfen Intendierens« und die dadurch bedingte Notwendigkeit von Variabilität und Redundanz. Wir erläutern außerdem, dass diese Eigenschaften der Ungenauigkeit der Hervorbringung gemeinsam geteilter Bedeutung inhärent sind.

Fassen wir die Fallgeschichte kurz zusammen: Die Patientin hatte sich vier Jahre vor der hier zur Diskussion stehenden Sitzung wegen hartnäckiger Suizidgedanken, die infolge des sexuellen Missbrauchs durch einen nahen Verwandten ihre einzige Möglichkeit der Selbstbehauptung darstellten, in Analyse begeben. Der Montagsitzung, die hier beschrieben wird, war freitags eine Extrasitzung vorausgegangen. Der Analytiker hatte sie der Patientin angeboten, weil es ihr zusehends schlechter ging. In dieser Extrasitzung hatte er die Überlegung formuliert, dass die Patientin sich womöglich gezwungen gefühlt habe, sein Angebot anzunehmen. Sie hatte dieser Vermutung jedoch widersprochen.

In der Sitzung am Montag schilderte die Patientin zwei Träume, die sie nach der zusätzlichen Freitagsitzung gehabt hatte. Therapeut und Patientin benutzten diese Träume, um sich auf bislang unbekanntes Terrain zu begeben. Der erste Traum stammte aus der Nacht von Freitag auf Samstag. Die Patientin nahm an der Sitzung einer Therapiegruppe teil, die sie an eine Gruppe für Missbrauchsüberlebende erinnerte, der sie tatsächlich einmal angehört hatte. Jene Gruppe hatte ihr nicht gutgetan, denn sie betonte ihre Opferrolle, so dass sie sich nicht besser, sondern schlechter fühlte. Den zweiten Traum hatte sie in der Nacht vor der Montagsitzung. Er enthielt recht humorvolles Material: Gewisse Unvollkommenheiten des Analytikers ließen ihn menschlicher erscheinen, als jemanden, der auch Fehler macht und sein Leben nicht vollständig unter Kontrolle hat. Entgegen ihrer bisherigen Wahrnehmung hatte die Patientin im Traum das Gefühl, dass der Analytiker durchaus große Ähnlichkeit mit ihr selbst habe. Am nächsten Tag (Dienstag, nach der transkribierten Sitzung vom Montag) setzte sie sich auf die Couch, statt sich hinzulegen, und sagte, dass sie glaube, ausnahmsweise eine eigene »Tagesordnung« zu haben. In derselben Sitzung begann sie später, zum ersten Mal ganz realistisch und angemessen über das Ende der Analyse zu sprechen.

Wie gelangten Patientin und Analytiker, ausgehend von einem Punkt der Verzweiflung, auf dieses neue Territorium? Die Antwort ist natürlich in der vollständigen Geschichte der analytischen Dyade und all ihrer Begegnungen enthalten, kann also nicht allein auf den aktuellen Austausch zurückzuführen sein. Doch wir werden unsere Aufmerksamkeit auf das Transkript konzentrieren und es Zeile für Zeile untersuchen, statt den Analytiker aufzufordern, seinen eigenen inneren Prozess nachträglich zu erklären und zu erhellen. Wir benutzen unsere Konzepte, um Licht auf jene Aspekte des

Veränderungsprozesses zu werfen, die zwar der lokalen Interaktionsebene angehörten, aber die deutlicher erkennbaren Veränderungen dieser analytischen Dyade auf der Makroebene in Gang setzten.

Ko-Kreation der Intentionen im therapeutischen Prozess

Um das erste Exzerpt zu untersuchen, richten wir das Augenmerk auf den ko-kreativen Prozess und die intentionale Unschärfe in der therapeutischen Interaktion. Der Auszug stammt vom Beginn der Stunde. Analytiker und Patientin hatten über den ersten Traum gesprochen, der von der verstörenden gruppentherapeutischen Sitzung handelte. Am Samstagvormittag, also nach diesem Traum, hatte die Patientin überlegt, den Analytiker anzurufen, um ihm zu sagen, dass ihre Gefühle ihm gegenüber anders seien als ihre Gefühle in der Therapiegruppe. Sie beschloss aber, damit bis zur nächsten Analysestunde zu warten. Im folgenden Auszug beschreibt sie den zweiten Traum (der von den Unvollkommenheiten des Analytikers und seiner vermeintlichen Ähnlichkeit mit ihr selbst handelt) und hebt hervor, wie stark er sich vom ersten Traum (über die verstörende Gruppensitzung) unterscheidet. Wie Sie sehen werden, geht der Analytiker auf ihren Bericht über den zweiten Traum nicht ein, sondern greift stattdessen ihre Überlegung auf, ihn anzurufen.

Erstes Transkriptexzerpt
»Über welchen Traum sprechen wir und warum?«

Patientin: Es sind also zwei vollkommen unterschiedliche … nach dem Traum von heute Nacht habe ich mich Ihnen wirklich verbunden gefühlt und, wissen Sie, ich hatte das Gefühl … ich weiß nicht genau, wie ich es sagen soll. Ich fühlte mich Ihnen näher; ich glaube, weil Sie gesagt haben, dass Sie nicht perfekt sind.

(*Die Patientin hat in der Sitzung zwei Träume geschildert. Beide wurden ein Stück weit diskutiert und analysiert. Nun aber beschließt sie, sich dem zweiten Traum zu widmen. Warum? Auch wenn ihre Entscheidung zahlreiche Gründe haben mochte – Abwehrhal-*

tung, zeitliche Nähe und so weiter –, ist dies ein Beispiel für die Unbestimmtheit der Kommunikation bezüglich der Richtung, die der Sprecher einzuschlagen beabsichtigt. Ebendies bezeichnen wir als Unschärfe der Intention. Hätte vielleicht der erste Traum zu tieferen Einsichten führen können? Wir wissen es nicht, denn durch ihre Themenwahl führt uns die Patientin zu ihrem Gefühl der Nähe aus dem zweiten Traum. Und sogar die von ihr selbst getroffene Entscheidung enthält mehrere geringfügige Ungewissheiten: »Ich weiß nicht ... ich glaube ...« Diese Unklarheiten könnten Widerstände zum Ausdruck bringen, ein Widerstreben oder eine genuine Unsicherheit in Bezug auf das, was sie sagt. In jedem Fall aber wird die Unbestimmtheit des Rückschlusses auf die von der Patientin angestrebte Richtung dadurch verstärkt.)

Analytiker: Ah, ah.

(*Das kann »bedeuten«: »Mach einfach weiter«, allerdings in ganz unterschiedlichem Sinn: Weil ich versuche, an deiner Seite zu bleiben. Weil ich noch nicht wirklich verstanden habe, um was es geht, und mehr hören muss. Weil ich noch nichts zu sagen weiß. Weil ich nicht einmal weiß, worauf du hinaus willst. Weil ich mehr Zeit brauche. Weil der andere Traum vielleicht wichtiger ist. Weil vielleicht all diese Dinge gleichzeitig eine Rolle spielen und ein verschwommenes Durcheinander ergeben. Die Patientin wird aufgrund der Konvention und der gemeinsamen Vergangenheit heraushören, was dieses »Ah, ah« ungefähr besagt. Eine Unschärfe ist zweifellos vorhanden, doch sie hat sich noch nicht übermäßig weit ausgebreitet und ist bislang nicht allzu wichtig.*)

Patientin: Hm.

(*Ich bin mir noch nicht sicher, wohin das führt. Oder wenn ich es weiß, bin ich mir nicht sicher, ob ich tatsächlich dorthin möchte. Es sieht so aus, als ob ich Hilfe bräuchte. Der Therapeut gibt sie ihr in der nächsten Zeile.*)

Analytiker: Am Samstag haben Sie ja sogar überlegt, mich wegen dieses anderen Traums anzurufen.

(*Hier haben wir die erste Überraschung, ein Beispiel für den unvorhersehbaren Kurs, für die Ungenauigkeit. Der Therapeut er-*

greift die Initiative und wechselt das Thema, indem er den anderen Traum zur Sprache bringt. Genau genommen greift er nicht einmal den Traum auf, sondern die Überlegung, die der Patientin danach durch den Kopf ging. Warum? Er scheint den Gang der Dinge in eine radikal andere Richtung gelenkt zu haben. Wusste er, weshalb er dies in dem betreffenden Moment tat? Das Wörtchen »sogar« ist betont. Es ist entweder eine Bitte, klarzustellen, ob sie wirklich überlegt hat, ihn anzurufen, oder ein Ausdruck der Überraschung, die er angesichts dieser Idee empfand. Oder hängt es mit seiner Sorge zusammen, dass er sie womöglich gezwungen hat, das Angebot einer Extrasitzung anzunehmen? Wie dem auch sei – er hat wahrscheinlich zahlreiche und noch nicht ausgeformte Intentionen. Der Themenwechsel erweist sich als unproblematisch, was aber nicht bedeutet, dass der Therapeut im betreffenden Augenblick wusste, was er tat. Dass er vom Thema der Patientin abkam und dem zweiten Traum [aus der Nacht zum Montag] keine weitere Beachtung schenkte, überrascht auch deshalb, weil dieser Traum brisanteres Übertragungsmaterial zu enthalten schien.)

Patientin: Jaa!

(*Sie arbeitet einen Teil der Unschärfe durch, indem sie sich auf einen kleinen Ausschnitt der Unklarheit konzentriert: Ja, sie hat tatsächlich daran gedacht, ihn anzurufen.*)

Analytiker: Das wäre, hm, und der Grund, weshalb sie an diese, ja, diese Art echter Verbundenheit gedacht haben, war welcher?

(*Er bemüht sich, seinen Weg zu finden. Er macht vier unvollständige Ausfallschritte – die er allesamt rasch wieder zurücknimmt –, um seine Intention zu finden und auszudrücken; ein Beispiel für die Redundanz seines Denkens. Damit gelangt er zu den Worten »wirklich verbunden gefühlt« – genauer: er kommt aus einer anderen Richtung auf diese Formulierung zurück –, die die Patientin zuvor, in ihrer ersten Bemerkung über den zweiten Traum, benutzt hatte. Er hat ihre Formulierung in einen anderen Kontext gestellt. Man könnte vermuten, dass er vorsichtig eine kleine Brücke zwischen beiden Träumen zu schlagen versucht; möglich auch, dass er über die Realität ihrer beider Verbundenheit spricht. Diese Intention bleibt noch vage. Aber die Formulierung »echte Verbundenheit« nimmt allmählich den Charakter eines gemeinsam geschaffenen und erweiterten Konzepts an, das es später erleichtern wird, die Sitzung zu organisieren. Die Erweiterung dieses Konzepts ist ein von beiden gemeinsam erzieltes Produkt der Ungenauigkeit und der Bemühungen, im wechselseitigen Sich-Verstehen eine gemeinsame Richtung und einen Treffpunkt zu finden.*)

Patientin: Was meinen Sie jetzt, den Anruf?

Analytiker: Ja, den Anruf.

(*Sie versuchen beide, die Ungenauigkeit zu reduzieren und weniger unscharfe Intentionen zu finden/zu erzeugen. Wir beobachten auch Redundanz und Variationen, die der weiteren Klärung dienen.*)

Patientin: Na ja, ich bin ja hier gewesen am Freitag, und ich hatte das Gefühl, als sei irgendwie ein Bewusstseinsstrang aus der Sitzung in diesen Traum eingegangen.

(*Auch sie nimmt vage einen Zusammenhang zwischen den beiden Träumen wahr. Die unscharfen Intentionen von Patientin und Therapeut nähern sich einander an. Die Ungenauigkeit bezüglich der Frage, welchem Traum sie sich zuwenden wollen, und das Hin- und Herwechseln zwischen den beiden Träumen haben bewirkt, dass die Beziehung zwischen ebendiesen Träumen als Thema auftauchte. Dies entsprach allerdings nicht der ursprünglichen Intention des Therapeuten und ebenso wenig der Absicht der Patientin. Es ergab sich infolge ihrer gemeinsamen Bemühungen, ein wenig Aufklärung in die Unbestimmtheit zu bringen.*)

Analytiker: Jaa.

Patientin: Es hat mich irgendwie verwirrt, dass … ich weiß nicht, wie ich es am besten ausdrücken soll. Es ist wie ein Zurückgeworfen-Werden oder so. Von GT [der Gruppentherapeutin] zu träumen und diese Art Druck zu empfinden.

(*Unsicher wendet sie sich erneut dem anderen, dem ersten, Traum zu. Es findet ein sprunghaftes Vor und Zurück statt, ein weiteres Beispiel für die Redundanz. In diesem Kontext taucht nun die Wahrnehmung eines »Drucks« auf, ein neues interessantes Element, das vorerst unscharf bleibt, aber prononciert ist.*)

Analytiker: Jaa.

Patientin: Ist das, was ich nicht richtig – ich meine, ich glaube …

(*Sie stolpert vorwärts.*)

Analytiker: Der Druck ist da, nicht wahr? Wir haben es mit dem Thema Zwang zu tun, dem Zwang, etwas Bestimmtes tun zu müssen. Und in diesem Traum werden sie wirklich gedrängt, mehr zu sagen. Und ich glaube, ja, ich überlege, wie das mit der Extrasitzung am Freitag zusammenhängt.

(*Er unterbricht sie. Empfindet auch er einen Druck, wenn auch mit anderer und vorerst unklarer Intentionalität? Hier kommt die Improvisation zum Zug: Von der Wahrnehmung des Drucks gelangt er zum Thema Zwang. Nun müssen sie die unscharfen Intentionen durcharbeiten, um dieses Thema zu ordnen und zu klären. Die – wie er fürchtet – erzwungene Extrasitzung ging ihm wahrscheinlich durch den Sinn und trug zu seinem Gefühl bei, unter Druck gesetzt zu werden – einem Gefühl, das von der Patientin nicht unbedingt geteilt wurde. Er testet, ob sich eine Übereinstimmung der Intentionen finden lässt.*)

Patientin: Für mich war es so, dass … der Traum hatte eher mit der Idee zu tun, dass ich das Gefühl habe, den Ansprüchen gerecht werden zu müssen … das Richtige sagen zu müssen …

(*Sie sagt, dass sein Einfall, den Druck oder Zwang betreffend, nicht passend war. Der Therapeut hatte zum Teil recht, zum Teil unrecht. Für die Patientin war der Zusammenhang mit der Extrasitzung weniger wichtig. Sie greift ihn nicht auf. Wichtiger ist in diesem Moment, dass sie klärt, was »Druck« für sie bedeutet, nämlich: »Das Richtige sagen zu müssen.« Diese entscheidende Präzisierung wurde durch das Missverständnis des Therapeuten erleichtert – ein weiteres Produkt der Ungenauigkeit. Zu beachten sind auch hier wieder all die Variationen, die erforderlich sind, um sich gemeinsam der Klärung und Klarsicht anzunähern.*)

Analytiker: … hm, hm …

(*Nachdem er auf ihren Weg zurückgeführt wurde, beobachtet und unterstützt er diese unerwartete Entwicklung.*)

Patientin: … als mit dem Gefühl, gedrängt zu werden, herzukommen.

Irgendwie ist das etwas anderes, als wenn man eine Verbindung herstellt mit …

(*Sie arbeitet weiter an ihrer Präzisierung und stolpert voran. Der Grad an Ungenauigkeit scheint im Moment wieder angestiegen zu sein. Sie ist allein, in Gegenwart des Anderen, und aus der Ungenauigkeit heraus ko-kreieren sie etwas Neues und etwas, das größere Klarheit besitzt.*)

Analytiker: … jaa, hm, hmm …

(*Er drängt sie, weiter nach ihrem eigenen Weg, der auch der gemeinsame Weg ist, zu suchen.*)

Patientin: … dem Gefühl, dass ich am Freitag herkommen musste, was ich zumindest nicht bewusst so empfunden habe. Weil, mein Gefühl hatte mehr damit zu tun, dass sie [*die Gruppe*] mich gefragt haben – es war so, als müsste ich kränker sein, als ich mich fühlte. Und ich glaube, es ist ganz oft typisch für mich zu denken, dass ich über einen kranken Teil meiner Psyche sprechen muss, wenn ich hierher kommen will.

Analytiker: Hm, hm.

Schritt für Schritt ko-kreierten sie aus der Ungenauigkeit heraus Inseln der intentionalen Stimmigkeit und eine gemeinsame Richtung. Indem sie sich die Ko-Kreativität der Ungenauigkeit zunutze machten, ermöglichten sie es, dass diese Inseln zu größeren Gebieten des gemeinsamen impliziten Wissens zusammenwachsen konnten. Auf diese Weise stolperten sie voran – ausgehend von dem im Traum über die Gruppentherapie aufgetauchten Gefühl der Patientin, kränker sein zu müssen, als sie tatsächlich war. Dies ist eine Zwischenstation auf ihrem Weg zu einem gestärkten Urheberschaftsgefühl, das am nächsten Tag deutlichen Ausdruck fand, als sich die Patientin zu Beginn ihrer Stunde nicht auf die Couch legte, sondern sitzen blieb.

Zusammenfassend können wir unser Verständnis dieser Transaktionen auf der Ebene des impliziten Prozesses wie folgt formulieren: Die Patientin hat ihr Bedürfnis anerkannt, für ihre Urheberschaft einzutreten. Sie beschließt, ihren Analytiker am Samstagmorgen nicht anzurufen. Dann schildert sie zwei Träume – einen, in dem sie durch ihr sexuell missbrauchtes, krankes Selbst mit einer anderen Person verbunden ist, und einen weiteren, in dem die Verbindung durch ihr kompetentes, dem Analytiker ebenbürtiges Selbst hergestellt wird. In dem nachfolgenden Dialog erörtert sie zusammen mit dem Analytiker ihre Träume und entsprechenden Assoziationen unter dem Blickwinkel ihrer symbolischen Bedeutung. Auf der lokalen Ebene aber bearbeiten sie gleichzeitig die Entwicklung ihrer Urheberschaft, und zwar durch die impliziten, minuziösen Interaktionen, die wir als Ko-Kreativität bezeichnen. (Der Beitrag, den der Analytiker zur Bewältigung dieser Aufgabe leistet, besteht darin, dass er der Patientin Gelegenheit gibt, ihr eigenes Erleben zu klären, statt etwa seine Richtung zu übernehmen; dies ist zugleich eine behandlungstechnische Illustration der Stützung von Urheberschaft.) Bei der durch Ungenauigkeit charakterisierten Suche nach Passung handeln sie gemeinsame intentionale Richtungen und Bedeutungen aus, die zur lokalen Ebene gehören. Man könnte dies zwar lediglich als Unterstützung der sich entwickelnden Urheberschaft der Patientin betrachten, doch wir verstehen eine solche Unterstützung als Teil des ko-kreativen Prozesses, der das Urheberschaftsgefühl verändert.

Aus dieser Aktivität gehen eine komplexere symbolische Bedeutung und eine komplexere Intentionalität hervor. Diese komplexeren Bedeutungen erfassen, dass die Patientin durch ein positives Selbstgefühl – »ebenbürtig« – mit einer anderen Person verbunden ist, sich aber gleichzeitig als wütendes und hilfloses Selbst erlebt – »mein kranker Anteil« –, mit dem umzugehen ihr nach wie vor Schwierigkeit bereitet. Zu den auftauchenden Intentionen zählen auch die Ansätze einer eigenen »Tagesordnung« und die Zuversicht, für sie eintreten zu können.

Wie trägt der ko-kreative, durch Ungenauigkeit charakterisierte und auf der lokalen Ebene ablaufende Prozess in diesem Ausschnitt zur Veränderung bei? Wir sehen, dass eine neue gemeinsame Bedeutung nicht durch die Veränderung der symbolischen Bedeutung, die den Weg durch gemeinsames Verständnis der Träume und Assoziationen der Patientin bahnt, ko-kreiert wird, sondern durch das implizite Vor und Zurück, wobei einhergehend mit jedem Schritt getestet wird, was jeder der Beteiligten zum Auftauchen einer neuen gemeinsamen Richtung beitragen und wie er damit umgehen kann. Während Patientin und Analytiker nach einer gemeinsamen Passung/Stimmigkeit suchen und sich gleichzeitig auf ihre je eigene

Agenda rückbesinnen, ko-kreieren sie eine gemeinsame Intention. Diese neue, potentiell gemeinsame Intention bewirkt im Prozess ihrer Emergenz eine Reorganisation und Rekontextualisierung beider alten Agenden (für entsprechende Daten zur Rekontextualisierung der früheren perzeptuellen Erfahrung durch neue Erfahrungen siehe Freeman [1995]).

Es ist allerdings festzuhalten, dass das Problem, eine gemeinsame Richtung auszuarbeiten, bei der schlichten Dekodierung der mehrdeutigen Kommunikationen des Anderen nicht Halt macht. Es ist komplexer. Die von Grund auf relationale Beschaffenheit der menschlichen Psyche bedeutet, dass eine Intention oder motivationale Richtung nicht lediglich eine Sache ist, die ein Partner im Kopf hat und dem anderen übermittelt (Bruner 1990; Dilthey 1976; Husserl 1930; Lakoff und Johnson 1980; D. N. Stern 1985; Wygotski 1934). Vielmehr werden die gemeinsamen Intentionen oder die Richtungen der nächsten Schritte in der Beziehung ko-kreiert, das heißt, von den beiden Partnern Sekunde für Sekunde ausgehandelt. Was wir gemeinhin in unserem »Kopf« verorten, ist weder innerlich noch fixiert, sondern wird pausenlos in Interaktion mit anderen ko-kreiert. Beide Partner produzieren Aktionen und ziehen Rückschlüsse auf Intentionen und beeinflussen dadurch die Herausbildung der emergenten Aktionen und Intentionen des Anderen. Die Kommunikation der Intention eines jeden Partners ist nicht nur mehrdeutig; vielmehr werden diese Kommunikationen in Reaktion auf das Feedback des Partners und die von beiden wahrgenommenen Möglichkeiten, eine gemeinsame Richtung für ihren Austausch zu finden, unausgesetzt verändert und adjustiert. Der Ausdruck der relationalen Intention ist also kein einfacher Eine-Person-Akt, sondern eine emergente Eigenschaft der Interaktion an sich. Die mentale Komplexität und Urheberschaft eines jeden der Beteiligten bewirken, dass in die Ausarbeitung der gemeinsamen Richtung immer unvorhersehbare und improvisatorische Elemente eingehen. Ebendiese gemeinsame Aushandlung und Ko-Kreation von Intention oder Richtung macht die Essenz der therapeutischen Interaktion aus.

Wir haben bereits erläutert, dass die Ko-Kreativität aus einem unvorhersehbaren Improvisationsprozess erwächst und dass intentionale Unschärfe auf Variabilität und Redundanz beruht. Das bedeutet aber keineswegs, dass alles, was in einer Sitzung auftaucht, unvorhersehbar ist. Wir betonen vielmehr, dass das Zusammenspiel der beiden Subjektivitäten auf der lokalen Ebene unweigerlich unvorhersehbare und überraschende Phänomene hervorbringt.

Betrachten wir das klinische Material noch einmal im Licht dieser vielfältigen Quellen neuer Interaktionselemente. Die Patientin hat über den zweiten Traum gesprochen, in dem der Analytiker ihr selbst ähnelte. Dieser Ausschnitt enthält zwei längere Schweigepausen, eine von 83 Sekunden und eine von 68 Sekunden Dauer. Bemerkenswert in Bezug auf unseren augenblicklichen Fokus ist die Unvorhersagbarkeit und Variabilität dessen, was sich an diese Schweigepausen anschließt. Niemand kann wissen, wie lang das Schweigen dauern, wer es beenden und was geschehen wird.

Zweites Transkript-Exzerpt: »Woher wissen wir, wohin wir gehen?«

Patientin: In dem Traum gab es mir das Gefühl, stärker zu sein.

Analytiker: Ja!

(*Er bestätigt ihre Überlegung.*)

Patientin: Ich habe mich eher … Ihnen ebenbürtig gefühlt … (*83 Sekunden Pause*)

Analytiker: Haben Sie das Gefühl mittlerweile öfter? …

(*Hat es mit dem Einfall, dass sie sich ebenbürtig fühlt, etwas auf sich, durch das beide zu der langen Pause veranlasst werden?*)

Patientin: Äh … Zu einem gewissen Grad vielleicht … Mein Gefühl dazu beginnt sich zu verändern … Ich würde nicht sagen, dass … Ich glaube nicht, dass es bereits abgemachte Sache ist (*kichert*) … Ähm … Eine Sache, die mir am Samstag durch den Kopf ging, als ich überlegte, ob ich Sie anrufe … Ich war überzeugt, dass es okay wäre, Sie anzurufen und Ihnen von dem Traum zu erzählen. Und irgendwie vermittelte mir diese Überzeugung das Gefühl, dass es nicht nötig sei, Sie tatsächlich anzurufen.

(Sie sagt, dass sie mittlerweile um ihre Urheberschaft weiß und sie nicht mehr unter Beweis stellen muss).

Analytiker: Hm, hm …

(Die Patientin schlägt eine neue Richtung ein, die der Analytiker nicht vorhersehen konnte – sie konzentriert sich auf ihren Samstag-Gedanken, ihn anzurufen.)

Patientin: Wissen Sie, ich musste nichts beweisen, deshalb … also habe ich es gelassen.

Analytiker: Hm, hm.

Patientin: Wissen Sie, es reichte, dass ich mir selbst sagte, dass es möglich wäre, zum Hörer zu greifen und Sie anzurufen und Ihnen den Traum zu berichten. Das wäre interessant gewesen, aber genauso gut (*kurzes Kichern*) konnte ich Ihnen auch heute davon erzählen.

Analytiker: Hm, hm.

Patientin: Und, ja also, dass ich es so sehe, also mein Gefühl, dass es okay sei, Sie anzurufen, das gibt mir das Gefühl, dass wir eher ebenbürtig …

Analytiker: Hm, hm (*gleichzeitig mit den Worten der Patientin*).

Patientin: … als verschieden sind.

Analytiker: Hm, hm … (*68 Sekunden Pause*)

Patientin: In dem Traum, äh, dem Traum vorige Nacht, hatte ich das Gefühl, äh … ich weiß nicht … wie ich es am besten ausdrücken soll … mir drängt sich das Wort Akzeptanz …

(Sie unterbricht das Schweigen durch ihren neuen Einfall – Akzeptanz. »Akzeptanz« hängt zwar im weiteren Sinn mit »Verbindung« zusammen, ist aber gleichzeitig eine Variation ihres Themas.)

Analytiker: Hm, hm …

(*gleichzeitig mit den Worten der Patientin*)

Patientin: … auf. Ich hatte so ein Gefühl … das Gefühl, akzeptiert zu werden … so wie ich bin, und …

(Nachdem sie das zustimmende »Hm, hm« des Analytikers gehört hat, wiederholt sie den Akzeptanz-Einfall in einer zweiten Initiative, die ihr Interesse unterstreicht, diese Richtung weiter zu verfolgen.)

Als die Patientin den Gedanken an die Akzeptanz einführt, hat sich im intersubjektiven Feld eine Verlagerung ergeben, die man als Resultat des Schweigens nicht hätte vorhersehen können. Einmal mehr zeigt sich, dass es auf der lokalen Ebene keine folgerichtige narrative Struktur und keine Möglichkeit gibt, zu sagen, welche Konsequenzen die relationalen Schritte jeweils nach sich ziehen. Nicht einmal der einsichtigste Therapeut könnte wissen, was die Patientin in ihrem nächsten Satz sagen wird. Und selbst wenn ihm das Thema grundsätzlich vertraut wäre, könnte er die Form, in der es schließlich Ausdruck findet, nicht vorhersehen. Ebendiese Form aber erzeugt den Kontext und beeinflusst das weitere Geschehen. Dieses wichtige Merkmal dessen, was im therapeutischen Prozess tatsächlich geschieht, wird nicht erkennbar, wenn man sich lediglich auf die Bedeutungen des dynamischen Unbewussten konzentriert.

Um dieser Unvorhersehbarkeit Rechnung zu tragen, muss man lediglich versuchen zu bedenken, dass das, was geschehen ist, nicht das ist, was geschehen musste. Viele Dinge hätten geschehen können. Patientin und/oder Analytiker hätten an jedem beliebigen Punkt, orientiert an der Bedeutung, die der aktuelle Augenblick für sie beide besaß, einen anderen relationalen Schritt tun können, der den Weg ihres Interaktionsflusses verändert hätte. Die Ko-Kreativität der therapeutischen Interaktion und ihre intentionale Unschärfe bedeuten, dass jeder einzelne relationale Schritt anders hätte aussehen können. Der Dyade stehen viele gleichermaßen valide und effektive Wege offen, die zu einem Großteil ungefähr am gleichen Ort auslaufen. In der Biologie und der Entwicklungspsychologie bezeichnet man diese Äquivalenz unterschiedlicher und idiosynkratischer Pfade als Prinzip der Äquifinalität oder Zielgleichheit.

Ungenaue Prozesse sind redundant

Trotz dieser Unberechenbarkeit des Weges, den die therapeutische Interaktion einschlägt, kommunizieren Analytiker und Patientin Bedeutungen, sammeln implizites Wissen über ihr Zusammensein, handeln gemeinsame Richtungen aus und fühlen sich einander verbunden. Doch woher weiß man, welche Bedeutung ausgedrückt wurde, wenn die Äußerung und das

Erschließen von Intentionen einen dermaßen unscharfen, unvorhersehbaren und variablen Prozess konstituieren? Wir hatten den Verdacht, dass sich der Schlüssel zu diesem Rätsel in der für Interaktionen typischen Rekurrenz und Redundanz verbergen könnte. Klarer formuliert: In der Therapie verbringen wir ungeheuer viel Zeit mit Wiederholungen, mit Variationen eines Themas und mit Neuformulierungen, weil sie uns helfen, Intentionen optimal zu erschließen und gemeinsame Richtungen zu finden.

Wir haben erläutert, dass die Unschärfe der Intentionen sowohl variabel als auch redundant ist. Dieser repetitive Prozess ist für den Austausch und das Aushandeln von Bedeutung auf der Mikroebene charakteristisch. Gegen Ende des ersten Exzerpts, wo Patientin und Analytiker klären, über welchen Traum sie gerade sprechen, können wir dies erneut beobachten. An diesem Punkt erwähnt die Patientin »einen kranken Teil meiner Psyche«, den zu erörtern sie sich in der Gruppentherapie gedrängt fühlte.

Drittes Exzerpt: »Wir müssen dies auf vielerlei unterschiedliche Weise tun.«

Patientin: … dem Gefühl, dass ich am Frcitag herkommen musste, was ich zumindest nicht bewusst so empfunden habe. Weil, mein Gefühl hatte mehr damit zu tun, dass sie [*die Therapiegruppe*] mich gefragt haben – es war so, als müsste ich kränker sein, als ich mich fühlte. Und ich glaube, es ist ganz oft typisch für mich zu denken, dass ich über einen kranken Teil meiner Psyche sprechen muss, wenn ich hierher kommen will.

Analytiker: Hm, hm.

Patientin: Dass ich über das Richtige sprechen muss. Wissen Sie, da ist etwas Pathologisches in meinem Kopf, worüber ich …

(*Sie wiederholt ihren Eindruck, über den kranken Teil ihrer Psyche sprechen zu müssen.*)

Analytiker: Ja, und das ist ein Gefühl, das Sie auch hier manchmal haben.

Patientin: Ja.

(*Sie sagt: Ja, jetzt hast du's kapiert.*)

Analytiker: Der Traum handelt also auch davon, hierher zu kommen, von dem Druck, diesen kranken Teil ihres Gehirns offenzulegen.

(Indem die Patientin durch den Austausch für sich selbst klärte, was sie unter »Druck« versteht, brachte sie den Analytiker auf den Gedanken, dass besagter »Druck« mit dem Gefühl zusammenhängt, über ihren kranken Anteil sprechen zu müssen, und nicht mit der Extrastunde am Freitag. Dass er dies begriffen hat, bestärkt sie in ihrem Gefühl, sich dank ihrer eigenen Initiative verständlich machen zu können.)

Patientin: Was mich wirklich verwirrt, ist die Tatsache, dass es mir damals in der Gruppe von GT absolut unmöglich war zu glauben, dass meine Erfahrung irgendwie … ja, mit dem vergleichbar sein könnte, was die anderen in der Gruppe erlebt hatten …

(Zum wiederholten Mal spricht sie über ihr Gefühl, wegen des »kranken Teils ihrer Psyche« unter Druck gesetzt zu werden. Diesmal bringt sie es zum Ausdruck, indem sie sagt, dass sie sich anders gefühlt habe als die anderen Gruppenmitglieder, die in höherem Maß dazu tendierten, sich auf ihre Opferrolle zu konzentrieren, und sich durch ihre Missbrauchserfahrungen scheinbar stärker beschädigt fühlten als sie selbst.)

Analytiker: Ja.

Patientin: … und ich hatte einfach nicht das Gefühl … Erstens habe ich überhaupt nicht verstanden, weshalb jeder erwartete, dass ich mich so fühlte. Was hätte es mir auch genutzt?

Analytiker: Äh?

Patientin: Ich weiß nicht. Jetzt bin ich verwirrt. Wissen Sie, als ich Sie aufsuchte, habe ich gehofft, dass Sie mir erklären würden, ich sei kränker, als ich es selbst wüsste, und deshalb sei es richtig, herzukommen.

(Nun lenkt sie die Aufmerksamkeit auf die Art und Weise, wie sie und der Analytiker in der allerersten Sitzung über ihren »kranken Anteil« gesprochen haben: Um eine Verbindung herstellen zu können, muss man krank sein. Deshalb musste sie ihre »Krankheit« übertreiben – eine frühere Manifestation des Gefühls, unter Druck gesetzt zu werden. Indirekt bezieht sie sich auf ihr Gefühl, dass der Analytiker ihr in jenen frühen Gesprächen auch geholfen hat, die positiven Anteile ihres Selbsterlebens wieder in den Blick zu nehmen.)

Analytiker: Hm, hm.

Patientin: Und dann, mit dieser Gruppe und mit GT, das war wie, ach ja, du bist wirklich sehr krank (*kichert*). Mit dir stimmt etwas nicht, und das ist furchtbar. Während ich selbst glaube, dass es so schlimm nun auch wieder nicht ist! Es schien, als ginge es um zwei völlig gegensätzliche Erfahrungen.

(*Nun richtet sie den Fokus erneut auf ihr Erleben in der Gruppe und kommt damit auf das Thema des ersten Traumes – bedrängt oder unter Druck gesetzt zu werden – zurück.*)

Analytiker: Hm, hm.

Patientin: Außerdem glaube ich, dass ich noch immer ein gewisses Problem mit meinem eigenen Selbstbild habe, also – ob ich krank sein will oder lieber nicht. Ich schaffe es nicht, also ich weiß noch immer nicht, wie ich diese Narbe in mein Selbstbild einbauen kann … und deshalb habe ich jedes Mal, wenn ich hierher komme, das Gefühl, als müsste ich mit dieser Wunde kommen, weil diese klaffende Wunde wenigstens sichtbar ist. Wenn ich mich meinem Leben, so wie es jetzt ist, wirklich verbunden fühle (*das heißt, einem Leben ohne dieses Gefühl einer klaffenden Wunde*), dann weiß ich eigentlich nicht, worüber ich hier sprechen soll … ich habe nichts zu erzählen. Also, Sie werden mich irgendwann fragen, weshalb ich überhaupt hier bin.

(*Trotz aller Unsicherheit zeichnet sich allmählich klarer ab, dass sie darüber sprechen, inwieweit ihr »Selbstbild« nur jenen »kranken« Anteil ihrer Persönlichkeit enthält. Von Anfang an kreisen die beiden – in diesem Ausschnitt – um das Gefühl der Patientin, dass von ihr erwartet wird, sich auf ihren »kranken« Anteil zu konzentrieren. Analytiker und Patientin haben das Thema »kranker Anteil« ausgiebig erörtert. Die Patientin überlegt: Können sie einander auch dann verbunden bleiben, wenn sie nicht krank ist? Innerhalb weniger Minuten sind sie dazu übergegangen, in erster Linie über den zweiten Traum zu sprechen und über ihr Gefühl, »stärker« und »ebenbürtiger« zu sein. Wie ist es ihnen in diesem knappen Austausch gelungen, sich über ihre gemeinsame Intention zu »einigen«? Sie haben sie nicht explizit formuliert. Die Erklärung liegt in den Wiederholungen ihrer beider Aussagen. Diese Wiederholungen sind redundant, jedoch nicht im Sinne von überflüssig oder langweilig. Vielmehr trägt diese regelmäßige Wiederkehr entscheidend zu der gemeinsamen Hervorbringung relationaler Intention bei. Es ist ein gemeinsames Bootstrapping, ein aus langsamen Schritten bestehender Explorationsprozess, der Stück für Stück zur Ko-Kreation gemeinsamer Bedeutung und Richtung hinführt.*)

Diese Redundanz der relationalen Schritte ist aus mehreren Gründen notwendig. Die objektiven Verhaltensweisen, aus denen die abwechselnden relationalen Schritte bestehen, können nur partiell vermitteln, was jeder Partner als gemeinsame Richtung wahrnimmt oder erfasst. Die Verhaltensweisen bilden die Intention nicht eins zu eins ab. Die Abbildung ist ungenau. Wir sehen in dieser Vignette erneut, dass ein und dieselbe Intention auf unendlich viele, unterschiedliche Weisen vermittelt werden kann.

Abgesehen von der inhärenten Variabilität des Expressions- und Rezeptionsprozesses sehen wir hier auch, dass Intentionen zumeist nicht voll ausgebildet sind und infolgedessen häufig tentativ geäußert werden. Der Rezipient erfasst die auftauchende Intention genauso partiell und zögerlich. Das bedeutet zugleich, dass zwischen den beiden Partnern implizite Fragen kommuniziert werden, zum Beispiel: »Ich möchte über X sprechen, aber willst du das auch? Lässt die Art und Weise unseres Zusammenseins es überhaupt zu, dass wir darüber sprechen? Und welche Gestalt wird die Intention annehmen, sobald wir sie gemeinsam zu artikulieren beginnen?« Diese Äußerung einer relationalen Intention ist nicht lediglich ein »Ja« oder »Nein«. Sie erfordert vielmehr eine Reihe von Reaktionen der anderen Person, während die beiden die Intention weiter aushandeln und herausbilden. Und auch die Reaktionen sind kein zielstrebiges »Ja« oder »Nein«, denn sie verlangen ihrerseits eine Reaktion (»Ja, ich möchte, aber willst du auch wirklich?« Oder: »Ich bin mir nicht sicher, ob ich begriffen habe, was du willst«, oder: »Ist es das, was dir durch den Kopf ging?«). Die erste Person muss wieder reagieren und so weiter, und so weiter. Aus der Rekurrenz des Austauschs taucht die gemeinsame Intention auf. Dieses Konzept eines ungenauen, redundanten, ko-kreativen Prozesses gibt uns die Möglichkeit, spezifischer zu beschreiben, wie relationale Intentionen von dyadischen Systemen erzeugt werden. Als der Analytiker »begriff«, was die Patientin mit »Druck« meinte, sah diese auch für sich selbst klarer und konnte sagen, dass es ihr in Gegenwart des Analytikers emotional anders erging als in der Gruppe. Die Veränderung, die sich im Analytiker vollzog, wirkte als Katalysator für eine Veränderung in der Patientin. Dass sie dem Analytiker helfen konnte, sie zu verstehen, bewirkte, dass sie sich in ihrer kommunikativen Kompetenz bestätigt fühlte, und veränderte ihr Selbstgefühl.

Die Redundanz überwindet die inhärente Variabilität der Äußerung und der Aufnahme einer relationalen Intention. In einem aus winzigen Schritten bestehenden Prozess wird nicht nur jedem der beiden Beteiligten nach und nach klarer, welche Intention sich im Gegenüber herausbildet; vielmehr wird auch die Entstehung und Konsolidierung der jeweils eigenen Intention beschleunigt. Wenn diese »Wiederholungen mit Variationen« erfolgreich vonstattengehen, taucht eine gemeinsame Intention oder Interaktionsrichtung auf. Wir betrachten das Individuum zwar durchaus als eine Quelle primärer Aktivität, Organisation und intentionaler Richtung, doch seine emergente Richtungen werden durch den Beziehungskontext kontinuierlich selektiert, neu geordnet, rekontextualisiert und umgeleitet. Funktional gesprochen, ist die Beziehungseinheit der Schmelztiegel, in dem »individuelle« Intentionen – als Teil des gemeinsamen Strebens in dieselbe Richtung – geschmiedet werden. Die einzige Möglichkeit, man selbst zu werden, besteht paradoxerweise darin, intentionale Richtungen mit anderen zu teilen.

Ungenauigkeit, Ko-Kreativität und die Rolle der Vergangenheit

Intentionen werden zwar gemeinsam, aber nicht »aus dem Nichts« erzeugt. Eine Ex-nihilo-Kreation anzunehmen hieße, die Vergangenheit und deren Einfluss auf die relationalen Möglichkeiten, die dem Individuum zur Verfügung stehen, zu verleugnen. Man hat die Beeinflussung der Gegenwart durch die Vergangenheit auf unterschiedliche Weise zu erklären versucht. So betrachtete die frühere Theorie die Vergangenheit durch die Linse der Repräsentationen oder Bedeutungen, die zu dem Zeitpunkt entstanden, als sich die Ereignisse, auf die sie sich beziehen, abspielten. Einer der moderneren Ansätze hebt auf die Vergangenheit als narrative Konstruktion des Patienten ab, die durch die Therapie verändert wird (Schafer 1992). Auch wir vertreten die Ansicht, dass aus der Vergangenheit herrührende Organisationen ihren Einfluss auf die Gegenwart geltend machen; zugleich aber werden sie pausenlos aktualisiert. In den meisten anderen Aspekten weicht unsere Konzeptualisierung vom narrativen Ansatz ab. Dieser fokussiert auf die explizite Ebene des bewussten, reflexiven Dialogs und begreift Veränderung als Resultat des therapeutischen Dialogs. Wir bestreiten jedoch, dass die Vergangenheit ihren Einfluss primär über explizite narrative Prozesse entfaltet. Im Einklang mit zeitgenössischen Modellen der Hirnfunktionen (vgl. zum Beispiel Edelman 1992; Freeman 1995) nehmen wir an, dass das implizite Beziehungswissen automatisch oder implizit mit jeder relationalen Begegnung auf geringfügige Weise aktualisiert wird, das heißt, es kommt nicht in erster Linie durch explizite narrative Austauschvorgänge zum Tragen. Jedes Mal, wenn in der Behandlung auf Aspekte älterer internalisierter Modelle zugegriffen wird, werden diese früheren Organisationen durch den gegenwärtigen Kontext der Patient-Therapeut-Interaktion subtil re-organisiert. Unserer Ansicht nach übt die Akkumulation vieler kleiner, in diesem neuen Kontext erfolgender Modifizierungen des impliziten Beziehungswissens Einfluss auf das Verhalten außerhalb der Behandlungssituation aus. Der Rekontextualisierungs- und Reorganisationsprozess, der sich auf der lokalen Ebene vollzieht, ist subtil und erfolgt in Gestalt winziger Veränderungen, die im Grunde erst wirklich erkennbar werden, wenn sie sich in der Behandlung nach und nach ansammeln.

Der kreative Prozess, den wir auf der Ebene der primären, von Moment zu Moment ablaufenden Interaktion beschreiben, macht den Einfluss der Vergangenheit auf die aktuelle Interaktion keineswegs zunichte; vielmehr konfiguriert die Vergangenheit den Gegenwartsmoment durch die Einschränkungen und Vorgaben, die im impliziten Beziehungswissen, das beide Partner in ihre Begegnung einbringen, enthalten sind, also durch Übertragung und Gegenübertragung. Wie bereits erwähnt, umfasst dieses Wissen Erwartungen, die sich aus der je individuellen Vergangenheit der beiden Beteiligten herleiten, und Erwartungen, die sich auf der Grundlage ihrer gemeinsamen Geschichte entwickelt haben. Das ko-kreierte Parsing [analysierendes Zerlegen] des Flusses hochvariabler Verhaltensweisen in relationale Intentionen, die beide Partner wechselseitig (an-)erkennen, wird somit durch das von der Dyade bereits erworbene implizite Beziehungswissen kontextualisiert – und zum Teil ermöglicht –, in das wiederum die je individuelle Vergangenheit, die beide Beteiligte außerhalb der Dyade haben, einfließt.

Dieses implizite Beziehungswissen enthält nicht nur implizite Kenntnisse darüber, wie Analytiker und Patient ihr Zusammensein in der Vergangenheit gestaltet haben; auch ihre kurz- und langfristigen impliziten und expliziten Ziele sind Teil dieses Wissens. Das folgende Beispiel illustriert, wie die gemeinsame Geschichte im Material sichtbar wird.

Analytiker: Haben Sie das Gefühl mittlerweile öfter? …

Patientin: Äh … Zu einem gewissen Grad vielleicht … Mein Gefühl dazu beginnt sich zu verändern … Ich würde nicht sagen, dass … Ich glaube nicht, dass es bereits abgemachte Sache ist (*kichert*) … Ähm …

(*Sie geht weiter voran und sagt nach dem kurzen Kichern:*) Eine Sache, die mir am Samstag durch den Kopf ging, als ich überlegte, ob ich Sie anrufe … Ich war überzeugt, dass es okay wäre, Sie anzurufen und Ihnen von dem Traum zu erzählen. Und irgendwie vermittelte mir diese Überzeugung das Gefühl, dass es nicht nötig sei, Sie tatsächlich anzurufen.

(*Obwohl ihr der Analytiker wiederholt versichert hat, dass sie ihn zwischen den Sitzungen anrufen kann, hat sie das Gefühl, es eigentlich nicht tun zu sollen; tatsächlich hat sie ihn nur ein einziges Mal angerufen.*)

Analytiker: Hm, hm …

Patientin: Wissen Sie, ich musste nichts beweisen, deshalb … also habe ich es gelassen.

Analytiker: Hm, hm.

Patientin: Wissen Sie, es reichte, dass ich mir selbst sagte, dass es möglich wäre, zum Hörer zu greifen und Sie anzurufen und Ihnen den Traum zu berichten. Das wäre interessant gewesen, aber ich konnte Ihnen auch (*kurzes Kichern*) heute davon erzählen.

Abgesehen davon, dass das Telefonieren zwischen den Sitzungen eine gemeinsame Bedeutung für diese Patientin und den Analytiker besaß, kommuniziert ihr Kichern auch ein gemeinsames Wissen – zum Beispiel darüber, dass beide häufig auf diesen leicht selbstironischen Humor zurückgreifen, um Spannung abzubauen. Als die Patientin kicherte, wussten beide Beteiligte implizit, dass der Analytiker es als Versuch, Spannung abzubauen, verstehen würde. Dieses gemeinsame Gewahrsein übt einen Einfluss auf die analytischen Interventionen aus – es bestimmt mit, ob der Analytiker die Abwendung vom negativen Affekt deutet oder ob er die selbstregulierende Aktivität der Patientin und deren Ziel anerkennt, sich in der Sitzung weiterhin der Erforschung schwieriger Themen zu widmen. Ein anderes Beispiel für diese Art gemeinsamen, in der Vergangenheit erworbenen impliziten Wissens ist die Art und Weise, wie die »Hm's« des Analytikers von beiden als ein »Ja, gut so, mach nur weiter ...« verstanden werden.

Obwohl aber jedes Individuum eine Vergangenheit hat und in die neue Begegnung ein Repertoire an potentiellen Möglichkeiten des »In-Beziehung-Seins« einbringt, wird die dyadische Situation unserer Ansicht nach gegenüber den Ereignissen aus der Vergangenheit dominieren. Nach diesem Modell gibt sich die Art und Weise, wie die Vergangenheit der beiden Beteiligten ihre Interaktionen beeinflusst, in den Übertragungs- und Gegenübertragungsäußerungen zu erkennen. Durch die aktuellen Interaktionen werden die Übertragungsmanifestationen der Vergangenheit rekontextualisiert. Die gegenwärtige dyadische Richtung wird kontinuierlich aus der jeweiligen Vergangenheit der beiden Individuen diejenigen Elemente selektieren, die benutzt werden können, um in der Dyade eine gemeinsame Richtung herauszuarbeiten. Und jene Elemente werden rasch zu neuen, gemeinsam erzeugten Elementen des Prozesses zwischen den beiden Partnern kombiniert. Insoweit aber beide Beteiligte eine gemeinsame Richtung zu konstruieren beginnen, werden die kreativen Elemente der Therapie die statischen, in der Vergangenheit verankerten häufig überschatten. Dem modernen Verständnis des Gedächtnisses ähnlich, haben wir den Eindruck, dass der Gegenwartsmoment das, was erinnert wird, kontextualisiert; zugleich aber transformiert er diese Erinnerung auch, indem er sie im Licht der gegenwärtigen Interaktion rekontextualisiert (Edelman 1992; Freeman 1995).

Ein so ungenaues und variables dyadisches System wirft natürlich Fragen auf. Wie findet es angemessene Lösungen, die ein weiteres Vorangehen ermöglichen? Wie wird der Austausch in der Beziehung interpunktiert? Woran merken Patientin und Analytiker, dass sie tatsächlich eine gemeinsame intentionale Richtung eingeschlagen haben? Woran liegt es, dass manche relationalen Initiativen von den Beteiligten aufgegriffen und wiederholt, weiterverfolgt und ausgearbeitet werden, andere hingegen nicht? Hier kann uns Sanders Arbeit über den Erkennungsprozess als Orientierungshilfe dienen. Sander hat sich wiederholt mit dem Problem beschäftigt, die Gerichtetheit menschlichen Wachstums und menschlicher Entwicklung zu erklären; seiner Ansicht nach zielen die biologische und die psychologische Organisation auf eine verbesserte Kohärenz der adaptiven Organisation (vgl. Sander 1997).

Als Erkennungsprozess bezeichnen wir den Vorgang, in dem beide Beteiligte einer spezifischen Stimmigkeit ihrer reziproken Reaktionen, die der Annäherung an gemeinsame Ziele dienen, gewahr werden. Das wesentliche Charakteristikum dieser Augenblicke besteht laut Sander darin, dass gleichzeitig auf multiplen Ebenen eine spezifische (An-)Erkennung der subjektiven Realität oder intentionalen Richtung des Anderen erfolgt. Jeder Partner erfasst und bestätigt eine ähnliche Version dessen, »was jetzt, zwischen uns, passiert«, indem er die Initiative des Anderen mit einer spezifisch abgestimmten Reaktion beantwortet (siehe 1. Kapitel).

Wir können Sanders Verständnis des auf der Ebene des Selbstgewahrseins stattfindenden Erkennungs- oder Rekognitionsprozesses erweitern, um auch die spezifische Stimmigkeit auf einer impliziten, nicht artikulierten Ebene mit einzubeziehen, auf der Gewahrsein oder Bewusstsein noch keine Rolle spielen. In Sanders klassischer Mikroanalyse der Videofilmaufnahmen von einem Vater und seinem Säugling schläft das Baby in den Armen des Vaters exakt in dem Augenblick ein, in dem sich zwischen der Aktivität des Erwachsenen und den selbst-organisierten Schlafprozessen des Säuglings eine spezifische Stimmigkeit einstellt (Sander 1997). Die implizite Erkennung, die mit der spezifischen Stimmigkeit einhergeht, erfüllt in der Patient-Analytiker-Dyade dieselbe Funktion. Sobald sich eine

Stimmigkeit der Intention ergibt, tauchen ein kohärenter, gemeinsamer Zustand der Intersubjektivität und ein von beiden Partnern geteiltes Gewahrsein einer gemeinsamen Richtung auf. Der Erkennungsprozess ist das gemeinsame Erfassen dieses dyadischen Zustands.

Diese (An-)Erkennung der »Stimmigkeit« einer Initiative wird zumeist durch einen responsiven Schritt des Partners vermittelt, einen Schritt also, der – wenn er erfolgreich ist – auf dem vorausgegangenen Schritt in solcher Weise aufbaut, dass sich der im Dienst der gemeinsamen Ziele stehende Dialog vertieft. Beide Partner nehmen wahr, dass ihre Aktionen auf das relationale Potential des Anderen und somit auf das potentielle Erreichen komplexerer und kooperativerer Weisen des Zusammenseins abgestimmt sind. In diesem Sinn verstanden, ist der Erkennungsprozess das Richtungselement des Entwicklungs- wie auch des klinischen Prozesses; er entspricht der Art und Weise, wie wir uns in unseren improvisierten relationalen Begegnungen vorantasten.

Ob eine hinreichende Stimmigkeit entstanden ist oder nicht, zeigt das, was als nächstes passiert. Wurde eine Richtungsänderung ermöglicht? Hat sich die wahrgenommene Kohärenz verbessert? Wurde eine Vitalisierung spürbar? Diese funktionale Definition wirft freilich das Problem intrinsischer und extrinsischer Kriterien zur Bewertung von Stimmigkeit oder Passung auf. Letztlich sind diese Beurteilungskriterien so schwankend und in solch hohem Maß von entsprechenden früheren Vorgängen abhängig, dass man sie als eine sich ständig verändernde Führungsgröße betrachten muss.

Das Transkript enthält zwei Passagen, die die wechselseitige Bestätigung von Stimmigkeit und Erkennung illustrieren. Die erste Passage findet sich gegen Ende der Montagsitzung, nachdem die Patientin über ihr Unbehagen im Zusammenhang mit dem Gefühl der Akzeptanz gesprochen hat.

> Patientin: […] Ich hatte so ein Gefühl … das Gefühl, akzeptiert zu werden … so wie ich bin, und … irgendetwas an den Gefühlen, die damit zusammenhängen, macht mir Angst, und dann bekomme ich Angst, verletzt zu werden, wenn mir klar wird, dass ich nicht mehr auf der Hut bin, oder dass … und wissen Sie, was mich wirklich aus der Fassung bringt, ist, dass ich mit diesem Gefühl, akzeptiert zu werden, aufwache und dann, sobald mir bewusst wird, dass es ein

Traum ist, bekomme ich Angst vor dem Gefühl. So als ob ich das Gefühl bei Ihnen eigentlich nicht haben wollte.

Analytiker: Ähm! … da macht Ihnen etwas Angst.

Patientin: Ja.

Analytiker: Ja.

In dem Moment, in dem Analytiker und Patientin einander mit ihrem »Ja« ein Echo geben, sehen wir, dass beide den gemeinsamen Zustand erkannt haben und anerkennen.

Ein weiteres Beispiel für diesen Prozess der Erkennung enthält die zweite Wochensitzung, die insofern ungewöhnlich schwierig begann, als die Patientin sich nicht auf die Couch legen, sondern im Sitzen sprechen wollte. Es war das erste Mal, dass sie auf der Couch saß und den Analytiker ansah, während sie sprach.

Patientin: Also, heute möchte ich mich nicht sofort hinlegen.

Analytiker: Hm, das ist etwas ganz Neues!! Können Sie mir sagen, was passiert ist?

Patientin: Ich bin mir nicht ganz sicher, aber irgendwie habe ich das Gefühl, dass mir klarer wird, was ich eigentlich möchte. So, als hätte ich meine eigene Tagesordnung.

Kurz danach legte sie sich hin und sprach weiterhin über ihr Gefühl, sich zusammen mit dem Analytiker in einem neuen Zustand zu befinden.

Patientin: Heute fühle ich mich hier viel verbundener … weil, es ist, als ob ich Ihnen etwas offenbare … freiwillig. Wissen Sie, so als ob ich bestimme, worüber wir sprechen. Normalerweise habe ich dieses Gefühl nicht. Es ist mehr, als hätte ich heute eine eigene Tagesordnung.

Analytiker: (*ein wenig ironisch*) An anderen Tagen ist es mit der Tagesordnung eher schwierig?

Patientin: Ja!

Patientin und Analytiker brechen in lautes Gelächter aus.

Als die beiden zu lachen beginnen, nachdem die Patientin über ihr neu entdecktes Gefühl gesprochen hat, eine eigene Tagesordnung zu haben, leben sie ein gemeinsames Gewahrsein der Stimmigkeit ihrer Initiativen aus. Diese gemeinsame Erkennung der Stimmigkeit ist die Phase – manchmal auch der Exklamationspunkt –, die die Erzeugung einer neuen, gemeinsamen Intention markiert, die der Interaktion als Kontext dient. Wenn diese Erkennung erfolgt, kann die Exploration in ein neues Stadium eintreten. In der Sitzung geschah ebendies ein wenig später, als die beiden zum ersten Mal ernsthaft über die Beendigung der Therapie sprachen.

Der ungenaue Prozess der lokalen Ebene und andere Sichtweisen auf den psychoanalytischen Prozess

Selbstverständlich kann man das hier vorgestellte klinische Material unter zahlreichen unterschiedlichen Blickwinkeln betrachten. Wir haben uns hier die lokale Interaktionsebene genauer angesehen, weil auf ihr der Prozess, in dem eine gemeinsame Intention ausgehandelt wird, ins Zentrum rückt. Andere Theorien, die auf die narrative Ebene fokussieren, entdecken möglicherweise die Entfaltung einer zuvor schon angelegten Narration oder eine unbewusste Ehrgeizphantasie oder Konflikte im Zusammenhang mit Aggression oder den Austausch, der zum Auftauchen eines Selbstgefühls beiträgt. Sie können sich zum Beispiel auf die Übertragungsbedeutung konzentrieren, die diese Themen in der therapeutischen Beziehung besitzen. Oder darauf, die im analytischen Prozess zu beobachtende Affektintensivierung in Bezug auf eine zugrunde liegende Angst vor der Aggression zu verstehen, die sich in den freien Assoziationen zu erkennen gab. Sodann könnten sie die Einsicht als den Mechanismus identifizieren, mit dessen Hilfe der Konflikt gelöst und die Angst gelindert wurden. Einem Analytiker, der all diese zahlreichen alternativen Lesarten intentionaler Richtungen, die die Patient-Analytiker-Interaktion potentiell einschlagen kann, integriert hat, stehen vielleicht sogar noch weitere Möglichkeiten zur Verfügung, dem Patienten zu helfen. Wir haben jedoch den Eindruck, dass die Aufgeschlossenheit des Analytikers für die Ungenauigkeit des therapeutischen Prozesses und für die Notwendigkeit, zusammen mit dem Patienten in einem Dialog- und Verhandlungsprozess eine gemeinsame Richtung zu finden, für eine erfolgreiche Analyse ebenfalls unabdingbar ist. Die lokale Ebene des Patient-Analytiker-Dialogs ist die kritische Matrix dieses ko-kreativen Erkennungs- und Anerkennungsprozesses.

Auch unter dem Blickwinkel der Aktivität des Analytikers könnten wir alternative Pfade ins Auge fassen. Der Analytiker hätte sich zum Beispiel entscheiden können, der freien Assoziation Priorität zu geben und den Assoziationsprozess nicht mit seinem relativ früh eingeworfenen Kommentar über die Erwägung der Patientin, ihn anzurufen, zu unterbrechen. In ähnlicher Weise hätte er deren defensives Abweichen vom freien Assoziieren in den langen Pausen analysieren und zum Beispiel erforschen können, was zu dem Zeitpunkt passiert war, an dem sie sich aufs Schweigen verlegte. Oder aber er hätte den Traum wieder aufgreifen können, um Übertragungsaspekte, beispielsweise Konflikte im Zusammenhang mit Abhängigkeitswünschen, Sexualität und Aggression, zu analysieren. Er hätte auch beschließen können, ihre Phantasie, »sehr krank« zu sein, gründlicher zu bearbeiten, um Zugang zu starken Affekten zu finden, die mit einer Selbstrepräsentation der Patientin zusammenhingen, in der sie sich als sexuell und aggressiv, böse und beschädigt erlebte. Und schließlich hätte er, wenngleich nicht ausschließlich, in der Verschiebung arbeiten können, um Übertragungsreaktionen zu erforschen, indem er auf die Gruppentherapeutin und die Therapiegruppe fokussiert hätte. Auf all diese Herangehensweisen kann sich die Arbeit des Analytikers stützen. Doch egal, welchen Ansatz er bevorzugt: Gleichzeitig interagiert der Analytiker mit dem Patienten auch auf der Mikroebene. Und jeder Ansatz übt einen Einfluss auf diese Ebene aus. Ungeachtet des Behandlungsverständnisses und der Orientierung, die man verfolgt, darf sie nicht ignoriert werden. Sie hat unsere klinische Sensibilität verändert.

Zusammenfassung und Schluss

In diesem Kapitel erforschen wir die Ungenauigkeit, die eine der lokalen Ebene inhärente Eigenschaft des intersubjektiven Zwei-Personen-Dialogs darstellt. Wir halten sie für einen ungemein interessanten und produktiven Aspekt eines dynamisch-systemischen Modells der psychoanalytischen Behandlung. Überdies bildet sie ein wesentliches Element des ko-kreativen Prozesses, der die intersubjektive Kohärenz verbessert. Wir betrachten die Ungenauigkeit nicht als Fehler oder als Entgleisungen des Dialogs, sondern vielmehr als Erzeugerin potentiell kreativer Elemente, die die Richtung der weiteren dyadischen Entwicklung auf unerwartete, ja sogar unvorstellbare Weise verändern kann.

Woher stammen die neuartigen Elemente, die den analytischen Prozess zu einer so verblüffend spezifischen Reise machen? Vielleicht könnte man es folgendermaßen formulieren: Die Ungenauigkeit ist für eine Zwei-Personen-Psychologie, was die freie Assoziation für eine Eine-Person-Psychologie ist. Beide fördern die unerwarteten spezifischen Details zutage. Sie ermöglichen die überraschenden Entdeckungen, die aus der Dyade etwas Einzigartiges machen. Doch es gibt auch einen wichtigen Unterschied. Man nimmt an, dass freie Assoziationen zu Bedeutungsnetzwerken hinführen und von solchen vorgängig existierenden Netzwerken ausgehen. Die Ungenauigkeit hingegen ist nicht Teil einer bereits bestehenden Organisation, wenngleich auch sie von der Vergangenheit beeinflusst wird.

Potentiell kreativ sind die Ungenauigkeit ebenso wie die freie Assoziation oder andere unerwartctc »Pop-up«-Vorgänge nur dann, wenn sie in ein sicher verankertes therapeutisches System oder eine gut funktionierende Dyade eingebettet sind. Ohne die Richtung und die Vorgaben solcher dyadischen Systeme könnten die Improvisationselemente auf ein Chaos zusteuern.

Wir haben anhand der Transkripte zweier Analysestunden mehrere Beispiele für die Ungenauigkeit und die damit verbundenen Besonderheiten illustriert und zu erklären versucht, wie diese Besonderheiten den kokreativen Prozess der Psychotherapie voranbringen können. Dank dieser Sichtweise zeichnet sich eine relationale Theorie der Psychoanalyse ab, die auf einem dynamisch-systemischen Modell beruht und beschreibt, wie solche ungenauen dyadischen Prozesse zur therapeutischen Veränderung beitragen.

Weitere Anmerkungen zu Fragen, die das vorgestellte Material aufwirft

Das Zeitschriftenheft, in dem dieses Material erstmals veröffentlicht wurde, enthielt auch drei Kommentare (House und Portuges 2005; Litowitz 2005; Mayes 2005) sowie unsere Antworten darauf. Die Antworten werden hier abermals abgedruckt.

Wir danken den drei Kommentatoren für ihre gründliche Auseinandersetzung mit den in gewisser Hinsicht neuen und unvertrauten Richtungen, die wir in unserer Arbeit eingeschlagen haben. Unter je eigenem Blickwinkel bringen alle drei Verfasser zahlreiche diskussionsbedürftige Aspekte der Grundannahmen eines Ansatzes zur Sprache, der dem impliziten Prozess, der sich zwischen Analytiker und Patient abspielt, eine vorrangige Bedeutung beimisst. Zwar ist der Versuch verlockend, einen weiteren Austausch über all die genannten Punkte zu führen, doch beschränken wir unsere abschließenden Überlegungen hier auf die Aspekte, die unserer Ansicht nach für den von uns befürworteten theoretischen Bezugsrahmen besonders relevant und kritisch sind.

Erstens sollten wir kurz klarstellen, dass wir nicht die Ungenauigkeit per se für jenes »Etwas-Mehr als Deutung« halten, das Veränderung herbeiführt. Vielmehr beschreiben wir die Ungenauigkeit als eine unvermeidliche Eigenschaft des therapeutischen Austauschs (auf der lokalen Ebene), die im Dienst der gemeinsamen Hervorbringung neuer Möglichkeiten der gemeinsamen »Stimmigkeit« steht. Diese »Ungenauigkeit« charakterisiert die spontanen, improvisatorischen, unerwarteten interpersonalen Vorgänge, die in der Interaktion plötzlich auftauchen und dann genutzt werden können, um intersubjektive Begegnungsmomente zu katalysieren und Veränderung zu ermöglichen. House und Portuges (2005) übersetzen Ungenauigkeit und intentionale Unschärfe in »die Komplexität und Schwierigkeit der Kommunikation zwischen zwei Personen«; wir hingegen behaupten, dass uns die Konzeptualisierung von Ungenauigkeit und intentionaler Unschärfe der Klärung ebendieser »Schwierigkeit« näherbringt.

Wir wenden uns zunächst Bonnie Litowitz' (2005) eleganter, auf die Semiotik abhebende Beschreibung der psychoanalytischen Arbeit zu, weil wir glauben, dass wir, was den sozialen Ursprung von Bedeutung angeht, eine ganz ähnliche Sichtweise vertreten; unser Verständnis der Prozesse hingegen, die solche Bedeutungen hervorbringen, weicht grundlegend sowohl von Litowitz' Ansatz als auch von dem Standpunkt, den House und Portuges vertreten, ab.

Mit zahlreichen Aspekten von Litowitz' Beschreibung des Kommunikationsprozesses stimmen wir überein; auch wir betrachten ihn als eine Ko-Kreation, die der ständigen Abklärung durch beide Beteiligte bedarf, und als den Prozess, durch den Bedeutungen generiert werden. Auch was die von ihr skizzierten Positionen Quines (1960) und Bahktins (1981) betrifft, wonach den generalisierten Wortbedeutungen eine Geschichte »früherer kommunikativer Austauschvorgänge« zugrunde liegt, die »unseren Wörtern anhaften«, stimmen wir ihr zu. In durchaus ähnlicher Weise erläuterte Hobson (2002), dass in jedem Wort »ein Gefühl nachglühe«[13], das aus den spezifischen relationalen Begegnungen herrühre, in die es eingebettet war. Weitere Ähnlichkeiten mit unserem Verständnis der kommunikativen Unschärfe weist auch die von Litowitz angeführte Passage aus einer Arbeit von Rommetveit (1974) auf, in der es heißt, dass »antizipierendes Begreifen ein Verständnis erwarten lässt, das sich oft als Missverständnis erweist«. Litowitz unterstreicht dies mit dem Hinweis, dass »jedes Zeichen inhärent vage« sei. Allerdings führt sie in ihrer Liste der Zeichen auch affektive Signale auf, und genau hier driften unsere Sichtweisen weit auseinander. Affektiven Signalen sowie intentionalen Signalen liegt Bedeutung inne; doch weder im Alltagsverständnis noch aus der Sicht der Entwicklungsforschung stellen sie Zeichen dar. Vielmehr besitzen affektive Signale – auch die des Neugeborenen – eine inhärente, biologisch verankerte Bedeutung oder einen biologischen Wert im Sinne Edelmans.

Wo also liegt die Bedeutung, wenn diese Signale keine Zeichen sind?

[13] Die Passage, aus der dieses Zitat stammt, ist in der deutschen Übersetzung von Hobsons Buch nicht enthalten. [A. d. Ü.]

Affektsignale (sowie Intentionssignale) werden in erster Linie durch Bewegungen konstituiert, durch spezifisch koordinierte Gesichtsausdrücke, Gesten und Körperhaltungen. Betrachten wir die Mimik als Beispiel: Bestimmte Gesichtsausdrücke können gesellschaftlich konventionalisiert werden; damit werden sie zu Zeichen und verweisen über ihre Performanz hinaus auf einen Referenten (etwa ein Gesicht, das sich bei der Erwähnung des gestrigen Abendessens vor Ekel verzieht). Doch wie verhält es sich, wenn der Ausdruck von Ekel während des Verzehrs von etwas Ungenießbarem auftaucht? Es ist nicht richtig zu sagen, dass dieser Ausdruck sich »auf etwas anderes« bezieht, zum Beispiel auf das innere Ekelgefühl, denn der Gesichtsausdruck ist biologisch ein Bestandteil ebendieses inneren Gefühls. Gleiches kann sogar auf viele konventionalisierte Gesichtsausdrücke, etwa auf das Lächeln, zutreffen. Es kann ein Zeichen sein, aber es ist auch eine Performanz mit einer Spezifität, die es mehr und etwas anderes sein lässt als ein konventionelles Zeichen. In ebendieser Spezifität der Performanz liegt die Authentizität des Affekts, die es von ihrem Wert als Zeichen zu unterscheiden gilt. Sie ist sozusagen ihr eigener Referent.

Andere Autoren einschließlich Darwin haben gezeigt, dass Gesichtsausdrücke anderen Artgenossen als Signale dienen können (zum Beispiel als Warnung, etwas nicht zu essen, das bei einem Artgenossen Ekel verursachte). Doch selbst in diesem Fall ist der Zeichenstatus fragwürdig, weil die modernen Erkenntnisse über Spiegelneuronen und andere Formen der »auf den Anderen zentrierten Beteiligung« nahelegen, dass der Gesichtsausdruck nicht als Signal oder Referenzmedium dient, sondern vielmehr als Initiator von Resonanz oder Ansteckung. Wir haben es also mit authentischen Affektausdrücken zu tun, die keinen anderen Bezug haben als sich selbst; die Kommunikation ist ihrer Performanz inhärent.

Da Säuglinge den Grundwert solcher Affektausdrücke von Beginn an verstehen, können diese nicht willkürlich sein. Weder zu Beginn des Lebens noch später dienen sie als Indikator oder Signifikant für etwas anderes. Sie besitzen eine inhärente Bedeutung als positive oder negative Kommunikationen an sich. Diese kommunikativen Signale bilden die Grundlage für die elaborierten affektiven Face-to-face-Austauschvorgänge, die zu den einzigartigen menschlichen Besonderheiten der frühen Kommunikation zählen (siehe Hobson 2002; Jaffe, Beebe, Feldstein, Crown und Jasnow 2001;

D. N. Stern 1985; Tomasello 1999). Der »Affektflow« zwischen Mutter und Säugling oder zwischen Therapeut und Patient besteht weitgehend aus Sequenzen von Akten, die eine intrinsische Bedeutung besitzen. Dass zudem auch Signale im eigentlichen Sinn und Symbole in sie eingehen, steht außer Frage.

Somit ist festzuhalten, dass der Säugling Bedeutungen erzeugt, bevor er Symbole benutzt, und dass Bedeutung nicht zwangsläufig an Symbole gebunden ist. Videoaufzeichnungen von Mutter-Baby-Interaktionen lassen keinen Zweifel daran, dass die Aktionen der Mutter dem Säugling »etwas bedeuten« und dass seine Reaktionen die Bedeutungen, die in ihm generiert werden, widerspiegeln. Wir betrachten dieses implizite (nicht-symbolische) Verstehen von Beziehungen (implizites Beziehungswissen) als Grundlage unseres Bedeutungssystems und als ein notwendiges Substrat oder Trägermaterial für die spätere Kartierung von eher willkürlichen Zeichen und Symbolen auf die bereits erworbenen impliziten Bedeutungen der gelebten Erfahrung. Peter Hobson (2002) hat diese Überlegung mitsamt mannigfaltigen Illustrationen in seinem Buch *Wie wir denken lernen* detailliert und auf ungemein lesenswerte Weise ausgearbeitet.

Kurz, Affekt- und Intentionsäußerungen besitzen, unter dem biologischen Blickwinkel betrachtet, eine inhärente Bedeutung, die weder willkürlich noch vage ist. Ebendieser Unterschied ist für jede Theorie, welche die Emergenz von Bedeutung zu erklären versucht, wichtig. Deshalb stiften Ansätze, die zwischen Affektäußerungen und anderen, auf Konvention beruhenden semiotischen Systemen nicht unterscheiden, Verwirrung; sie tragen nicht zur Klärung der Frage bei, wie Bedeutung in der Entwicklung und in der Therapie ko-kreiert wird. Im Einklang mit dem modernen wissenschaftlichen Verständnis der Aktivität von Geist und Gehirn vertreten wir deshalb die Auffassung, dass das implizite Beziehungswissen eine vom sprachgestützten expliziten Wissen getrennte Form der Repräsentation darstellt. Implizites Beziehungswissen wird mit dem Spracherwerb weder verändert noch in Sprache transformiert, sobald diese auftaucht. Es stellt einen getrennten Bereich repräsentierter Erfahrung dar, der sich lebenslang, genauso wie das explizite semantische Wissen, weiterentwickelt. Implizites Beziehungswissen ist auch nicht auf die Antizipation relationaler Aktionen beschränkt, sondern umfasst darüber hinaus die mit solchen Akten assoziierten Gefühle und Intentionen. Der Reichtum des impliziten Wissens ist eine der wichtigsten Entdeckungen, die der Säuglingsbeobachtung und Bindungsforschung in den letzten Jahrzehnten gelungen ist. Diese Funde lassen keinen Zweifel daran, dass das implizite Beziehungswissen als eines der Vehikel dient, durch die die Vergangenheit in die Gegenwart hineintransportiert wird. Im impliziten Beziehungswissen kann nichts anderes Ausdruck finden als die Vergangenheit (so wie sie persönlich erlebt wurde), und der Gegenwartsmoment birgt all das aus der Vergangenheit in sich, durch das die Reaktion, die »jetzt« erfolgt, organisiert wird.

Analytiker müssen die Möglichkeit in Betracht ziehen, dass die wichtigsten Ebenen psychodynamischer Bedeutung durch nicht-symbolisierende Prozesse vermittelt, inszeniert und ausgedrückt werden. Vielleicht rührt die Verwirrung, die diese Annahme auslöst, von der Überzeugung her, dass Bedeutung nur durch Symbolisierung erzeugt werden könne. Michael Basch (1975) hat Bedeutung als eine »Einwirkung der Disposition auf Aktion« [»dispositional effect on action«] definiert. Dies gilt sowohl für explizite als auch für implizite Bedeutungen, ist aber eine besonders gelungene Beschreibung der impliziten Formen von Bedeutung. Die in Beziehung eingebetteten Bedeutungen, die durch rasche affektive Kommunikationen im Zuge gelebter Erfahrungen ausgetauscht werden, sind diejenigen, die unsere Richtungen organisieren, und diese spielen für die Psychoanalyse eine zentrale Rolle. Deshalb bestreiten wir die Aussage, dass »jeder Mensch Bedeutung durch die Vermittlung semiotischer, mit anderen Menschen geteilter Systeme sucht« (Litowitz 2005, S. 752). Semiotische Systeme sind zweifellos wichtig, konstituieren aber nur einen Teil eines wesentlich umfänglicheren intersubjektiven Systems, das seinen Anfang mit dem gemeinsamen Teilen affektiver und intentionaler Orientierungen aufeinander und auf die Welt nimmt; diese Gemeinsamkeit der Orientierungen liegt dem interpersonalen Austausch und der Generierung von Bedeutung zugrunde. Wir halten es für einen grundlegenden Fehler der psychoanalytischen Theoriebildung, Bedeutung (und Vermittlung) mit semantischer Bedeutung gleichzusetzen. Sprache und abstrakte Denkweisen bauen auf früheren Modi der Erzeugung und Repräsentation von Bedeutung auf, doch diese früheren Modi sind nicht symbolisch und werden auch nicht durch das Symbolische ersetzt. Mannigfaltige Studien zeigen, dass weder das Erlernen komplexer Regeln noch das Erlernen affektiver Wertigkeiten die Fähigkeit voraussetzt, Erfahrung in expliziter, deklarativer Form zu erinnern. So schreiben Lewicki, Hill und Czyzewska (1992): »Nicht-bewusste Prozesse des Informationserwerbs laufen nicht nur wesentlich schneller ab, sondern sind auch strukturell ausgefeilter, weil sie multidimensionale und interaktive Relationen effizient prozessieren können [...] Wissen also, das unverzichtbar ist [...] um Stimuli und das Triggern emotionaler Reaktionen zu enkodieren und zu interpretieren« (S. 796; siehe auch Knowlton, Ramus und Squire 1992; Tranel und Damasio 1993).

Wenngleich die Biologie den Säugling darauf vorbereitet hat, die Fähigkeit zum Gebrauch von Symbolen zu entwickeln, spricht eine umfangreiche kognitions- und neurowissenschaftliche Literatur für die Vermutung, dass jene Arten generalisierter Erwartungen, die das Baby entwickelt, ebenso wenig mit ihren später entstehenden symbolischen Repräsentationen gleichgesetzt werden dürfen wie die generalisierten Wahrnehmungsprototypen, die aus wiederholten Erfahrungen mit unterschiedlichen Angehörigen eines bestimmten Objekttyps auftauchen. Deshalb widersprechen wir der Behauptung von House und Portuges (2005), dass die Prozesse, die es ermöglichen, dass »eine große und differenzierte Bandbreite von Erfahrungen erinnert und erwartet werden kann«, symbolisch oder protosymbolisch seien. Sie beruhen vielmehr auf anderen kognitiven und perzeptuellen Fähigkeiten als jenen, die das symbolische Funktionieren unterstützen (vgl. zum Beispiel Sabbagh [2004] über die dualen neuronalen Loki, die an der Repräsentation der Gedanken und Gefühle anderer Personen beteiligt sind). Symbolisches Funktionieren wird tatsächlich erst um die Mitte des zweiten Lebensjahres möglich. Das bedeutet freilich nicht, dass das Baby oder Kleinkind nicht denkt. Denken und Symbolgebrauch sind weder synonym noch isomorph.

Wo spielen sich psychodynamische Prozesse ab?

Litowitz stellt auch die kritische Frage, wo das Konzept eines dynamischen Unbewussten in unserem Modell der impliziten Prozesse Platz findet, und fährt fort: »Setzt ein ›dynamisches‹ Unbewusstes nicht eine Abwehr dieser oder jener Art voraus?« Sie teilt zwar unsere Ansicht, dass die Abwehr entgegen Freuds ursprünglichem Modell nicht zwangsläufig an die Verdrängung gebunden sein muss (als Beispiel nennt sie die vermeidenden Bindungsmuster, die sich bei etwa einjährigen Kleinkindern beobachten lassen) und dass unbewusste geistige Prozesse nicht unbedingt verbales Wissen voraussetzen; aber sie knüpft an diese Überlegungen nicht die Schlussfolgerung an, zu der wir gelangt sind (und die House und Portuges für so problematisch erachten): dass nämlich Konflikt, Abwehr und die sogenannte unbewusste Phantasie im Bereich des Impliziten enthalten und nicht Teil des Verdrängten sind. Ganz ohne Grund befürchten House und Portuges, dass unsere Theoriebildung ein Versuch sei, das dynamische Unbewusste abzuschaffen, und dass sie außerdem »die persönliche Kultur des Individuums preiszugeben drohe«. Wir lokalisieren eine solche persönliche Kultur allerdings nicht primär innerhalb »der Sprache und des Verdrängten«. Wir zollen dem Bereich des Impliziten als einem umfänglichen und klinisch bedeutsamen Teil des Unbewussten besondere Aufmerksamkeit und betonen, dass ein Großteil dessen, was »psychdynamisch« ist, nicht infolge der Verdrängung nicht-bewusst ist, sondern weil es implizit organisiert wird.

Wie in einem früheren Beitrag (Lyons-Ruth 1999) erläutert, sind die defensiven Verhaltensweisen, die Kleinkinder im Zusammenhang mit Bindungsbedürfnissen zeigen, der empirische Beleg, den wir brauchen, um den Beginn von Abwehrprozessen in impliziten (nicht-reflexiven, nicht-symbolischen) affektiven Prozessen zu lokalisieren, die vor der Vermittlung semiotischer Systeme verfügbar sind (zur Beziehung zwischen frühen Dialogformen zu späteren Dissoziationsprozessen siehe auch Lyons-Ruth 2003; Ogawa, Sroufe, Weinfeld, Carlson und Egeland 1997). Unserer Ansicht nach gründen konfliktfreie affektive Austauschvorgänge sowie die eher konfliktbelasteten defensiven Haltungen, die Bestandteil dieser Austauschvorgänge sein können, in impliziten oder prozeduralen Formen der Repräsentation gelebter Erfahrungen mit anderen Menschen. Während verbale Austauschvorgänge im Laufe der Entwicklung einen zunehmend großen Anteil der Interaktionen mit anderen ausmachen, werden die »Regeln«, denen diese Interaktionen gehorchen, von Beginn des Lebens an durch Affektsignale ausgehandelt und nur selten auf die Ebene bewusster verbaler Beschreibung transponiert. Sie bleiben vielmehr ein Teil unseres impliziten Beziehungswissens. Zu solchen »Regeln« der Interaktion zählen Erwartungen hinsichtlich der Frage, welche Formen affektiver Bezogenheit in der Beziehung offen geäußert werden können und welche Formen auf »defensive« Weise, also in verzerrter oder verschobener Form, ausgedrückt werden müssen. Wir lernen schon sehr früh im Leben, diese Regeln abzuleiten und als Teil unseres prozeduralen Wissens zu benutzen, lange bevor wir in der Lage sind, sie bewusst in Worte zu fassen.

Was ist tief, und was ist oberflächlich?

Diese Kommentare sollten ansatzweise deutlich machen, wo die grundlegenden Differenzen zwischen unserem Verständnis und den Sichtweisen von Litowitz sowie House und Portuges liegen. Es geht um die Frage, was als Ebene tiefer beziehungsweise oberflächlicher »Bedeutung« zu betrachten ist. Unserer Meinung nach hat die psychoanalytische Theoriebildung die zwei Ebenen der tiefen bzw. der oberflächlichen Bedeutung verwechselt. Die tiefste Bedeutungsebene, aus der sämtliche späteren Bedeutungsformen hervorgehen, ist die Ebene des gelebten, auf zentrale Entwicklungsbedürfnisse konzentrierten zwischenmenschlichen Austauschs, denn diese Austauschvorgänge und Verhandlungen werden in impliziten, prozeduralen Formen des Erinnerns repräsentiert. Litowitz möchte die Untersuchung der Struktur affektiv reicher gelebter Erfahrung mit den reduktionistischen Methoden einer früheren, verhaltensorientierten wissenschaftlichen Ära gleichsetzen. Ebenso wie House und Portuges nimmt sie an, dass wir uns gar nicht mit dem »tiefen« Material beschäftigen. Sie setzt beispielsweise »lokal« – unsere Bezeichnung für die Ebene der »von Moment zu Moment« stattfindenden Mikroprozesse – und »oberflächlich« in eins und behauptet, wir sprächen von der »lokalen Oberfläche«. Wenige Sätze später heißt es dann, wir beschäftigten uns »mit den Oberflächenphänomenen«. In Wirklichkeit geht es uns darum, dass das traditionell behauptete Verhältnis zwischen dem, was »grundlegend« [»profound«] oder »tief«, und dem, was »oberflächlich« ist, umgedreht werden muss. Wir vertreten die Ansicht, dass Konflikt, Abwehr und unbewusste Phantasie im impliziten Wissen über gelebte Interaktionen gründen. Wir betrachten die lokale Ebene als Lieferanten des Rohmaterials – als Grundlage –, vermittels dessen wir die Psychodynamik erfassen, auf die der Analytiker dann implizit reagiert und die er in Deutungen übersetzt. Genau hier findet die Vergangenheit ihren Weg hinein in die Gegenwart. Die Konzepte des Konflikts, der Abwehr und so weiter dienen als hilfreiche Abstraktionen der in der Interaktion gelebten und wahrgenommenen Konflikt- und Abwehrerfahrung, die im Impliziten enkodiert ist. Als Abstraktionen sind sie sekundärer Natur. Einer der Gründe für das angesprochene Missverständnis besteht darin, dass man in der Psychoanalyse dermaßen häufig über abstrakte Konzepte spricht, dass man eine entscheidende Tatsache aus dem Blick verliert: Ihre explizite Version ist eine Herleitung aus einer ursprünglichen, impliziten Erfahrung.

Wenngleich die analytische Theoriebildung in der Vergangenheit Beziehungstransaktionen als »oberflächliche« Bedeutungsebene konzipiert hat, enkodiert ebendiese Ebene der enaktiven Repräsentation die tiefsten Aspekte menschlichen Erlebens einschließlich all ihrer Elemente von Konflikt, Abwehr und affektivem Widerstand. Deshalb kann man diese Ebene nicht länger als »oberflächliche« betrachten.

Sprache: alt und neu

Mayes (2005) stellt unsere Verwendung der Theorie dynamischer Systeme infrage, indem sie deren Nützlichkeit bezweifelt. Sie schreibt, es sei »wichtig zu fragen, ob der Beitrag, den der Blickwinkel des sich selbst ordnenden komplexen Systems zum zentralen Argument [der BCPSG] leistet, wirklich singulär oder in anderen, leichter zugänglichen Ansätzen nicht enthalten ist« (S. 749). Unserer Ansicht nach hat die Perspektive dynamischer Systeme mindestens zwei Vorteile. Sie dient erstens als neuer explanatorischer Bezugsrahmen für die Unvorhersehbarkeit dessen, was in der Hitze einer Sitzung geschieht; und zweitens verändert sie unsere Toleranz für vermeintliche Fehler oder Irrtümer, die bei genauem Hinsehen Veränderung und neue, in der Dyade Gestalt annehmende Eigenschaften zu erkennen geben können.

Auch Mayes würde unsere Beschreibung gern in die geläufigere Sprache rückübersetzen: Ziel ist es, »den Patienten zu verstehen«. Doch eine solche Rückkehr zur gewohnten Terminologie bedeutet, sich einer Sprache zu bedienen, in der es zahlreiche Unterscheidungen, die zur Vertiefung und Verbesserung unseres Verständnisses erforderlich sind, gar nicht gibt. »Den Patienten verstehen« ist eine pauschale Beschreibung, die der Perspektive des Analytikers Priorität beimisst. Sie wird einer Zwei-Personen-Konzeption des komplexen Prozesses, der sich abspielt, wenn zwei Therapiepartner ihre therapeutische Begegnung aushandeln, nicht gerecht. »Verstehen« oder »Verständnis« bedeutet in diesem Zusammenhang gewöhnlich auch, das dem Patienten durch den expliziten Inhalt dessen, was der Analytiker sagt, etwas vermittelt wird. Wir haben eine andere Sprache gesucht, um klarer zu unterscheiden zwischen dem, was explizit vermittelt wird (durch die von Litowitz betonten semiotischen Bedeutungsträger), und der eher impliziten Ebene, auf der die Patientin die Anpassung ihres Therapeuten an die wichtigste Bedeutungsebene dessen, was sie vermitteln möchte, (an-)erkennt. Die Anpassung oder Ausrichtung des Analytikers kommt unter Umständen weder durch einen semantischen Inhalt noch auf einer expliziten verbalen Ebene zum Ausdruck: Sie kann in einem Schweigen wahrnehmbar werden, in einem vernehmbaren Anstieg der stimmlichen Lautstärke oder in irgendeiner anderen der unzähligen Varianten subtiler Anpassungen – zum Beispiel darin, was der Analytiker unkommentiert lässt oder was er aufgreift.

Wir sind überzeugt, dass »Verstehen« auf dieser impliziten Ebene kommuniziert wird, auf der sich der jeweils nächste relationale Schritt des Analytikers entweder als »stimmig« erweist oder aber nicht »passt«. Dass dieses Verstehen, die Stimmigkeit, unentwegt durch kleine Schritte zwischen den beiden Beteiligten ausgehandelt wird, haben wir im 4. sowie in diesem Kapitel zu illustrieren versucht. Deshalb sind wir überzeugt, dass mit einer Rückkehr zu der gewohnten Sprache die detailgenaueren deskriptiven Begriffe und Formulierungen, die wir benutzen, verloren gingen. Wir sind auf eine neue Sprache angewiesen, um diese komplexen Elemente des Austauschs aufdecken und erforschen zu können.

Wir haben in diesem Kapitel auseinandergesetzt, dass die Deutung des Therapeuten, die Patientin wolle ihre Urheberschaft behaupten oder glaube, dass man »krank sein muss, um verbunden zu bleiben«, eine abstrakte

Post-factum-Zusammenfassung dessen darstellt, was sich in der Interaktion der beiden bereits manifestiert hat. Doch solange sich diese neue Ebene der Urheberschaft im Prozess ihrer Aushandlung befand, war keine solche Post-factum-Zusammenfassung des auftauchenden Musters möglich. Vielmehr mussten Patientin und Therapeut gemeinsam den interaktiven Weg ertasten und abwarten, welche Art von Organisation in ihren Begegnungen zutage treten würde. Auf ebendieser primären Ebene des Aushandelns neuer Wege in der therapeutischen Mikrointeraktion lokalisieren wir den von Litowitz angesprochenen »Zweck«, das Ziel, therapeutischer Arbeit. Die abstrakte, verbale Zusammenfassung der Richtung, die diese Arbeit einschlägt, kann immer nur aus den Richtungsverhandlungen im therapeutischen Mikroaustausch an sich hergeleitet werden und ist diesen nachgeordnet.

Eine der wesentlichen, grundsätzlichen Schwierigkeiten jeder Wissenschaft besteht darin, für die Beschreibung von Phänomenen eine Ebene zu finden, die produktive Einsichten über grundlegende Prozesse zulässt. Wir sind überzeugt, mit der Beobachtung der Bezogenheit zwischen den therapeutischen Partnern und der Mikrodimension ihres Bedeutungsaustauschs eine solch reiche und generative Untersuchungsebene gefunden zu haben.

Anhang: Transkript der Sitzung

Tag #1: Montag

Patientin: Es sind also zwei vollkommen unterschiedliche … nach dem Traum von heute Nacht habe ich mich Ihnen wirklich verbunden gefühlt und, wissen Sie, ich hatte das Gefühl … ich weiß nicht genau, wie ich es sagen soll. Ich fühlte mich Ihnen näher; ich glaube, weil Sie gesagt haben, dass Sie nicht perfekt sind.

Analytiker: Ah, ah.

Patientin: Hm.

Analytiker: Am Samstag haben Sie ja sogar überlegt, mich wegen dieses anderen Traums anzurufen.

Patientin: Jaa!

Analytiker: Das wäre, hm, und der Grund, weshalb sie an diese, ja, diese Art echter Verbundenheit gedacht haben, war welcher?

Patientin: Was meinen Sie jetzt, den Anruf?

Analytiker: Ja, den Anruf.

Patientin: Na ja, ich bin ja hier gewesen am Freitag, und ich hatte das Gefühl, als sei irgendwie ein Bewusstseinsstrang aus der Sitzung in diesen Traum eingegangen.

Analytiker: Jaa.

Patientin: Es hat mich irgendwie verwirrt, dass … ich weiß nicht, wie ich es am besten ausdrücken soll. Es ist wie ein Zurückgeworfen-Werden oder so. Von GT [*der Gruppentherapeutin*] zu träumen und diese Art Druck zu empfinden.

Analytiker: Jaa.

Patientin: Ist das, was ich nicht richtig – ich meine, ich glaube …

Analytiker: Der Druck ist da, nicht wahr? Wir haben es mit dem Thema Zwang zu tun, dem Zwang, etwas Bestimmtes tun zu müssen. Und in diesem Traum werden sie wirklich gedrängt, mehr zu sagen. Und ich glaube, ja, ich überlege, wie das mit der Extrasitzung am Freitag zusammenhängt.

Patientin: Für mich war es so, dass … der Traum hatte eher mit der Idee zu tun, dass ich das Gefühl habe, den Ansprüchen gerecht werden zu müssen … das Richtige sagen zu müssen …

Analytiker: … hm, hm …

Patientin: … als mit dem Gefühl, gedrängt zu werden, herzukommen. Irgendwie ist das etwas anderes, als wenn man eine Verbindung herstellt mit …

Analytiker (*gleichzeitig mit den Worten der Patientin*): … jaa, hm, hmm …

Patientin: … dem Gefühl, dass ich am Freitag herkommen musste, was ich zumindest nicht bewusst so empfunden habe. Weil, mein Gefühl hatte mehr damit zu tun, dass sie [*die Gruppe*] mich gefragt haben – es war so, als müsste ich kränker sein, als ich mich fühlte. Und ich glaube, es ist ganz oft typisch für mich zu denken, dass ich über einen kranken Teil meiner Psyche sprechen muss, wenn ich hierher kommen will.

Analytiker: Hm, hm.

Patientin: Dass ich über das Richtige sprechen muss. Wissen Sie, da ist etwas Pathologisches in meinem Kopf, worüber ich …

Analytiker: Ja, und das ist ein Gefühl, das Sie auch hier manchmal haben.

Patientin: Ja.

Analytiker: Der Traum handelt also auch davon, hierher zu kommen, von dem Druck, diesen kranken Teil ihres Gehirns offenzulegen.

Patientin: Was mich wirklich verwirrt, ist die Tatsache, dass es mir damals in der Gruppe von GT absolut unmöglich war zu glauben, dass meine Erfahrung irgendwie … ja, mit dem vergleichbar sein könnte, was die anderen in der Gruppe erlebt hatten …

Analytiker: Ja.

Patientin: … und ich hatte einfach nicht das Gefühl … Erstens habe ich überhaupt nicht verstanden, weshalb jeder meinte, ich solle das denken. Was hätte es mir auch genutzt?

Analytiker: Äh?

Patientin: Ich weiß nicht. Jetzt bin ich verwirrt. Wissen Sie, als ich Sie aufsuchte, habe ich gehofft, dass Sie mir erklären, ich sei kränker, als ich es selbst wüsste, und deshalb sei es richtig, herzukommen.

Analytiker: Hm, hm.

Patientin: Und dann, mit dieser Gruppe und mit GT, das war wie, ach ja, du bist wirklich sehr krank (*kichert*). Mit dir stimmt etwas nicht, und das ist furchtbar. Während ich selbst glaube, dass es so schlimm nun auch wieder nicht ist! Es schien, als ginge es um zwei völlig gegensätzliche Erfahrungen.

Analytiker: Hm, hm.

Patientin: Außerdem glaube ich, dass ich noch immer ein gewisses Problem mit meinem eigenen Selbstbild habe, also – ob ich krank sein will oder lieber nicht. Ich schaffe es nicht, also ich weiß noch immer nicht, wie ich diese Narbe in mein Selbstbild einbauen kann … und deshalb habe ich jedes Mal, wenn ich hierher komme, das Gefühl, als müsste ich mit dieser Wunde kommen, weil diese klaffende Wunde wenigstens sichtbar ist. Wenn ich mich meinem Leben, so wie es jetzt ist, wirklich verbunden fühle [*das heißt, einem Leben ohne die-*

ses Gefühl einer klaffenden Wunde], dann weiß ich eigentlich nicht, worüber ich hier sprechen soll … ich habe nichts zu erzählen. Also, Sie werden mich irgendwann fragen, weshalb ich überhaupt hier bin.

Analytiker: Hm – Sie meinen, wenn Sie nicht mit der klaffenden Wunde kommen?

Patientin: Äh, ja. Wenn ich mich nicht als beschädigt präsentiere, wie es sich gehört, dann werde ich nicht – ernst genommen, oder so. Es ist irgendwie so, als wäre ich nicht in meiner eigentlichen Rolle …

Analytiker: Und das ist wie in dem Traum von Freitagnacht, dass Sie das Gefühl haben, dass ich versuche, Sie in diese eigentliche Rolle eines beschädigten Menschen zu drängen. Und es ist auch wie in dem zweiten Traum, und die Frage lautet, wie beschädigt Sie sind. Es klingt so, als stünden Sie einerseits unter dem Druck, beschädigter zu sein, und andererseits sagt man Ihnen, dass es gar nicht so schlimm um Sie steht.

Patientin: Ja, die Frage meine ich.

Analytiker: Das ist die Frage, dass Sie nicht sicher sind, wie schlimm es steht.

Patientin: Also, mein Gefühl in dem Traum letzte Nacht war, dass der Grund, weshalb ich Ihre Kinder und Ihre Frau sehen durfte, der war, dass ich okay sei.

Analytiker: Hm, hm.

Patientin: Dass es irgendwie in Ordnung war. Dass Sie versuchten, mich davon zu überzeugen, dass … ich vermute, ich war wie jeder andere [*nämlich normal*].

[Hier überspringen wir einige Zeilen des Transkripts.]

Patientin: Eines der Bücher, die ich mir auf der Buchmesse angesehen habe, war – ich meine, ich bin wegen einer ganz bestimmten Sache dorthin gegangen und ich habe sie sofort gefunden, und dann habe ich den Fehler gemacht, weiter herumzuschlendern. Und dann habe ich dieses Buch durch reinen Zufall entdeckt. Es heißt, äh, *How To Go To Pieces Without Falling Apart.*

Analytiker: Hm.

Patientin: Hm. Es stammt von einem Psychiater in New York, der auch

Buddhist ist. Und ich habe eben, als ich auf Sie wartete, ein wenig darin geblättert. Er zitiert Freuds Schüler Sándor Ferenz oder wie immer er heißt.

Analytiker: Ah, ah.

Patientin: Und Ferenz sagt, dass nicht die freie Assoziation an sich die Heilung sei. Vielmehr ist man geheilt, wenn man frei assoziieren kann. (*Kichert*)

Analytiker: Ah, ah.

Patientin: Und ich dachte, wissen Sie, ich fand das wirklich wichtig in Bezug darauf, worüber wir beide gesprochen haben.

Analytiker: Ja, ah, was genau meinen Sie da mit uns beiden?

Patientin: Also, dass Sie wissen, dass mein Problem offenbar darin besteht, dass ich meine Gedanken immer noch viel zu stark kontrolliere.

Analytiker: Hm, hm.

(Hier überspringen wir mehrere Zeilen des Transkripts.)

Ein wenig später in derselben Sitzung kommen erneut die Fragen zur Sprache, die der erste Traum aufwarf.

Patientin: Es [*das Gespräch mit der Gruppentherapeutin*] macht mich so verletzlich und vermittelt mir ein Gefühl, das ich mir meiner Meinung nach gar nicht leisten kann ... Wissen Sie, ich würde lieber ... Ich würde meine Konzentration lieber ... ich weiß nicht, auf den Teil meiner selbst, der sich stark fühlt, lenken, statt mit dem Teil in Kontakt zu kommen, der das Gefühl hatte, als würde ich erstochen [*eine Bezugnahme auf ein Sexspiel im Zusammenhang mit dem sexuellen Missbrauch, den sie in ihrer Herkunftsfamilie erlitten hat*] ... Es bringt mich einfach auf den Gedanken, dass ich nie ... ich hätte es nicht ertragen, mit ihr oder jemandem wie ihr Therapie zu machen, weil das wirklich zur Folge hätte, dass ich zerbrechen würde, und ich glaube, ich würde auf solche Weise desintegrieren, dass ich mich nie wieder zusammensetzen könnte. Es wäre auch so, als hätte ich überhaupt kein Selbstvertrauen, also genau das Gegenteil davon, wie meine Beziehung zu Ihnen von Anfang an war. Sie und ich, wir wissen beide, dass es in mir einen Teil gibt, der stark ist ... Ich weiß nicht, wohin das alles führt, aber ...

Analytiker: Nun, wohin, ich meine, ich glaube, ich habe überlegt, ob Sie das Gefühl haben, dass Sie in dem zweiten Traum so, nicht wahr, wie stark Sie mir gegenüber sind? Sie haben mir gesagt, dass ich meine Kinder zu starken Menschen erziehe, und dennoch … ich sage Ihnen, wissen Sie …

Patientin: In dem Traum gab es mir das Gefühl, stärker zu sein.

Analytiker: Ja!

Patientin: Ich habe mich eher … Ihnen ebenbürtig gefühlt … (*83 Sekunden Pause*)

Analytiker: Haben Sie das Gefühl mittlerweile öfter? …

Patientin: Äh … Zu einem gewissen Grad vielleicht … Mein Gefühl dazu beginnt sich zu verändern … Ich würde nicht sagen, dass … Ich glaube nicht, dass es bereits abgemachte Sache ist (*kichert*) … Ähm … Eine Sache, die mir am Samstag durch den Kopf ging, als ich überlegte, ob ich Sie anrufe … Ich war überzeugt, dass es okay wäre, Sie anzurufen und Ihnen von dem Traum zu erzählen. Und irgendwie vermittelte mir diese Überzeugung das Gefühl, dass es nicht nötig sei, Sie tatsächlich anzurufen.

Analytiker: Hm, hm …

Patientin: Wissen Sie, ich musste nichts beweisen, deshalb … also habe ich es gelassen.

Analytiker: Hm, hm.

Patientin: Wissen Sie, es reichte, dass ich mir selbst sagte, dass es möglich wäre, zum Hörer zu greifen und Sie anzurufen und Ihnen den Traum zu berichten. Das wäre interessant gewesen, aber genauso gut (*kurzes Kichern*) konnte ich Ihnen auch heute davon erzählen.

Analytiker: Hm, hm.

Patientin: Und, ja also, dass ich es so sehe, also mein Gefühl, dass es okay sei, Sie anzurufen, das gibt mir das Gefühl, dass wir eher ebenbürtig …

Analytiker: Hm, hm (*gleichzeitig mit den Worten der Patientin*).

Patientin: … als verschieden sind.

Analytiker: Hm, hm … (*68 Sekunden Pause*)

Patientin: In dem Traum, äh, dem Traum vorige Nacht, hatte ich das Gefühl, äh … ich weiß nicht … wie ich es am besten ausdrücken soll … mir drängt sich das Wort Akzeptanz …

Analytiker: Hm, hm … (*gleichzeitig mit den Worten der Patientin*)

Patientin: … auf. Ich hatte so ein Gefühl … das Gefühl, akzeptiert zu werden … so wie ich bin, und … irgendetwas an den Gefühlen, die damit zusammenhängen, macht mir Angst, und dann bekomme ich Angst, verletzt zu werden, wenn mir klar wird, dass ich nicht mehr auf der Hut bin, oder dass … und wissen Sie, was mich wirklich aus der Fassung bringt, ist, dass ich mit diesem Gefühl, akzeptiert zu werden, aufwache und dann, sobald mir bewusst wird, dass es ein Traum ist, bekomme ich Angst vor dem Gefühl. So als ob ich das Gefühl bei Ihnen eigentlich nicht haben wollte.

Analytiker: Ähm! … da macht ihnen etwas Angst.

Patientin: Ja.

Analytiker: Ja.

Patientin: Und ich weiß nicht, ob es daran liegt, dass ich weiß, dass ich Ihnen den Traum erzählen muss (*kichert*), und dass ich, wissen Sie, ja, dass ich Angst vor Ihrer Reaktion habe, wenn ich Ihnen das erzähle, oder ob ich Angst vor der Realität des Versuchs habe, dafür zu sorgen, dass sich die Beziehung so anfühlt … oder vielleicht ist das auch das Gleiche. Ich weiß nicht …

(Gegen Ende der Sitzung untersuchen Patientin und Analytiker, was der Patientin an dem Gefühl, »akzeptiert« zu werden, Angst machte.)

Tag 2: Dienstag

Am nächsten Tag erklärte die Patientin zu Beginn der Sitzung überraschend, sich nicht hinlegen, sondern auf der Couch sitzen bleiben zu wollen. Weiter heißt es im Transkript der Sitzung:

Patientin: Also, heute möchte ich mich nicht sofort hinlegen.

Analytiker: Hm, das ist etwas ganz Neues!! Können Sie sagen, was passiert ist?

Patientin: Ich bin mir nicht ganz sicher, aber irgendwie habe ich das Gefühl, dass mir klarer wird, was ich eigentlich möchte. So, als hätte ich meine eigene Tagesordnung.

Kurz danach legte sie sich hin und erläuterte weiterhin dieses Gefühl, sich zusammen mit ihrem Analytiker in einem neuen Zustand zu befinden.

Patientin: Heute fühle ich mich hier viel verbundener … weil, es ist, als ob ich Ihnen etwas offenbare … freiwillig. Wissen Sie, so als ob ich bestimme, worüber wir sprechen. Normalerweise habe ich dieses Gefühl nicht. Es ist mehr, als hätte ich heute eine eigene Tagesordnung.

Analytiker: (*ein wenig ironisch*) An anderen Tagen ist es mit der Tagesordnung eher schwierig?

Patientin: Ja!

Patientin und Analytiker brechen in lautes Gelächter aus.

Einleitung zum 6. Kapitel

Die Kontroverse über die Lokalisierung von Bedeutung (siehe 5. Kapitel) ist das Ergebnis einer tiefen Spaltung innerhalb des psychoanalytischen Feldes. Die Frage, wo Bedeutung zu lokalisieren ist, wurde von Anfang an auch in Bezug auf unsere Veröffentlichungen gestellt. Aufgrund dieser Diskussionen über die Quellen von Bedeutung mussten wir unser Verständnis der affektiven Bewertung als eine primäre und von der Zeichenfunktion losgelöste Bedeutungsquelle gründlicher ausarbeiten. Die affektive Bewertung hängt überdies untrennbar mit der Intentionalität zusammen, weil der Affekt die wertbesetzte Komponente der intentionalen Richtung oder des intentionalen Ziels bildet.

Ein weiterer Einwand, der häufig gegen unsere Arbeit erhoben wird, besagt, dass wir die psychodynamische Bedeutungsebene zugunsten der Interaktionsebene unberücksichtigt ließen, das heißt zugunsten einer Ebene, die traditionell als Oberfläche gilt. In diesem Kapitel zeigen wir, dass wir die Ebene der psychodynamischen Bedeutung nicht ignorieren; wir haben sie aber verlagert. Im Folgenden erörtern wir unsere Auffassung, dass psychodynamische Bedeutung, die auch Konflikt und Abwehr im psychoanalytischen Sinn umfasst, im impliziten Bereich der Affekte und der Intentionalität gründet und lokalisiert ist und nicht primär in einem dynamischen Unbewussten, dem nach traditionellem Verständnis höherrangige Repräsentationsprozesse und ihre Verdrängung zugrunde liegen.

Wir ersetzten daher das Konzept des Konflikts zwischen drei Strukturen durch ein auf die Interpersonalität abhebendes Konfliktverständnis. Diesem Modell zufolge entwickeln sich komplexe Konfliktmuster zwischen den intentionalen Richtungen des Selbst und den intentionalen Richtungen wichtiger anderer Personen. Diese Konflikte werden auf der impliziten Ebene der affektiven Bewertung und intentionalen Richtung repräsentiert, das heißt, nicht auf der Ebene semiotischer Prozesse.

Die dynamischen Eigenschaften von Affekt und Intentionalität können auch auf die verbal-reflexive Ebene transponiert und explizit bearbeitet werden, doch diese Ebene ist nicht die ihrer Herkunft. Ihre Ursprünge liegen vielmehr im Bereich des Impliziten.

6. Kapitel

Die Fundierungsebene psychodynamischer Bedeutung: Impliziter Prozess und seine Beziehung zu Konflikt, Abwehr und dynamischem Unbewussten[14]

In wachsendem Maße setzt sich die Psychoanalyse mit den interaktiven, intersubjektiven Aspekten der psychoanalytischen Situation auseinander. Seit mehreren Jahrzehnten beschreiben klinische Autoren unter mannigfaltigen Blickwinkeln die intersubjektiven Aspekte der Begegnung zwischen Patient und Therapeut. Vertreter der relationalen Psychoanalyse (zum Beispiel Aron 1991; Beebe und Lachmann 2002; Benjamin 1988, 1995, 2004; Ehrenberg 1992; Knoblauch 2000; Mitchell 1998) repräsentieren derzeit die Speerspitze dieser Bemühungen. Einige dieser Denker, zu deren intellektuellen Mentoren Sullivan und später Mitchell wurden, beziehen in ihre Perspektive auch eine entwicklungspsychologische Orientierung mit ein. Ebenso wie andere Autoren, beispielsweise Renik, haben sie verstanden, welch wichtige Rolle das Interaktive bei der Erzeugung des Intrapsychischen spielt. Eine umfassendere theoretische Grundlage, die es ermöglichen würde, dieses klinische Denken entwicklungspsychologisch zu fundieren, fehlt jedoch bislang.

[14] Erstveröffentlicht in: *The International Journal of Psychoanalysis* 88 (2007), S. 843-860. Autorisiert von der Boston Change Process Study Group (BCPSG).

Beziehungstransaktionen, an denen Aktion und Interaktion beteiligt sind, wurden in der psychoanalytischen Theoriebildung bisher als »oberflächliche« Bedeutungsebene angesehen. Weil aber die Ebene des impliziten Beziehungswissens die tiefsten Aspekte menschlicher Erfahrung einschließlich ihrer Elemente des Konflikts, der Abwehr und des affektiven Widerstands enkodiert, kann man sie nicht länger als »oberflächlich« betrachten. Ein Ergebnis der herkömmlichen Sichtweise der Psyche, die die Beziehung zwischen Oberfläche und Tiefe auf den Kopf gestellt hat, sind eine Privilegierung der Abstraktion gegenüber der Interaktion und eine Privilegierung des Symbolischen/Semantischen gegenüber dem Affektiven/Interaktiven. Dies hatte weitreichende Folgen sowohl für die Konzeptualisierung als auch für die Praxis der Psychoanalyse.

Wir beschreiben hier unser Konflikt- und Abwehrverständnis. Konflikt wie auch Abwehr beruhen auf Affekten; sie bilden und zeigen sich auf der lokalen Ebene von Aktion und Interaktion in der frühen Entwicklung. Wenn wir uns den Besonderheiten des therapeutischen Interaktionsprozesses annähern und zugleich auf die mittlerweile umfangreiche entwicklungspsychologische Forschung rekurrieren, zeichnet sich eine veränderte Sicht des psychoanalytischen Prozesses ab. Die »tiefe Ebene«, die unsere Deutungen erfassen, leitet sich in Wirklichkeit von der »oberflächlichen« Ebene der Mikroaustauschvorgänge her, die sich sekündlich vollziehen. Innerhalb dieses Bezugsrahmens behaupten wir, dass die lokale Ebene, auf der wir unser implizites Beziehungswissen in Aktion und Interaktion umsetzen, die basale Ebene des psychischen Lebens bildet. Sie ist der Ort, an dem psychodynamische Vorgänge einschließlich Affekt, Konflikt und Abwehr ihren Ursprung haben.

Implizites Beziehungswissen als Repräsentationsform

Die Frage, wodurch eine Repräsentation konstituiert wird, blieb bislang unbeantwortet. Traditionell bezeichnet der Begriff etwas, das in verbaler/symbolischer oder bildlicher Form abgespeichert wurde. Die Säuglingsforschung ergänzte das Konzept um die zuvor übersehene Dimension des Prozesses. Sie konnte nachweisen, dass viele Erfahrungen in Form von Erinnerungen abgespeichert oder repräsentiert werden, die ohne Wörter oder Bilder auskommen. Sander (1985) zeigte, dass der Säugling im Alter von lediglich acht Tagen die Gestalt einer Fütterungssequenz gespeichert (repräsentiert) hat; er bat die Mütter, eine Gesichtsmaske anzulegen, bevor sie das Baby zum Stillen aufnahmen, und wies nach, dass die Neugeborenen darauf verstört und mit Trinkschwierigkeiten reagierten. Solche Erinnerungen können als Vorläufer des impliziten Beziehungswissens oder als seine frühen Formen betrachtet werden.

Implizites Beziehungswissen ist somit eine Form der Repräsentation. Wenn wir das Wort *Wissen* benutzen, bezeichnen wir damit keinen Symbolisierungsprozess, sondern das auf der eigenen Geschichte beruhende repräsentierte Gewahrsein des Zusammenseins mit einem Anderen. Weil dieses Wissen Kenntnisse und Repräsentationen umfasst, die nicht sprachlich vermittelt wurden, eröffnet sich der Forschung über präverbale Säuglinge und Kleinkinder gleichsam ein unberührtes Feld. Implizites Beziehungswissen beruht nicht auf Wort und Symbol, sondern auf Affekt und Aktion. Es ist nicht-bewusst, wurde aber nicht verdrängt. Infolgedessen kann es ins Bewusstsein gebracht und verbalisiert werden, auch wenn dies gewöhnlich sehr schwierig ist. Darüber hinaus ergibt sich zwischen der Komplexität der Phänomene, die enaktiv gespeichert werden, und ihrer versprachlichten und narrativierten Version niemals eine perfekte oder auch nur gute Passung. Am meisten überrascht aber hat uns die Erkenntnis, dass der implizite Bereich im Vergleich zum sprachgestützten expliziten Wissen außerordentlich reich und elaboriert ist. Er ist beträchtlich nuancenreicher als die Sprache und bildet, wie wir im Folgenden beschreiben werden, ein primäres relationales Bedeutungssystem. Alles, was das Baby oder das präverbale Kleinkind über Interaktionen mit anderen weiß, ist naturgemäß in seinem impliziten Beziehungswissen enthalten. Auch der Löwenanteil dessen, was wir als Erwachsene über soziale Interaktion – einschließlich der Übertragung – wissen, ist Teil des impliziten Beziehungswissens.

Betrachten wir zwei recht unterschiedliche Beispiele für implizite Prozesse. Das erste stammt aus einem Roman Colm Toíbíns, das zweite aus der Entwicklungsforschung. Zunächst der Auszug aus Toíbíns ([2004] 2007) *Porträt des Meisters in mittleren Jahren*: »Sie wusste, dass jeder in ihrer Umgebung liebend gern gehört hätte, was sie sagte, und so wechselte sie zwischen einer lauten Stimme und einem Flüstern ab. Manchen Leuten nickte sie zu, mit anderen wechselte sie ein paar Worte, aber stehen blieb sie wegen niemandem. Sie marschierte durch das Gedränge zu ihrer Loge und gab durch ihren Blick klar zu verstehen, dass niemand willkommen war, sich ihnen anzuschließen« (S. 276). Toíbín gelingt es hier, in seiner sprachlichen Beschreibung der Verhaltens- und Äußerungsweisen dieser Frau einzufangen, wie sie sich zu anderen in Beziehung setzt. Ihr Verhalten sowie ihre Antizipation seiner »Interpretation« durch andere ist eine unverkennbare Demonstration ihres impliziten Beziehungswissens. Die Frau muss den anderen gar nicht mit Worten sagen, dass sie nicht auf den Gedanken kommen sollen, sich ihr anzuschließen. Sie hat es mittels all der expressiven Möglichkeiten gesagt, die einem Menschen zur Verfügung stehen. Nebenbei bemerkt, würden ebensolche »Aktionen« den Psychoanalytiker veranlassen, ihre Konflikte, Abwehrmechanismen und Wünsche zu deuten.

Diese interpersonalen Bedeutungen sind von Beginn des Lebens an in Interaktionen eingebettet. Eine unserer Videoaufnahmen zeigt eine junge, depressive Mutter, die wir zusammen mit ihrem achtzehn Monate alten Sohn bei einem Hausbesuch gefilmt haben. Die beiden sitzen auf der Couch, etwa 30cm voneinander entfernt. Das Kind trinkt seine Flasche. Die Mutter sitzt reglos in der Couchecke, starrt in die Luft. In einer Hand hält sie ihre Zigarette, der andere Arm liegt auf der Couchlehne. Als die Flasche leer ist, stellt sich das Kind auf die Couch und beginnt zu hüpfen. Nach etwa ein oder zwei Minuten hält es inne und lässt sich dann in den Schoß der Mutter plumpsen. Ohne die Haltung ihrer Arme zu verändern, beugt sie den Rumpf blitzschnell vor – »springt« dem Jungen gewissermaßen ins Gesicht – und schnauzt ihn an: »Ich habe dir gesagt, du sollst nicht auf der Couch hüpfen!«

Nach dem Zeitpunkt ihres Angriffs zu urteilen, hatte ihr Ärger nichts damit zu tun, dass der kleine Junge auf der Couch hüpfte, sondern vielmehr mit seinem spielerischen Versuch, körperlichen Kontakt zu ihr aufzunehmen. In anderen Sequenzen desselben Videofilms sehen wir, wie der Junge auf sie zuläuft, seine Hand nach ihrem Knie ausstreckt und sie dann rasch wieder zurückzieht, noch bevor überhaupt eine Berührung stattfindet. Offenbar hat ihn die mütterliche Aversion gegen zärtliche Berührungen veranlasst, die eigene Initiative zu hemmen. Wenn sich dieses Muster regelmäßig wiederholt, verankert es sich als fester Bestandteil seines impliziten Beziehungswissens und wird vermutlich auch spätere Interaktionen mit anderen Menschen beeinflussen.

Die intensiven Affekte, die mit den Bemühungen der Mutter einhergehen, bestimmte Formen des Dialogs mit ihrem Kind zu unterbinden (zum Beispiel liebevollen Körperkontakt), sind mühelos zu erkennen; ebendiese Affekte verinnerlicht das Kind als Teil seiner eigenen Bemühungen, seine Initiative zu diesen Diskursformen zu hemmen. Diese Sichtweise unterscheidet sich erheblich von Fonagys Vermutung, dass das Kind einer Borderline-Mutter seine Fähigkeit, über den mütterlichen Affekt zu reflektieren, aktiv hemmt, weil es ihm unerträglich wäre, des mütterlichen Hasses innezuwerden (Fonagy 1991). Stattdessen nehmen wir an, dass sich der Hass der Mutter durch spezifische Prozesse im Umgang mit dem Kind äußert, etwa in einer Distanzierung, wenn das Kind Trost sucht, oder in der wiederholten Unterbrechung und Unterbindung seiner Versuche, der eigenen Initiative freien Lauf zu lassen. Diese mütterlichen Aktionen sind implizit und werden vom Kind in ihrer prozesshaften Form – also nicht in inhaltlicher Form – als Hass auf Bindungsbedürfnisse und als massiver Widerstand gegen Hilfsappelle internalisiert.

Entwicklungspsychologische Beobachtungen zeigen eindeutig, dass nicht allein senso-motorische Erfahrungen oder solche, die unpersönliche Bereiche des prozeduralen Gedächtnisses betreffen und Gegenstand der kognitionswissenschaftlichen Literatur sind, implizit gespeichert werden, sondern auch hochkomplizierte Erfahrungen mit affektiven Reaktionen, Erwartungen und Gedanken. Implizites Wissen ist außerdem nicht zwangsläufig primitiver. Es wird in einem späteren Entwicklungsstadium weder durch die Sprache ersetzt noch in Sprache transformiert (siehe das 2. Kapitel in diesem Band; Lyons-Ruth 1999). Stattdessen wird der implizite Bereich im Laufe der Entwicklung erweitert und ausdifferenziert. Das implizite Wissen macht einen weit größerer Bereich des Wissens um menschliches Verhalten aus als das explizite Wissen, und zwar in jeder Lebensphase, nicht nur in der frühen Kindheit. Noch wichtiger aber ist, dass Sprache und symbolische Formen der Bedeutung intrinsisch in diesen frühen Formen implizit repräsentierter relationaler Erfahrung gründen (für eine detaillierte entwicklungspsychologische Erklärung siehe Hobson 2002). Die Anerkennung der Bandbreite, der Differenziertheit und der affektiven Dimensionen des impliziten Beziehungswissens ist von Belang, weil sie das Verständnis des Unbewussten verändert.

Intentionen als Organisatoren oder relationale Bedeutung auf der impliziten Ebene

Es gibt eine basale Ebene von Erfahrung, deren Organisation auf die Intentionalität ausgerichtet ist. Auf dieser Ebene werden, von außen betrachtet, Affekte und Aktionen mit Blick auf Intentionen »gelesen«, und zwar von Beginn des Lebens an. Der Säugling kommt mit einer mentalen Tendenz auf die Welt, menschliche Verhaltensweisen zu Intentionen und Motiven zusammenzufassen, zu »chunken« (Carpenter, Akhtar und Tomasello 1998; Meltzoff 1995; Trevarthen 1979). Diese Fähigkeit haben wir von unseren Vorfahren, den Primaten, ererbt (Tomasello, Carpenter, Call, Behne und Moll 2005). Deshalb bildet die Intention eine basale psychische Einheit impliziter Bedeutung. Sie ist Ausdruck motivierter, implizit erfasster oder begriffener Aktivität. So verstanden, setzt Intention kein selbstreflexives Denken voraus.

Intentionseinheiten haben nicht nur den Wunsch und die Vorstellung zu handeln zum Inhalt, sondern auch die Aktion selbst, ihr Objekt und ihr Ziel. Relevant ist in diesem Zusammenhang, dass mit Hilfe bildgebender Verfahren ein »Intentionsentdeckungszentrum« im Gehirn nachgewiesen werden konnte, das aktiviert wird, sobald wir an einem anderen Menschen Verhaltensweisen beobachten, die uns veranlassen, auf eine Intention rückzuschließen (Ruby und Decety 2001). Zudem wissen wir heute dank der Erforschung der Spiegelneuronen, dass man die intentionalen Zustände des Anderen auf einer neuronalen Ebene teilt, weil im eigenen Gehirn exakt jene motorischen Neuronen aktiviert werden, die den am Anderen beobachteten intentionalen Aktionen entsprechen, ohne dass man selbst diese Aktionen nachahmen muss (Decety und Chaminade 2003; Gallese 2001). Die fundamentale Struktur der Wahrnehmung menschlichen Verhaltens in

Form von Intentionseinheiten gehört somit der nonverbalen, impliziten, lokalen Ebene an.

Dass auf der impliziten Ebene eine mentale Intentionseinheit existiert, deren Entstehung biologisch angelegt ist, wird durch ihre Entdeckung bei Säuglingen und präverbalen Kleinkindern bestätigt, deren Erfahrung ausnahmslos implizit ist. Entwicklungspsychologische Beobachtungen legen die Vermutung nahe, dass die primäre Aufgabe bei der Beobachtung menschlichen Verhaltens darin besteht, die Intention zu erfassen, die das gesehene Verhalten kohärent und sinnvoll erscheinen lässt. Dass dies sogar für Babys und präverbale Kleinkinder gilt, zeigt folgendes Beispiel: Ein Kleinkind beobachtet die Versuchsleiterin, die »versucht«, einen Gegenstand in eine Schüssel fallen zu lassen, aber daneben trifft. Beim ersten Mal lässt sie den Gegenstand fallen, noch bevor er sich oberhalb der Schüssel befindet. Beim zweiten Versuch bewegt sie ihn über die Schüssel hinweg und lässt ihn zu spät fallen. Das Kind beobachtet kein einziges Mal, dass der Gegenstand tatsächlich in die Schüssel hineinfällt. Wenn man ihm aber später die Schüssel und den Gegenstand überlässt und es auffordert, das, was es beobachtet hat, zu imitieren, lässt es den Gegenstand augenblicklich in die Schüssel fallen und ist mit sich selbst hochzufrieden. Das Kind hat die Intention der Versuchsleiterin erfasst, obwohl es keine einzige erfolgreiche Realisierung derselben beobachten konnte. Es gibt der Intention, auf die es rückgeschlossen hat, Priorität gegenüber der Aktion, die es mit eigenen Augen sehen konnte (Meltzoff 1995; Meltzoff und Gopnik 1993).

Ein anderes Experiment zeigt ebenfalls, dass die Zielgerichtetheit priorisiert wird. Das Kleinkind beobachtet den Versuchsleiter, der einen hantelähnlichen Gegenstand in der Hand hält und sich erfolglos abmüht, die an beiden Enden der Stange angebrachten Kugeln abzuziehen. Wenn man dem Kind später die kleine Hantel überlässt, zieht es die Kugeln sofort ab und scheint darüber ausgesprochen zufrieden zu sein. Im Kontrollexperiment wird ein Roboter benutzt, der ganz ähnlich wie der Versuchsleiter und gleichfalls erfolglos die Kugeln von der Stange abzuziehen versucht. Interessant ist nun, dass Kleinkinder, die den Roboter bei diesem Verhalten beobachtet haben, später, wenn man ihnen die Hantel überlässt, keinen entsprechenden Versuch unternehmen. Implizit haben diese präverbalen Kleinkinder verstanden, dass Roboter keine Intentionen haben (Meltzoff

1995). Diese generelle Priorität der Intention gegenüber der Aktion wurde durch zahlreiche weitere Studien bestätigt (Gergely und Csibra 1997; Gergely, Nadsasdy, Czibra und Biro 1995; Rochat 1999). Darüber hinaus kann das beobachtete Verhalten die Aufmerksamkeit des Kleinkindes nur dann fesseln, wenn es sinnvoll erscheint. Decety und Chaminade (2003) zeigten, dass ein Kleinkind zwar seine Mutter nachahmt, wenn diese eine Puppe zu Bett bringt, nicht jedoch, wenn sie ein Spielzeugauto ins Bett legt und zudeckt.

Subjektiv nehmen wir Intentionen als etwas wahr, das auf ein mutmaßliches oder noch zu entdeckendes Ziel zustrebt. Es gibt einen impliziten Urheber, und während dessen Intention ihre Bestimmung erfüllt, baut sich aus Gefühlen und Affekten eine dramatische Spannungslinie auf. All dies geschieht in einer Zeitspanne mit einer zeitlichen Architektur, die diese sich entfaltende Struktur rahmt. Das heißt, sie ist zeitlich dynamisch (D. N. Stern 2004).

Kurz, wir behaupten, dass die im Hinblick auf Intentionen erfolgende Analyse von motivierten menschlichen Verhaltensweisen eine grundlegende Eigenschaft der Psyche/des Gehirns darstellt; dieses »Parsing« und »Chunking« lässt eine basale Struktur, die Intentionseinheit, entstehen, die implizit erfasst und nicht-symbolisch repräsentiert wird. Intentionen bilden somit die elementaren psychodynamischen Einheiten auf der Ebene von Wahrnehmung und Interaktion. Aus ihnen werden *andere psychische Strukturen* zusammengesetzt.

Sämtlichen Äußerungen von Intention, sei's in Form von Aktion, von Worten oder auch Geschichten, liegen Intentionen auf der lokalen Ebene zugrunde; damit ist zwischen den verschiedenen Ebenen, also der impliziten, der expliziten und der narrativen, ein hohes Maß an Kontinuität gewährleistet. Für die Psychoanalyse sind vor allem solche Intentionen interessant, die den Aufbau von Beziehungen und die Regulierung des Beziehungszustands betreffen.

Denken ist nicht gleichbedeutend mit verbaler Sprache und sprachlichen Symbolen. Ein ganz wesentlicher Grund für die Verwirrung, die bislang in der Theorie herrschte, hat damit zu tun, dass man das Denken und die Erzeugung von Bedeutung mit der Symbolisierung gleichgesetzt hat. Heutzutage müssen Analytiker der Möglichkeit Rechnung tragen, dass die wichtigsten Ebenen psychodynamischer Bedeutung durch nicht-symbolisierende Prozesse inszeniert und ausgedrückt werden. Vielleicht ist die Verwirrung, die diese Behauptung stiftet, auf die Überzeugung zurückzuführen, dass Bedeutung einzig und allein durch Symbolisierung erzeugt werden könne und dass ein Wesen (der Säugling), das über seine Aktionen nicht nachzudenken vermag, nicht sinnvoll handeln könne.

Gleichwohl zeigt unser Beispiel von der Mutter, die auf die spielerischen Bemühungen ihres kleinen Sohnes, Kontakt zu ihr aufzunehmen, mit brüsker Ablehnung reagiert, dass das noch nicht symbolisierungsfähige Kind sehr wohl Bedeutungen herstellt. Deshalb behaupten wir, dass Bedeutung nicht zwangsläufig an Symbole gebunden ist. Unsere Videoaufnahmen der Mutter-Kind-Interaktionen lassen keinen Zweifel daran, dass die Verhaltensweisen der Mutter für dieses präverbale Kind eine Bedeutung besitzen und dass seine Reaktionen die in ihm selbst generierten Bedeutungen widerspiegeln. Das heißt mitnichten, dass der kleine Junge über die Bedeutungen, die er erzeugt, nachdenkt; es besagt lediglich, dass er sein Handeln an ihnen orientiert – und Entsprechendes ist uns aus der klinischen Arbeit mit Erwachsenen nur gar zu vertraut. Im Einklang mit Hobson (2002) behaupten wir also, dass das primäre Erfassen von Beziehungen unseren Bedeutungssystemen, unserer Subjektivität, zugrunde liegt.

Affektiv besetzte und in Beziehungen eingebettete Bedeutungen, an denen wir unser Verhalten ausrichten, spielen für die Psychoanalyse eine noch zentralere Rolle als kognitive Bedeutungen. Viele Psychoanalytiker halten diese These für problematisch – nicht etwa, weil sie mit Bedeutungen, die in Beziehungen eingebettet sind, nicht arbeiten, sondern weil die Theorie der »Redekur« nicht auf diese Weise konzeptualisiert wurde. Man nahm an, dass der Redefluss und der Austausch von Worten die therapeutische Wirkung enthalte und diese auf der »Bewusstmachung des Unbewussten«

beruhe. Implizit besagte diese Annahme auch, dass Bedeutung der Symbolisierung und Reflexion inhärent sei (vgl. zum Beispiel Litowitz 2005). Die Säuglingsbeobachtung hat Licht auf implizite Formen von Bedeutung geworfen und damit auch problematische Aspekte des traditionellen Denkens aufgezeigt. Interessanterweise wurden durch diese Studien zentrale Postulate der relationalen Psychoanalyse bestätigt (Aron 1991; Benjamin 2004; Ehrenberg 1992; Fosshage 2005; Mitchell 1997).

Da diese Denkweise nicht allgemein vertraut ist, stellen wir hier noch einmal ausführlich dar, wie die Abwehr, der Konflikt und das psychodynamische Unbewusste in implizit repräsentierten Beziehungsprozessen vermittelt und gelebt werden. Aus ebendieser Ebene extrahieren Analytiker allgemeine, als dynamische Prozesse bezeichnete Denk-, Gefühls- und Beziehungsmuster, die sie dann in Worte zu übersetzen versuchen. Ursprünglich aber werden diese Prozesse durch Phänomene ausgedrückt und erfasst, die zur Ebene des Impliziten gehören. Psychoanalytische Beobachter haben diese Ebene der impliziten Erfahrung seit mehr als einhundert Jahren erforscht. Ihr Fehler bestand darin, das, was in der relationalen Interaktion zu beobachten war, mit dem Oberflächlichen gleichzusetzen und für die abstrakteren, generalisierten, erfahrungsfernen Verbalisierungen dieser Muster eine tiefere Ebene anzunehmen.

Implizite Formen der Bedeutung als Entstehungsort und Sitz des psychodynamischen Konflikts und der Abwehr

Konflikt und implizite Bedeutung

Wir müssen Konflikt und Abwehr in unsere Betrachtung der impliziten Bedeutungsformen einbeziehen, weil dieses Konzept andernfalls keine psychodynamischen Implikationen besäße. Konflikt und Abwehr bilden sich im Bereich der direkten relationalen Transaktionen auf der lokalen Ebene heraus.

Im ersten Lebensjahr lassen sich psychodynamisch relevante Vorgänge in Beziehungskontexten mühelos beobachten. Studien über zwölf Monate alte Kleinkinder haben defensive Einstellungen auf der Ebene der gelebten

Beziehung nachgewiesen. Wenn Mütter ihre Kleinkinder in einem fremden Zimmer zurücklassen und dann nach kurzer Abwesenheit zu ihnen zurückkehren, reagieren die Kinder mit unterschiedlichen Mustern des Bindungsverhaltens. Einige dieser Muster werden als »unsicher« bezeichnet. Kinder, deren Bindungsverhalten ein unsicher-vermeidendes Muster zu erkennen gibt, schauen die Mutter bei deren Rückkehr nicht an und begrüßen sie auch nicht, wie es ihre »sicher« gebundenen Altersgenossen tun. Sie ignorieren sie und verhalten sich, als wäre ihnen die Ab- oder Anwesenheit der Mutter gleichgültig. Ihre physiologischen Reaktionen aber widerlegen diesen Eindruck (Spangler und Grossmann 1999).

In Wirklichkeit nämlich befinden sich die Kinder in der beschriebenen Situation in einem Konflikt und verhalten sich defensiv. Sie haben bereits implizit gelernt, dass ihre Mutter auf Trostappelle mit subtilem Missbehagen oder vielleicht sogar brüsker Ablehnung zu reagieren pflegt. Infolgedessen schließen sie einen Kompromiss, indem sie Bindungsverhalten, etwa die Bekundung von Freude bei der Wiedervereinigung oder die Suche nach Kontaktaufnahme, unterdrücken und vorgeben, die Mutter zu ignorieren. Das heißt, diese einjährigen Kinder »wissen« bereits, dass die Mutter weniger aversiv reagieren wird, wenn sie auf Tröstungsappelle verzichten. Sie praktizieren eine defensive Coping-Strategie, um ihre Sicherheit und die Nähe zur Mutter zu maximieren. Diese Schlussfolgerung wird durch zahlreiche Studien bestätigt.

Eine solche Vermeidungsstrategie operiert ausschließlich auf der impliziten oder lokalen Ebene, beansprucht nur wenige Sekunden und besteht aus einer sehr geringen Anzahl relationaler Schritte. Gleichwohl vermittelt sie unverkennbar eine psychodynamische Bedeutung, die Jahre später womöglich in den klinischen Fokus eines Analytikers rücken wird, wenn dieser nach Möglichkeiten sucht, gemeinsam mit seinem Patienten dessen Vermeidung von Intimität und seine Tendenz zu erforschen, den Stellenwert von Bindungsbeziehungen zu bagatellisieren.

Gravierendere Konflikte werden bei desorganisiert gebundenen Kleinkindern erkennbar. Eine Videoaufnahme zeigt einen achtzehn Monate alten Jungen, dessen Mutter das Laborspielzimmer, in dem sich außer ihm noch eine Laborassistentin aufhält, soeben verlassen hat. Der Junge steht vor der Tür, durch die seine Mutter hinausgegangen ist, schlägt und tritt dagegen, ruft nach der Mutter und ignoriert die Kontaktangebote der Assistentin. Als die Mutter zurückkommt, steht er noch immer an der Tür. Doch sobald er sie erblickt, wendet er sich abrupt von ihr ab und rennt weg. Trotz seiner Bemühungen, sich ihr entziehen, folgt ihm die Mutter. Sie fasst ihn ungeschickt unter den Armen und hebt ihn hoch, hält ihn aber deutlich auf Distanz zu ihrem eigenen Körper. Der Junge protestiert, indem er sich mit den Händen von ihren Schultern abdrückt. Gleichzeitig brüllt er seinen Widerstand geradezu heraus. Die Mutter reagiert darauf mit einem gequälten, maskenhaften Lächeln, gibt aber schließlich nach und stellt ihn auf die Füße. Er weicht zurück und geht ans andere Ende des Zimmers. Er lässt Kopf und Schultern hängen und scheint regelrecht in sich zusammenzusacken. Der Umschlag seiner Reaktionen ist dramatisch: Kurz zuvor hatte er noch verzweifelt auf die Tür eingehämmert und nach seiner Mutter gerufen, um dann, sobald er ihrer ansichtig wurde, von ihr wegzulaufen. Ohne Bezugnahme auf einen Konflikt ist dieses Verhalten schwerlich zu erklären.

Diese Studien über das Konfliktverhalten von Kleinkindern gegenüber Bindungsfiguren wurden in zahlreichen Labors repliziert. Aber Konflikte lassen sich auch schon in früheren Phasen des ersten Lebensjahres beobachten. So sehen wir im Laufe einer klinischen Konsultation eine Mutter mit ihrem zwei Monate alten Baby, einem kleinen Jungen, interagieren. Das Baby liegt vor ihr in einer Trageschale. Die Mutter ist sehr aktiv und emotional ausgesprochen expressiv. Für das Baby ist ihr Verhalten ein wenig zu lebhaft. Ihre Stimme ist zu laut, ihr Rhythmus zu schnell, die Übergänge zwischen verschiedenen Emotionsausdrücken sind abrupt. Das Baby betrachtet sie mit weit geöffneten Augen; sein Körper ist angespannt, und die Mimik wechselt über eine längere Phase wiederholt zwischen Freude und Unbehagen. Das Baby befindet sich in einem Konflikt. Einerseits möchte es sich an der Interaktion beteiligen; andererseits ist diese allzu intensiv. Deshalb ist das Baby drauf und dran, sich von der Mutter abzuwenden und in einen Distress-Zustand hinüberzugleiten. Auch D. N. Stern, (1971, 1977) sowie Beebe et al. (2000) haben Konfliktverhalten von Babys beschrieben, die erst wenige Monate alt waren.

Defensive Verhaltensweisen, die Säuglinge und Kleinkinder im Zusammenhang mit Bindungsbedürfnissen zeigen, beweisen, dass Abwehrprozesse sich in den impliziten, nicht verbalisierten Interaktionen zu entwickeln beginnen (siehe auch Lyons-Ruth 1999). Unserer Ansicht nach gründen sowohl konfliktfreie affektive Austauschvorgänge als auch konfliktträchtige Abwehrhaltungen in den gelebten Erfahrungen, die wir mit anderen Menschen machen, und nicht in primär intrapsychischen Phänomenen.

Die ersten Worte, die Kleinkinder sprechen, stehen gewissermaßen im Dienst der Beziehung zu wichtigen Anderen, das heißt, sie sind in bereits bedeutungshaltige Aktionen eingebettet. Dadurch werden solche Aktionen aber nicht für reflexives Denken oder für symbolische Repräsentationen verfügbar. Ein Dreijähriger kann Wörter wie »gut« und »böse« zwar benutzen; er kann jedoch nicht bewusst (oder verbal) repräsentieren, dass er seinen Impuls, beim Vater Trost zu suchen, hemmt, weil dessen körperliche Distanzierung und der kalte Tonfall seiner Stimme signalisieren, dass er Trostappelle missbilligt. Der Großteil des Beziehungsverhaltens bleibt nicht-bewusst und implizit, auch wenn die neugelernten Wörter und das erweiterte Verständnis des Kindes in diese impliziten Beziehungsprozeduren integriert werden.

Obwohl wir die frühesten Manifestationen des Konflikts hier im Bereich des Impliziten lokalisieren, bedeutet dies nicht, dass wir das Implizite mit dem Nonverbalen oder Präverbalen gleichsetzen (Lyons-Ruth 1999). Das Implizite kann gleichermaßen in verbalen wie in nonverbalen Formen der Interaktion zutage treten. Die impliziten Bedeutungsaspekte aber sind nicht dem Inhalt der Wörter an sich inhärent. Implizite Bedeutung existiert sozusagen zwischen den Zeilen, wie das Zitat aus Colm Toíbíns Roman *Porträt des Meisters in mittleren Jahren* zeigt. Andere Konfliktformen werden implizit, aber im verbalen Austausch, vermittelt, und wieder andere in der nonverbalen Interaktion. Verbale Austauschprozesse werden im Laufe der Entwicklung zunehmend in die Interaktionen mit anderen Menschen integriert, doch die »Regeln«, die den Interaktionen zugrunde liegen – ihre »Syntax« –, werden durch Affekt- und Intentionssignale von Beginn des Lebens an ausgehandelt und nur selten auf die Ebene bewusster verbaler Beschreibung transferiert. Sie bleiben Teil unseres impliziten Beziehungswissens.

Zu solchen »Regeln« der Interaktion zählen Erwartungen hinsichtlich der Frage, welche Formen affektiver Bezogenheit in der Beziehung offen geäußert werden können und welche Formen auf »defensive« Weise, also in verzerrter oder verschobener Form, ausgedrückt werden müssen. Ebenso wie wir die Syntax erlernen, beginnen wir schon früh im Leben, auch diese Regeln abzuleiten und als Teil unseres prozeduralen Wissens zu benutzen, lange bevor wir in der Lage sind, Worte für das, was solche Regeln vorgeben, zu finden.

Dass die komplexeren und relational bedeutsameren Erfahrungsaspekte von der traditionellen Theorie den verbalisierten Bedeutungsformen vorbehalten werden, zeigt einmal mehr, dass sie den Sachverhalt auf den Kopf gestellt hat. Diese Theorieversion ist, wie wir im 7. Kapitel darlegen, mit einem modernen Verständnis der entscheidenden Rolle, die der impliziten Bedeutung als Grundlage verbaler Bedeutungsformen und Denkweisen zukommt, nicht vereinbar (vgl. zum Beispiel Hobson 2002; D. N. Stern 2004).

Abwehr und implizite Bedeutung

Wir vertreten die These, dass die in der klinischen Situation zu beobachtenden Abwehrmechanismen tief in problematischen internalisierten Weisen des Zusammenseins mit anderen Menschen gründen, die dem Bereich des Impliziten angehören. Diese defensiven interpersonalen Anpassungen machen das eigentliche klinische dynamische Material aus. Sie werden traditionell als »intrapsychisch« bezeichnet.

Die Bindungsforschung hat jedoch nachgewiesen, dass viele Abwehrstrategien keineswegs auf einen spezifischen intrapsychischen Konflikt zurückzuführen sind oder durch eine Störung in einer bestimmten Entwicklungsphase hervorgerufen werden. Wahrscheinlicher ist, dass Abwehrstrategien eine Komponente eines wesentlich breiteren interpersonalen Arrangements bilden, das sich im Leben des Patienten seit geraumer Zeit als stabil erwiesen hat. So konnte die Entwicklungsforschung zeigen, dass die Tendenz, Angst oder Verzweiflung zu unterdrücken und die Aufmerksamkeit auf unpersönliche Aktivitäten statt auf Beziehungen zu konzentrieren, vermutlich keine zwangsneurotische Abwehr darstellt, die aus Machtkämpfen im Kleinkindalter resultiert. Das entsprechende Verhalten lässt sich nämlich schon bei einer erheblichen Anzahl einjähriger Kinder beobachten. Es hängt mit spezifischen Formen des affektiven Mutter-Kind-Dialogs zusammen, für die unter anderem die unterdrückte Wut der Mutter und ihr Missfallen an engem Körperkontakt (Main, Tomasini und Tolan 1979) sowie Bekundungen einer Pseudoüberraschung angesichts kindlicher Wut eine Rolle spielen (Malatesta, Culver, Tesman und Shepard 1989). Solche Restriktionen des affektiven Mutter-Kind-Dialogs kündigen sich bereits vor der Geburt des Babys in Interviews über Bindungserfahrungen an und bleiben in der Art und Weise, wie die Mutter über bindungsbezogene Themen nachdenkt, noch viele Jahre nach der Geburt erhalten (van IJzendoorn 1995; eine meta-analytische Zusammenschau haben Main, Kaplan und Cassidy [1985] verfasst).

Bindungsforscher haben drastischer als alle anderen Wissenschaftler gezeigt, welchen Beitrag stabile Muster der Bezogenheit zu jenen Verzerrungen und Störungen des Denkens leisten, die man gemeinhin als defensiv betrachtet. Wenn negative Affekte – insbesondere Wut- und Hassgefühle – die Mutter zu feindseligen Angriffen, massiver Entwertung, Beschämung oder Rückzug veranlassen, können sie aus dem weiteren Dialog mit dem Kind und aus dem Denken verbannt werden. Ein solcher Ausschluss negativer Affekte hat zur Folge, dass im Laufe der weiteren Entwicklung auch wutbedingte Verhaltensweisen, Affekte und Erfahrungen, die in ausgewogeneren Interaktionen auftauchen, aus der Be- und Verarbeitung ausgeschlossen bleiben und infolgedessen nicht integriert werden können.

Bindungsstudien führen die im Kleinkindalter zu beobachtenden Abwehrmanöver, zum Beispiel die Affektvermeidung, übereinstimmend nicht nur auf das Temperament des Kindes, sondern auch auf die Verhaltens- und affektiven Reaktionen der Bezugspersonen zurück, die wiederum mit deren eigenen impliziten Beziehungsmodellen zusammenhängen. Diese Literatur belegt, dass ein Großteil dessen, was traditionell als intrapsychisch verstanden wurde, aus der interaktiven Matrix hervorgeht und den intrapsychischen Bereich entstehen lässt. Einen anderen, davon abgetrennten intrapsychischen Bereich gibt es nicht (siehe auch Lyons-Ruth 2003; Ogawa, Sroufe, Weinfield, Carlson und Egeland 1997).

Das gemeinsame Erforschen von »Enactments« – Inszenierungen – in der Therapie wird mittlerweile als Quelle tiefer Einsichten in das implizite prozedurale Wissen beider Partner mitsamt seinen konfliktträchtigen und defensiven Aspekten betrachtet. Die Entwicklungsforschung zeigt außerdem, dass zahlreiche defensive Verzerrungen, die in solchen Enactments enthalten sind, einen »Zwei-Personen-Ursprung« haben. Wir tragen diesem facettenreichen neuen Verständnis all dessen, was im interaktiven und affektiven Leben geschieht, Rechnung, indem wir das Konzept der Konflikte zwischen drei psychischen Instanzen durch diese dyadische Sicht komplexer Konflikte ersetzen, die sich zwischen den intentionalen Richtungen des Selbst und den intentionalen Richtungen wichtiger anderer Menschen entwickeln. Repräsentiert werden diese Konflikte auf der Ebene des Impliziten.

Implizite Bedeutung und die psychoanalytischen Konzepte von Aktion und Verdrängung

Aktion und Interaktionsprozess verkörpern implizite Formen von Bedeutung

Freud war insofern Cartesianer, als er das Psychische vom Physischen trennte. Für ihn war das Denken ein Abkömmling gehemmter Aktion, das heißt, er hielt die Aktion für das Primäre und das Denken für sekundär. Ebendies gerät leicht in Vergessenheit. Freuds mittlerweile klassisches Beispiel ist das hungrige Baby, das aufgrund der Abwesenheit seiner Mutter an der Durchführung der »spezifischen Aktion« des Triebs (Saugen zum Zweck der Bedürfnisbefriedigung) gehindert wird. Die psychische Energie, die sich normalerweise auf die motorischen und sensorischen Funktionen des Mundes richten würde, wird in dieser Situation in den wahrnehmenden Teil der Psyche umgeleitet, wo sie eine Halluzination des Saugens und Trinkens erzeugt. Gehemmte Aktion verwandelt sich in einen Abkömmling, in psychische Phänomene. In entsprechender Weise sollten die Benutzung der Couch und das Verbot des »Acting-in« oder »Acting-out« die Umleitung von psychischer Energie in freie Assoziationen erleichtern, die dann in der »Redekur« erforscht werden können. Das Ergebnis war, wie D. N. Stern ([1995] 1998) erläuterte, eine starke Betonung des Intellektuellen: »Viele moderne Richtungen der Psychoanalyse messen der Narration oder Interpretation, die hinter […] einer Aktion steht, […] größere Bedeutung bei als dem Akt selbst« (S. 100).

Die technischen und theoretischen Verbote der Aktion und insbesondere des »Agierens« wurden von der Psychoanalyse also ursprünglich erlassen, um potentiell störende Inszenierungen von Übertragung und Gegenübertragung unter Kontrolle zu halten und ins Psychische umzulenken. Wie können wir vor diesem Hintergrund unsere Auffassung erklären, dass Psychotherapien und sogar die Psychoanalyse auf der Aktion im impliziten Bereich beruhen, und zwar auch dann, wenn wir lediglich sprechen und zuhören?

Dieses Paradoxon löst sich partiell auf, wenn wir eine falsche Dichotomie oder ein »Missverständnis« gerade rücken. »Freuds Ausgangspunkt, die Grundannahme, dass das Wort und die Aktion dichotom alternierende Ausdrucksmodi seien, enthält einen Fehler. Wir wissen heute, dass Worte die Aktion weder hemmen noch ersetzen: Sie sind Aktion. […] Was wir sagen und wie wir es sagen ist ein extrem wichtiger Bestandteil unseres Aktionsrepertoires« (Greenberg 1996, S. 201).

Aus Freuds Überlegung ergab sich die Annahme, dass Aktion und Verbalisierung diskrete und voneinander trennbare Phänomene seien. Das bedeutete außerdem, dass die Technik der Psychoanalyse dafür zu sorgen hatte, die Interaktionsmöglichkeiten auf den verbalen Bereich zu beschränken, um die verbale Interaktion der Ebene des reflexiven (deutenden) Verstehens zugänglich zu machen. Sobald diese technischen Parameter eingeführt waren, bestand die Aufgabe des Analytikers darin, die Geschichte der Interaktionsmuster seines Patienten (dessen Objektbeziehungen) aus dem hochfiltrierten, nahezu ausschließlich verbalen therapeutischen Dialog zu extrahieren. Dabei bleiben freilich viele Elemente auf der Strecke, die die psychoanalytische Arbeit zu einem reichen und stark affektiv gefärbten Austausch zwischen zwei Menschen machen, der die relevanten Muster der Bezogenheit deutlicher zutage treten lässt und das Verstehen der abstrakteren »Motive«, die ihnen zugrunde liegen, beträchtlich unterstützt.

Auf der Ebene der direkt zu beobachtenden Interaktion werden keine unbewussten Phantasien und ödipalen Wünsche beobachtet, sondern charakteristische relationale Schritte im Hier und Jetzt – zum Beispiel Bemühungen, sich über die Richtung des Anderen hinwegzusetzen, Versuche, zentrale Affekte, die der Andere ausdrückt, zu ignorieren, Fragmentierung oder Desorientierung in Reaktion auf bestimmte Gesprächsthemen, etwa die Sexualität, und so weiter. Aus diesen gelebten Schritten werden psychoanalytische Deutungen hergeleitet.

Dazu ein Beispiel. In einem Familiengespräch, das einer der Autoren führte, diskutierten ein Achtzehnjähriger und sein Vater darüber, wie der Junge sein Taschengeld aufbessern könne. Der Vater sagte, es sei wichtig, dass sein Sohn selbst entscheide, wo er nachmittags nach der Schule arbeiten wolle. Der Jugendliche berichtete, dass er gern auf einer Tankstelle arbeiten würde, mit deren Betreiber er befreundet sei. Außerdem habe er gern mit Autos zu tun. Sofort schlug ihm der Vater vor, er solle sich stattdessen selbständig machen und einen Reinigungsservice für Swimming-Pools anbieten. Dann könne er seine Arbeitszeiten selbst bestimmen und müsse sich von niemandem Vorschriften machen lassen.

Der Vater wiederholt ein charakteristisches Muster, wenn er gegenüber seinem gehemmten Sohn beinahe flehentlich betont, wie wichtig Autonomie und Unabhängigkeit seien, gleichzeitig aber jede Initiative des Jungen mit einem Gegenvorschlag beantwortet. Diese widersprüchlichen Ebenen der Interaktionsprozesse werden – obwohl sie in der verbalen Interaktion Ausdruck finden – von Vater und Sohn in einer impliziten prozeduralen Form repräsentiert. Dieses internalisierte Erleben wichtiger anderer Menschen ist der Stoff, der später die Übertragungsbeziehung konstituiert, die der Patient mit seinem Analytiker lebt.

Geben wir der Aktion (oder gemeinsamen Aktion) Vorrang vor dem Denken? Ja und nein. Unter dem zeitgenössischen Blickwinkel eines verkörperten Geistes und der Fähigkeit zu einer auf den anderen zentrierten Partizipation betrachtet ist eine solche Frage sinnlos. Aus dem Paradigmenwechsel, der sich in den letzten Jahren in den Kognitionswissenschaften vollzogen hat, resultiert das Bild eines menschlichen Geistes, der keineswegs eine autonome, körperlose Entität bildet. Vielmehr setzt das Denken an sich Gefühle voraus, die ihren Ursprung im Körper haben, sowie Bewegung und Aktion (siehe Clark 1997; Damasio 1999; Sheets-Johnstone 1999; Varela, Thompson und Rosch 1993). Intersubjektive Begegnungen werden durch Menschen konstituiert, die mit einem verkörperten Geist ausgestattet sind und sowohl körperlich als auch mental agieren und reagieren.

Implizite Bedeutung als Teil des Unbewussten

Um den Bereich des Unbewussten angemessen konzeptualisieren zu können, müssen wir die Unterschiede zwischen verschiedenartigen unbewussten Prozessen klären. Laplanche und Pontalis ([1967] 1972) verdanken wir die folgende präzise Definition: »In Freuds Schriften wird besonders das Unbewusste als ›dynamisch‹ gekennzeichnet, soweit es eine permanente Aktion ausführt, die eine entgegengesetzte, ebenfalls permanent wirkende Kraft fordert, um ihm den Zugang zum Bewusstsein zu verwehren. Klinisch wird dieser dynamische Charakter in einem Widerstand dagegen, in das Unbewusste vorzudringen, und in der erneuten Produktion von Abkömmlingen des Verdrängten sichtbar« (S. 125f.). Sie erläutern außerdem: »Freud selbst schrieb [...]: ›Wir leiten die psychische Spaltung nicht von einer angeborenen Unzulänglichkeit des seelischen Apparates zur Synthese ab, sondern erklären sie dynamisch durch den Konflikt widerstreitender Seelenkräfte, erkennen in ihr das Ergebnis eines aktiven Sträubens der beiden psychischen Gruppierungen gegeneinander‹« (S. 125). Es ist sehr wichtig, dass verdrängtes Material nach Freuds Verständnis zuvor dem expliziten Bereich, also dem Vorbewussten oder Bewusstsein, angehört haben muss.

Während Freud das dynamische Unbewusste eindeutig mit dem Verdrängten gleichsetzte, bezeichnen viele heutige Autoren einen größeren Bereich psychodynamischer Prozesse, die nicht zwangsläufig als Teil des Verdrängten angesehen werden, mit dem Begriff des dynamischen Unbewussten. Zu diesen Prozessen zählen beispielsweise sämtliche Aspekte früher Objektbeziehungen, die in der Behandlung reinszeniert werden, sowie all die Bereiche mentaler Prozesse, die außerhalb des Gewahrseins ablaufen, mit anderen Aspekten des Denkens nicht verknüpft werden und gegen deren Einbeziehung in den Austausch mit dem Selbst oder anderen Menschen sich ein affektiver Widerstand regt. Es ist an der Zeit, die strikte Gleichsetzung des dynamischen Unbewussten mit dem Verdrängten im psychoanalytischen Sprachgebrauch zu überwinden, um dieser veränderten Landschaft gerecht zu werden.

Wir behaupten, dass die Interaktionen, die zum Aufbau des impliziten Beziehungswissens beitragen, psychodynamischer Natur sind. Sie betreffen und enthalten intensive Gefühle, tiefe Konflikte und massive Abwehrbemühungen. Diese Phänomene haben eine Geschichte und wirken als motivationaler Impetus. Sie sind psychisch bedeutsam und bleiben – freilich nicht infolge einer Verdrängung – außerhalb des bewussten Gewahrseins. Wir sind überzeugt, dass das Konzept des dynamischen Unbewussten und der Psychodynamik generell heute auch diesen umfassenderen Bereich mentaler Phänomene einschließlich des impliziten Beziehungswissens abdecken muss. Der oben beschriebene achtzehn Monate alte, auf der Couch hüpfende kleine Junge »weiß«, dass seine Mutter nicht auf sein Hüpfen aversiv reagiert, sondern auf liebevollen Körperkontakt, und er hat eindeutig bereits begonnen, die Aversion mitsamt den verbundenen Konflikten und Hemmungen zu repräsentieren und zu internalisieren. Seine enttäuschten Bedürfnisse und Wünsche sind das Ergebnis der Geschichte solch deprivierender relationaler Begegnungen, denen zweifellos kein Analytiker ihre psychodynamische Bedeutsamkeit abspräche. Solche Verhaltensweisen sind die Essenz dessen, womit wir uns tagtäglich in der Arbeit mit unseren Patienten beschäftigen, und veranschaulichen den zentralen psychodynamischen Stellenwert impliziter Prozesse. Diese Prozesse konstituieren den Kernbereich analytischer Arbeit.

Schluss

Wir haben in diesem Kapitel zeigen wollen, dass die traditionelle Theorie die Beziehung zwischen der »oberflächlichen« Ebene der unmittelbaren Interaktion und der »tiefen« Ebene intrapsychischer Entitäten wie Konflikt und Abwehr auf den Kopf stellt. Nach herkömmlichem Verständnis bestimmen intrapsychische Entitäten das Geschehen auf der Interaktionsebene, auf der sich tiefere Faktoren lediglich Ausdruck verschaffen. Im Unterschied dazu vertreten wir die Auffassung, dass der Interaktionsprozess selbst primär ist und das Rohmaterial erzeugt, von dem wir die generalisierten Abstraktionen herleiten, die wir als Konflikt, Abwehr und Phantasie bezeichnen. Diese relationalen, in der Interaktion erlebten Schritte liefern das Material für psychoanalytische Deutungen. Daraus folgt, dass Konflikte und Abwehrvorgänge im Bereich implizit repräsentierter Interaktionen erzeugt werden und sich herausbilden; wenn sie in der Beziehung gelebt werden, so ist dies die emotional tiefe Schicht der Erfahrung, während die abstrakten Konzepte, mit denen wir die repetitiven Aspekte dieser relationalen Strategien beschreiben – etwa Konflikt und Abwehr –, sekundäre Deskriptoren dieser tiefen Ebene, aber nicht die Ebene an sich, sind und zur gelebten Erfahrung in größerer Entfernung stehen.

Einleitung zum 7. Kapitel

Im 6. Kapitel haben wir untersucht, was die traditionelle Psychoanalyse unter der tiefen und der oberflächlichen Bedeutung versteht. Wir haben die Ansicht vertreten, dass Konzepte wie Konflikt, Abwehr und Deutungen in Wirklichkeit Abstraktionen oder sekundäre Ableitungen dessen darstellen, was tatsächlich »tief« ist, und dass sich die tiefste, primäre Ebene aus gelebter Interaktion oder Erfahrung aufbaut. Diese Ebene der gelebten Erfahrung ist primär, denn auf ihr zeigen sich die Intentionen der Beteiligten und geben das implizite Beziehungswissen der Interakteure zu erkennen.

Im Anschluss an eine Diskussion über die Frage, was Bedeutung konstituiert, haben wir ausführlicher dargelegt, welch großer Teil der Bedeutungen in relationaler Form konstituiert wird. Im Folgenden zeigen wir, dass sich relationale Bedeutung auf der impliziten Ebene entwickelt, aus der später die reflexiv-verbale Ebene hervorgeht. Wir erörtern außerdem, wie sich diese beiden Bereiche in der Hervorbringung von Bedeutung zueinander verhalten.

7. Kapitel

Formen relationaler Bedeutung: Problematische Aspekte der Beziehung zwischen den Bereichen des Impliziten und des Reflexiv-Verbalen[15]

Die Beziehungen zwischen dem impliziten und dem reflexiv-verbalen Bereich spielen im Verständnis der Psychotherapien mittlerweile eine zentrale Rolle. Dies ist vor allem darauf zurückzuführen, dass dem großen Bereich des impliziten Wissens sowohl in der Säuglingsforschung als auch in den Therapien erwachsener Patienten vermehrt Aufmerksamkeit geschenkt wird und man den Enactments, die gewöhnlich als implizit betrachtet werden, einen größeren Stellenwert beimisst, als es in der Vergangenheit üblich war. Um jedoch einen produktiveren Dialog zwischen Klinikern und Theoretikern zu ermöglichen, müssen wir die Unterschiede, Ähnlichkeiten, Verbindungen und Abgrenzungen zwischen diesen beiden Bereichen möglichst klar herausarbeiten. Anders formuliert: Wir müssen untersuchen, ob die beiden Bereiche als separat, verflochten, aufeinander gründend oder sogar als verschmolzen zu betrachten sind. Der Leser wird sehen, dass wir das Implizite nicht dem Expliziten, sondern dem Reflexiv-

[15] Erstveröffentlichung in: *Psychoanalytic Dialogues* 18 (2008), S. 125-148 und S. 197-202. Der Verfasser ist J. P. Nahum.

Verbalen gegenüberstellen, denn dieses kommt dem, was Kliniker unter »explizit« gewöhnlich verstehen, näher.

Im Folgenden untersuchen wir die einschlägigen Gesichtspunkte, die das Nachdenken über die Beziehungen zwischen diesen beiden Bereichen erleichtern könnten. Wir sind überzeugt, dass sie gründlich geklärt werden müssen, damit das psychoanalytische Feld ein kohärentes Gefüge theoretischer Konzepte entwickeln kann. Darüber hinaus sind die hier erörterten Gesichtspunkte möglicherweise auch für Neurowissenschaftler von Interesse, denn sie können die Planung von Forschungsstrategien erleichtern, die zur Untersuchung der dem psychisch-geistigen Funktionieren zugrunde liegenden Hirnprozesse herangezogen werden.

Definitionen

Weil wir uns in erster Linie mit psychischen Vorgängen beschäftigen, die sich in Beziehungen abspielen, formulieren wir Arbeitsdefinitionen der Begriffe und Konzepte, die unserer Ansicht nach für die Untersuchung relationaler Phänomene hilfreich oder notwendig sind. Dazu zählen insbesondere die Konzepte Bedeutung, Denken, Erfahrung und Reflexion sowie das Implizite.

Bedeutung

Wir können uns nicht mit dem gesamten Feld der Bedeutung auseinandersetzen, sondern beschränken uns darauf, einige grundlegende Unterscheidungen zu treffen, die es ermöglichen, über Bedeutung in den verschiedenen relationalen Bereichen des Impliziten und des Reflexiv-Verbalen – Narrationen inbegriffen – präziser nachzudenken. Zunächst einige Wörterbuchdefinitionen.

Der erste (und archaische) Wörterbucheintrag für »meaning« – Bedeutung, Sinn – lautet: »Etwas, das im Geist existiert, Ansicht oder Kontemplation oder festgelegtes Ziel, Zweck; das, was gemeint oder zu tun beabsichtigt ist« (*Webster's New Twentieth Century Dictionary*, 1977). In dieser Variante ist die Intention von zentralem Stellenwert; hingegen spielt die

Sprache weder eine eindeutige noch wesentliche Rolle. Der zweite Eintrag bringt die Sprache ins Spiel. Die Intention kann ungeformt oder auf amorphe Weise latent bleiben, bis sie im sprachlichen Bereich »wiederaufgegriffen« wird und eine Bedeutung oder Signifikation annimmt. Wir erläutern die solcherart definierte Bedeutung unten unter dem Stichwort »Reflexion«.

Das *Oxford English Dictionary* (1991) konfrontiert uns mit demselben Dilemma. Die erste Definition von »meaning« weist der Sprache keine wesentliche Funktion zu, sondern betont die Aspekte »intendieren, im Sinn haben, bekunden«. Die Sprache kommt sekundär zum Zug: »kennzeichnen, bekannt geben, kundtun«. Bemerkenswert ist an diesen Definitionen, dass hier sowohl »Kontemplation« als auch »das, was man im Sinn hat«, ohne Hinweis auf Sprache oder Bewusstsein erläutert werden.

Denken

Die meisten Wörterbücher kultivieren eine kreative Ambiguität gegenüber diesem Schlüsselbegriff, dessen Bedeutung jeder von uns zu kennen glaubt. An erster Stelle geben sie gewöhnlich die Definition: »Etwas geistig aus- oder bearbeiten oder die mentalen Fähigkeiten zur Ausbildung von Ideen nutzen« (*Webster's College* 1999). Doch bevor wir nun selbst um eine Definition von »Ideen« zu ringen beginnen, sehen wir uns die recht ungewöhnliche und dennoch einschlägige Erörterung des Romanschriftstellers Alessandro Barricco ([1999] 2002) an:

> »Professor Mondrian Kilroy sagte, Ideen seien wie Galaxien feinster Ahnungen, und er war der Ansicht, dass sie etwas Konfuses seien, ständigen Wandlungen unterzogen […] Sie sind schön, das ist alles, schön sind sie. Aber sie sind das reinste Chaos. In ihrem Urzustand sind Ideen ein wunderbares Chaos. *Zeitweilige Erscheinungen der Unendlichkeit*, sagte er. ›Klare und deutliche‹ Ideen, fügte er hinzu, sind eine Erfindung von Descartes, ein Schwindel, es gibt keine klaren Ideen, Ideen sind ihrem Wesen nach undurchsichtig, wenn du eine klare Idee hast, ist es keine Idee. […] ›Das ist das Übel‹, sagte Professor Mondrian Kilroy. ›Wenn du eine Idee ausdrückst, verleihst du ihr eine Struktur, die sie eigentlich nicht besitzt. Du musst sie irgendwie in eine kohärente, knappe und den anderen verständliche Form zwängen. Solange du dich nur darauf beschränkst, die Idee zu denken, kann sie dieses wunderbare Chaos bleiben. Aber sobald du

beschließt, sie auszudrücken, fängst du an, etwas auszusortieren, einen Teil zu straffen, hier ein bisschen zu vereinfachen und dort etwas zu kürzen, die ganze Sache zu ordnen, ihr eine gewisse Logik zu verpassen: Daran feilst du noch ein bisschen herum, und am Ende kommt etwas heraus, was die Leute verstehen können. Eine *klare und deutliche* Idee. Am Anfang gibst du dir noch Mühe und versuchst, nicht allzuviel wegzuwerfen, am liebsten würdest du das Unendliche der Idee, die du im Kopf hast, retten. Du probierst es. Aber sie lassen dir keine Zeit, sie bedrängen dich, wollen verstehen [...]‹« (S. 198f.)

Fest steht, dass Denken weder verbales Denken noch sprachliche Manipulation voraussetzt; außerdem muss es weder bewusst noch reflexiv sein. Es kann aber all dies umfassen und sein. Abstraktes Denken ist vermutlich eine spezielle Variante, die uns hier nicht weiter kümmern muss.

Reflexion

»Reflexion« wird vom Wörterbuch wie folgt definiert: »Eine Erfahrung wieder zurückbringen, sie reproduzieren, spiegeln oder rückwenden.« Im Beziehungskontext bedeutet Reflexion, ein relationales Geschehen in neuem, verändertem Kontext und zu einem späteren Zeitpunkt nachzuvollziehen und die Erfahrung auf diese Weise zu reorganisieren. Es ist wichtig festzuhalten, dass nicht jedes Sprechen mit Reflexion einhergeht und nicht jede Reflexion mit dem Gebrauch von Worten. Die Beziehungen, über die zu reflektieren man fähig ist, sowie die Art, wie man reflektiert, ist ein Entwicklungsaspekt. Es gibt zum Beispiel zahlreiche Ebenen der allgemeinen Reflexion und zahlreiche, zunehmend abstrakte Ebenen der Selbstreflexion, die von der Entwicklungspsychologie beschrieben wurden. Sie darzustellen würde den Rahmen dieses Kapitels sprengen, doch in Gesprächen zwischen Entwicklungspsychologen und Klinikern sorgen diese Vielzahl und Diversität immer wieder für Verwirrung. In klinischen Diskussionen wird der Gebrauch von Worten häufig mit der abstraktesten Reflexionsebene, dem Reflektieren über die Beziehungsmuster des Selbst, gleichgesetzt. Ein Großteil der Therapie wird aber auf nicht-komplexen Reflexionsebenen durchgeführt. Und in einem Großteil des Materials, das in der Therapie zutage tritt, werden Wörter auf eine pragmatische, narrative oder reflexive Weise benutzt, die keine Reflexion über die Beziehungsmuster des Selbst beinhaltet.

Erfahrung

Das *Oxford English Dictionary* sowie *Encarta* definieren »erfahren/erleben« [experiencing] als »anhaltendes Involviertsein in eine Aktivität, das zu einem Zuwachs an Wissen oder zu einer Verbesserung einer Fertigkeit führt«. In der Philosophie bezeichnet »Erfahrung« das aus der Beobachtung, also durch die Sinnesorgane und nicht durch abstraktes Denken gewonnene Wissen.

Wir definieren »relational experiencing« – »Beziehungserleben« – als anhaltendes Involviertsein in reale oder imaginierte Beziehungstransaktionen, das von sensorischen/emotionalen Prozessen sowie von Denkprozessen (nicht jedoch vom abstrakten Denken) unterhalten wird und zum Erwerb von Beziehungswissen führt.

Implizites Beziehungswissen

Um »implizites Beziehungswissen« zu definieren, stützen wir uns auf Unterscheidungen, die von Kihlstrom und Cantor (1983) sowie weiteren Kognitionspsychologen getroffen wurden, passen sie aber für unsere Zwecke dem relationalen Bereich an (Boston Change Process Study Group [BCPSG] 2002; siehe 4. Kapitel). Wir verstehen das implizite Beziehungswissen als eine spezielle Variante prozeduraler Repräsentation. Unter prozeduralen Repräsentationen versteht die Kognitionspsychologie Repräsentationen der Art und Weise, wie man bestimmte Aktivitäten, zum Beispiel das Fahrradfahren, durchführt. Solche Repräsentationen werden unter Umständen nie symbolisch enkodiert. Wichtiger als das Radeln ist hier der Bereich all der Kenntnisse darüber, wie man zusammen mit anderen Menschen etwas tut oder wie man mit ihnen zusammen ist (»Weisen des Zusammenseins-Mit«, D. N. Stern 1985). Ein Großteil dieses Beziehungswissens ist ebenfalls prozedural, zum Beispiel das Wissen, wie man herumalbert, Zuneigung ausdrückt, Freundschaften schließt und so weiter. Wir haben die Kenntnisse über das Zusammensein mit anderen als »implizites Beziehungswissen« bezeichnet. Mit diesem Begriff möchten wir das implizite Beziehungswissen von anderen Formen prozeduralen Wissens abgrenzen und betonen, dass solche Kenntnisse gleichermaßen affektiv und interaktiv wie kognitiv sind.

Zudem operiert das implizite Beziehungswissen unserer Theorie zufolge typischerweise außerhalb der fokalen Aufmerksamkeit und bewussten Wahrnehmung und ohne in Sprache übersetzt zu werden. Freilich wird die Sprache in den Dienst des Beziehungswissens gestellt, doch das implizite Beziehungswissen, an dem sich intime Interaktionen orientieren, ist weder sprachgestützt, noch wird es routinemäßig in symbolische Form übersetzt. Implizites Beziehungswissen ist auch nicht zwangsläufig dynamisch unbewusst in dem Sinn, dass es defensiv aus dem bewussten Gewahrsein verbannt, also abgespalten oder verdrängt wurde. Es ist vielmehr Teil unserer nicht-bewussten Verarbeitungsvorgänge, zu denen auch die »unformulierte Erfahrung« (D. B. Stern 1997) zählt, die nie in Worte gefasst wurde, nie in Worte gefasst werden musste oder nie in Worte gefasst werden konnte.

Es liegt in der Natur der menschlichen Entwicklung, dass nicht-sprachgestütztes Wissen die einzige Form des Wissens ist, das dem Säugling zur Verfügung steht. Allerdings entwickelt sich dieser Bereich des Impliziten auch nach dem Spracherwerb und ebenso wie der sprachliche Bereich weiter. Beide Bereiche wachsen, werden differenzierter und bilden innerhalb ihrer selbst Verbindungen aus. Und beide Bereiche bleiben lebenslang erhalten.

Gemeinsamkeiten zwischen den Bereichen des Impliziten und des Reflexiv-Verbalen

Gemeinsamkeit Nr. 1: Intentionen als Grundeinheit psychischer Bedeutung

Intendieren, so unsere Annahme, heißt: »Etwas im Sinn haben« (siehe die Wörterbuchdefinition). Wir gehen außerdem davon aus, dass die Intention die grundlegende psychische Bedeutung darstellt. Intentionssequenzen verleihen dem motivierten menschlichen Verhalten seine psychische Existenz, seine Kohärenz und schließlich seine Bedeutung (Sander 1995a, 1995b). Diese Definition von »Intention« ist breiter als gewöhnlich. Intentionen fügen sich in die größeren Orientierungs- und Ausrichtungsbewegungen ein, die von den Motivationssystemen oder langfristigen Zielen einer Psychotherapie vorgegeben werden. Wir verwenden »Intention« deckungsgleich mit zahlreichen Konzeptualisierungen der Ideeneinheiten, der Motive oder Wünsche; außerdem subsumieren wir unter den Begriff auch all die einzelnen Phasen einer Intention: Die Phase ihrer Herausbildung, ihre Durchführung und ihr Ziel. All dies zusammen macht den »Prozess der Intentionsentfaltung« aus. Dieser geht aus einem basalen psychischen Prozess hervor, durch den die einzelnen Sequenzen motivierten menschlichen Verhaltens zu Einheiten gebündelt – gechunkt – werden. Das mentale Parsing und Chunking menschlicher Verhaltensweisen zu Intentionen und Motiven gilt insofern als primitiver mentaler Vorgang, als es eine angeborene Tendenz darstellt, die für die Anpassung in einer aus anderen motivierten Lebewesen bestehenden sozialen Welt unabdingbar ist. Dieses Chunking erfolgt, wenn wir intentionales Verhalten an anderen beobachten oder in uns selbst wahrnehmen. Studien über präverbale Kleinkinder (und Primaten) bestätigen, dass der Prozess der Intentionsentfaltung eine nicht-symbolische Prozessrepräsentation motivierter, implizit erfasster Erfahrung darstellt. Dieser grundlegende Prozess ist somit ein Bestandteil sowohl der feinstrukturierten, nonverbalen, impliziten und lokalen Ebene als auch der Ebene der Sprache. Er taucht auf beiden Ebenen auf, weil ihnen das Erfassen von Intentionalität gemeinsam ist.

Wir vertreten die These, dass der Prozess der Intentionsentfaltung als Referent dient, um Intentionen zu identifizieren und ihnen eine Bedeutung zuzuschreiben, ganz gleich, ob sie sich in Form von Aktionen präsentieren oder in sprachlicher oder narrativer Form; er stellt gewissermaßen die ebenenübergreifende gemeinsame Währung dar. Eine Möglichkeit, über einen Prozess der Intentionsentfaltung nachzudenken, besteht darin, zu fragen, wie man um die Existenz einer Intention wissen kann oder, schwieriger noch, wie man auf sie rückschließen kann. Wie sollte es uns gelingen, sie aus dem Fluss der mannigfaltigen Verhaltensweisen herauszupräparieren, wenn uns kein Prozess zur Verfügung stünde, der ihre Entdeckung ermöglicht? Wichtig ist in diesem Zusammenhang, dass bildgebende Studien im Gehirn »Intentionsentdeckungszentren« identifiziert haben, die aktiviert werden, sobald jemand Verhaltensweisen an einer anderen Person beobachtet, die ihn veranlassen, dieser Person eine bestimmte Intention zuzuschreiben (Ruby und Decety 2001).

Durch den Prozess der Intentionsentfaltung gelangen Intentionen und Motive ins bewusste Gewahrsein und erhalten Bedeutung. Die grundlegende Rolle dieses Prozesses ermöglicht es, dass Intentionen – ungeachtet ihrer Präsentation – aus derselben Quelle hervorgehen und erfasst/begriffen werden können. Infolgedessen wird eine gewisse Wahrung der Bedeutung von einer Ebene zur anderen nicht lediglich unterstützt, sondern garantiert. Welche Beobachtungen und Überlegungen können diese Sichtweise erhärten?

Wir müssen die Definition von »Intention«, die wir oben formuliert haben, vertiefen. Intentionalität bezieht sich auf das subjektive Gefühl, einem Ziel- oder einem Endzustand zuzustreben oder von ihm angezogen zu werden, ihm entgegenzudrängen oder entgegengedrängt zu werden. In diesem Sinn verstanden, ist Intentionalität gleichbedeutend mit Freuds Konzept des Wunsches oder des Bedürfnisses, mit dem ethologischen Konzept der motivationalen Aktivierung und der Zielzustände, mit dem kognitionswissenschaftlichen Konzept des Wertes oder der Valenz und mit dem juristischen Begriff des Motivs. All diese Phänomene dienen motiviertem Verhalten als Antriebskraft, geben ihm die Richtung vor und die Ziele und sorgen auf diese Weise für seine Kohärenz. Dazu zählen auch das mentale »Erfassen« eines Bildes oder Gedankens und seine Vergegenwärtigung auf der Bühne des Geistig-Psychischen (Brentano 1874).

Die Überlegung, die hinter dem Konzept des Entfaltungsprozesses der Intention steht, ist nicht neu. Die meisten Vertreter einer phänomenologischen Philosophie stimmen darin überein, dass auch präreflexive oder gelebte Erfahrung um Intentionen herum strukturiert ist. Darüber hinaus besteht diese (implizite) Erfahrung aus differenzierten Teilen und besitzt eine zeitliche Architektur (vgl. zum Beispiel Husserl 1913, 1930). Mit anderen Worten: Es muss eine zugrunde liegende (nonverbale) Prozessstruktur wie eine Intention, die sich in Echtzeit entfaltet, geben.

Unter demselben Blickwinkel haben zeitgenössische Psychologen wie Jerome Bruner (1986, 1990, 2002) die Auffassung vertreten, dass Motive (das »Warum« einer Story) die basalen mentalen Einheiten seien, in die wir den Fluss menschlichen Verhaltens »parsen« oder unterteilen, um es solcherart analysierend zu verstehen. Das Absuchen des menschlichen Verhaltens nach Intentionen und Motiven ist eine universale Tendenz; sie bringt die auf Intentionen abhebenden Narrative hervor, die uns helfen, die soziale Welt zu verstehen.

Entwicklungspsychologische Studien lassen vermuten, dass bei der Beobachtung menschlichen Verhaltens sogar für Babys und präverbale Kleinkinder die vorrangige Aufgabe darin besteht, die Intention zu erfassen, die dem gesehenen Verhalten Kohärenz und Sinn verleiht. Dazu ein Beispiel: Ein präverbales Kleinkind beobachtet die Versuchsleiterin bei dem vergeblichen Versuch, einen Gegenstand in eine Schüssel fallen zu lassen – der Gegenstand fällt daneben. Beim ersten Mal lässt sie ihn fallen, noch bevor er sich oberhalb der Schüssel befindet. Beim zweiten Mal bewegt sie ihn über die Schüssel hinweg und lässt ihn zu spät fallen. Das Kind beobachtet kein einziges Mal, dass der Gegenstand tatsächlich in die Schüssel hineinfällt. Wenn man ihm aber später die Schüssel und den Gegenstand überlässt und es auffordert, das, was es beobachtet hat, zu imitieren, lässt es den Gegenstand augenblicklich in die Schüssel fallen und ist mit sich selbst hochzufrieden. Das Kind hat die Intention der Versuchsleiterin erfasst, obwohl es keine einzige erfolgreiche Realisierung derselben beobachten konnte. Es gibt der Intention, die es rückgeschlossen hat, Priorität gegenüber der Aktion, die es mit eigenen Augen gesehen hat (Meltzoff 1995; Meltzoff und Gopnik 1993).

In einem weiteren Experiment beobachtet das Kleinkind den Versuchsleiter, der einen hantelähnlichen Gegenstand in der Hand hält und sich erfolglos bemüht, die an beiden Enden angebrachten Kugeln von der Stange abzuziehen. Wenn man dem Kind später die kleine Hantel überlässt, zieht es die Kugeln sofort ab und scheint darüber ausgesprochen zufrieden zu sein. Im Kontrollexperiment mit anderen Kleinkindern wird ein Roboter benutzt, der ganz ähnlich wie der Versuchsleiter und gleichfalls erfolglos die Kugeln von der Stange abzuziehen versucht. Wenn man Kleinkindern, die den Roboter bei diesem Verhalten beobachtet haben, die Hantel überlässt, unternehmen sie aber keinen Versuch, die Kugeln abzuziehen. Das heißt, sie schreiben Robotern keine Intentionen zu (Gopnik und Meltzoff 1998; Meltzoff 1995). Diese generelle Priorität der rückgeschlossenen Intention gegenüber der Aktion wurde durch zahlreiche weitere Studien bestätigt (Gergely und Csibra 1997; Gergely, Nadsasdy, Czibra und Biro 1995; Rochat 1999).

Subjektiv erleben wir Intentionen als ein Streben oder Drängen in Richtung auf ein Ziel. Sie haben einen impliziten Urheber. In der Zeitspanne ihrer Entfaltung, also während eine Intention ihre Bestimmung erfüllt oder daran scheitert, baut sich eine dramatische Spannungslinie auf. Diese Zeitspanne besitzt eine zeitliche, den Entfaltungsprozess rahmende Architektur. Die zeitlichen Parameter des Intentionsentfaltungsprozesses werden anhand der Vorgänge von kurzer bis langer Dauer gemessen. Wichtig ist die zeitliche Dynamik des Prozesses. Ebendiese Merkmale erlauben es uns, ihn als »Prozess der Intentionsentfaltung« zu bezeichnen.

Kurz, der Prozess der Intentionsentfaltung liegt der Bildung sämtlicher Darbietungen von Intention, sei's in Aktion, in Worten oder Narrativen, zugrunde. All diese Bereiche teilen das intuitive Begreifen der Intention, die dem Verhalten Kohärenz und Sinn verleiht.

Gemeinsamkeit Nr. 2: Bereichsübergreifende Mikroformen

Der Bereich des Impliziten und der Bereich des Reflexiv-Verbalen haben eine ähnliche Mikrostruktur. Man hat vermutet, dass die Grundeinheit, die das subjektive Erleben oder die subjektive Erfahrung fundiert, der »Gegenwartsmoment« sei (D. N. Stern 2004) – der Moment des »Jetzt«, in dem Erfahrung, ganz gleich in welchem der verschiedenen Bereiche, gelebt wird. D. N. Stern vertritt die Ansicht, dass die Organisation des subjektiven Gegenwartsmoments um Intentionen herum erfolgt und dass er in eine emotionale, gelebte »Story« mit narrationsähnlichem Format eingebettet ist, das intuitiv, während es sich entfaltet, erfasst wird, obgleich seine Dauer lediglich eine bis zehn Sekunden beträgt. Die Erfahrung des »Jetzt« besitzt also ein formales wie auch ein zeitliches Profil. D. N. Stern hält sie für einen grundlegenden Prozess, dank dessen wir menschliches Verhalten auf sämtlichen Skalen seiner Präsentation als kohärent wahrnehmen: Von den Sekunden, die eine implizite Erfahrung in Anspruch nimmt, über die zeitliche Entfaltung eines gesprochenen Satzes bis zu den Bausteinen einer Narration. Die »Währung« des zeitlich dynamischen Erlebens bleibt in all den Bereichen dieselbe.

Gemeinsamkeit Nr. 3: Spiegelneuronen und die parallele Aktivierung des Sprachzentrums sowie der separaten motorische und Wahrnehmungszentren

Neuere Experimente zeigen, dass sprachlich bezeichnete Konzepte nicht allein im Sprachzentrum verarbeitet werden, sondern auch in den motorischen und Wahrnehmungsregionen, die mit der Modalität des Konzepts zusammenhängen. Die Wörter »gräbt, klettert, geht« beispielsweise werden nicht nur in Sprachzentren gespeichert, sondern auch in spezifischen Hirnregionen, die die entsprechenden motorischen Operationen unterstützen. Auf ähnliche Weise werden Wörter wie »quieken, heulen, singen« außer im Sprachzentrum auch in Hirnregionen gespeichert, die für das Hören zuständig sind (James und Gautier 2003). Das Wort und die perzeptuelle/motorische Erfahrung werden offenbar parallel aktiviert, so dass eine ganzheitliche Erfahrung entsteht.

Eine mögliche Erklärung für diese Verknüpfung von Sprache mit körperlicher Erfahrung, Aktion und Empfindung liefern die vor etlichen Jahren entdeckten »Spiegelneuronen«. Sie könnten neurobiologische Mechanismen unterstützen, die das Verständnis folgender Phänomene ermöglichen: das »Lesen« der Gedanken und Gefühle und insbesondere der Intentionen anderer Menschen, die Resonanz, die das Gefühl eines anderen in uns selbst weckt, das Miterleben dessen, was ein anderer erlebt, und die Fähigkeit, eine beobachtete (zu hörende oder zu sehende) Aktivität so zu erfassen, dass man sie imitieren kann – kurz, die Empathie mit einem anderen Menschen und die Herstellung eines intersubjektiven Kontakts (Gallese 2001; Rizzolatti, Fogassi und Gallese 2001).

Spiegelneuronen sind motorischen Neuronen benachbart. Sie feuern in einem Beobachter, der nichts anderes tut, als dem Verhalten einer anderen Person (die beispielsweise gerade die Hand nach einem Glas ausstreckt) zuzuschauen. Dabei entspricht das neuronale Feuerungsmuster des Beobachters exakt dem Muster, das in ihm aktiviert würde, wenn er selbst die Hand nach dem Glas ausstreckte. Die visuelle Information, die wir empfangen, wenn wir das Verhalten eines anderen Menschen beobachten, wird also durch die Aktivität dieser Spiegelneuronen mit der entsprechenden motorischen Repräsentation in unserem eigenen Hirn verknüpft. Diese

Verknüpfung [Mapping] ermöglicht es uns, direkt an der Aktivität eines Anderen teilzunehmen, ohne dass wir sie imitieren müssen. Wir erleben den Anderen so, *als ob* wir dieselbe Aktivität ausführten oder dasselbe Gefühl empfänden. Diese *Als-ob*-Mechanismen wurden von Damasio (1999) und Gallese (2001) beschrieben. Bråten (1998) bezeichnet den Vorgang als »altero-zentrierte Teilhabe«. Eine solche »Teilhabe« am mentalen Leben eines anderen Menschen erzeugt den Eindruck, seine Intentionen und Gefühle mitzufühlen/zu teilen/zu verstehen. Wir sprechen absichtlich von *Gefühlen* und nicht von *Affekten*, weil wir neben den klassischen, von Darwin kategorisierten Affekten auch Empfindungen, innere sensorische Wahrnehmungen, motorische Wahrnehmungen, »Hintergrundgefühle« (Damasio 1999) und »Vitalitätsaffekte« (D. N. Stern 1985; D. N. Stern, Hofer, Haft und Dore 1984) mit einbeziehen.

Was für beobachtbare Bewegungen, zum Beispiel das Ergreifen eines Glases gilt, trifft auch auf Vokalisierungen einschließlich der gesprochenen Sprache zu. Die Spiegelneuronen, die mutmaßlich die Aktivität der Stimmbänder, des Mundes und der Zunge repräsentieren, feuern zentral, sobald wir jemanden sprechen hören. Wir wissen, wie sich die Produktion des betreffenden Lautes oder Geräuschs anfühlt. (Dies ist einer der Gründe, weshalb ein gehörtes Räuspern uns veranlassen kann, ebenfalls eine Irritation im Hals oder in der Kehle zu verspüren. Und aus dem gleichen Grund sind vermutlich neugeborene Babys in der Lage, ein Ausstrecken der Zunge zu imitieren.) Zu den auf diese Weise vermittelten Eigenschaften geäußerter Laute zählen: Spannung, Nachdruck, Intensität, Verhaltenheit, Melodie, Rhythmus sowie weitere paralinguistische Merkmale, die in ihrer Gesamtheit den hörbaren Gefühlskontext des vernommenen Wortes ausmachen.

Man hat vermutet, dass das System der Spiegelneuronen das Wort an die entsprechende Bewegung bindet (Gallese, persönliche Mitteilung, 5. Juni 2005). Das heißt, wenn Wörter ausgesprochen werden, triggern sie möglicherweise die Spiegelneuronen, deren Feuern mit den verbal beschriebenen Aktionen und Bewegungen assoziiert ist. Ob dieses Triggern direkt erfolgt oder nicht, bleibt zu klären. Fest steht, dass Wörter eine neuronale Feuerung in motorischen und visuellen Hirnbereichen auslösen können. Dies legt die Vermutung nahe, dass die Spiegelneuronen eine andere neuronale Leitungsbahn für die Verknüpfung von Wort- und motorischer Erfahrung mit anderen psychischen Implikationen unterstützen. In diesem Sinn verstanden, sind Wörter keine entkörperlichten Symbole, sondern ebenfalls Leitungsbahnen, die direkt in die verkörperte Erfahrung hineinführen und implizit operieren und umgekehrt. Vielleicht erklärt dies einen Teil der Wirkmächtigkeit von Worten und Geschichten. Wir leben sie virtuell.

Der reflexiv-verbale Bereich geht aus dem Impliziten hervor

Den Überlegungen, die wir in diesem Abschnitt formulieren, liegen erstens das Konzept des verkörperten Geistes und zweitens die Theorie dynamischer Systeme zugrunde. In den vergangenen dreißig Jahren eröffnete das Postulat eines »verkörperten Geistes« einen radikal neuen Blickwinkel und verdrängte den zuvor beherrschenden cartesianischen Ansatz (Damasio 1999; McNeill 2005; Merleau-Ponty 1945, 1964; Sheets-Johnstone 1999; Thelen und Smith 1994; Tomasello 1999; Varela, Lachaux, Rodrigues und Martinerie 2001; Varela, Thompson und Rosch 1993). Demnach werden Bewegung und Sprache (wiewohl unterschiedliche Modi) im Laufe der Evolution und Ontogenese weitgehend integriert. Man kann nicht denken oder fühlen oder Vorstellungen haben oder Wahrnehmungen anstellen, ohne dass der eigene Körper daran unmittelbar teilhat. Umgekehrt findet in jeder Bewegung oder Aktivität eine inhärente mentale Intention Ausdruck.

Einige Denker des vergangenen Jahrhunderts erkannten die Notwendigkeit, einen verkörperten Geist zu postulieren, obwohl sie in einer cartesianischen Tradition arbeiteten. Heidegger nahm an, dass gelebte Erfahrung sich um Intentionalität strukturiert und dass diese Organisation intuitiv erfasst wird. Ebendiese Strukturierung ist der Grund dafür, dass primäre Erfahrung auf der reflexiven und sprachlichen Ebene überhaupt interpretierbar wird. Husserl (1913, 1930) vermutete, dass primäre Erfahrung eine morphologische Form hat und innere Differenzierungen sowie eine zeitliche Struktur aufweist. Durch Reflexion kann die gelebte Erfahrung lediglich akzentuiert oder intensiviert werden. Im Einklang damit hob Sartre (1943) hervor, dass die Reflexion nichts Neues offenbare. Sie deckt lediglich auf und thematisiert, was in der ursprünglichen, präreflexiven, gelebten Erfahrung bereits bekannt ist. Die Annahme eines verkörperten Geistes ist diesen Überlegungen ebenso inhärent wie das Postulat, dass sich das emergierende reflexiv-verbale Wissen dem impliziten auflagert.

Der für uns interessanteste Aspekt der Theorie dynamischer Systeme betrifft die neuen, weder vorhergesehenen noch erwarteten Eigenschaften, die in komplexen, über zahlreiche Variablen verfügenden Systemen auftauchen. Ein solches System ist beispielsweise die menschliche Interaktion. Aus dem Zusammentreffen des (auch die Sprache und Kultur umfassenden) impliziten Wissens mit anderen Psychen geht ein neues und qualitativ anderes System (der reflexiv-verbale Prozess) hervor.

Im Folgenden erläutern wir vier verschiedene Formen der Emergenz des Reflexiv-Verbalen aus dem Impliziten.

1. »Die primäre Metapher«

Die Theorie des »verkörperten Geistes« besagt, dass zahlreiche Ideen, die wir zum Denken und Sprechen benutzen, aus den elementaren sensomotorischen Wahrnehmungen unseres eigenen Körpers, unserem Agieren in der Welt und unserer Beeinflussung durch diese Welt hervorgehen und zur Grundlage »primärer Metaphern« werden (Lakoff und Johnson 1999). Solche primären Metaphern entsprechen basalen impliziten Vorstellungen über uns selbst, über andere und über die Welt. Sie konstituieren basale sensomotorische Weisen, die Welt wahrzunehmen und sie in Gestalt nonverbaler mentaler Modelle zu konzeptualisieren. Die solcherart verstandene primäre Metapher ist also keine »Sprachfigur«, sondern ein nonverbales, implizites Konzept. Beispielweise hängt das Konzept »mehr«, wie Lakoff und Johnson (1999) zeigen, mit der »aufrechten« Körperhaltung zusammen. Das heißt, die subjektive Beurteilung von Quantität wird als sensomotorische Erfahrung von Vertikalität konzeptualisiert, da man etwas wirklich Großes nur zu erblicken vermag, indem man die Augen oder den Kopf hebt. »Mehr ist oben« ist also eine primäre Metapher, die der sensomotorischen Erfahrung entspringt. Das grundlegende Körperkonzept findet in unserer Redeweise Ausdruck, wenn wir zum Beispiel von »steigenden Preisen« oder »fallenden Kursen« sprechen. Die Sprache bedient sich der primären Metapher, bringt sie aber nicht hervor. Die sprachliche Verwendung einer primären Metapher ist weder willkürlich, noch konstituiert sie eine tote Metapher, denn die Verbindung zwischen Körpererfahrung und Wort besteht nach wie vor. Das körperliche Konzept wird aktiviert, sobald Wörter benutzt werden, und umgekehrt können Wörter aktiviert werden, sobald die sensomotorischen Schemata erlebt werden. Jede sprachliche Verwendung einer primären Metapher geht mit einer Aktivierung des sensomotorischen Systems einher, das die primäre nonverbale Erfahrung konstituiert. Deshalb ist die Verwendung primärer Metaphern ein sowohl körperlicher als auch verbaler Vorgang.

Lakoff und Johnson (1999) präsentieren ein lange Liste solcher primären Metaphern (verkörperter mentaler Modelle), die sich aus einer sensomotorischen Erfahrung des In-der-realen-Welt-Seins herleiten, aus einer Erfahrung des Zusammenseins mit realen Menschen, auf deren Intentionen man rückschließen kann. Hier einige ihrer Beispiele:

- Beziehungen sind Reisen. Primäre Erfahrung: Den Raum durchmessen. Beispiel: »Unsere Beziehung ging nur bis zu diesem Punkt, dann kamen wir zusammen nicht weiter und gingen getrennte Wege.«
- Hilfe ist körperliche Unterstützung. Primäre Erfahrung: Die Beobachtung, dass bestimmte Entitäten und Personen auf körperliche Unterstützung angewiesen sind, um auf den Beinen zu bleiben und zu funktionieren. Beispiel: »Unterstütze die Wohlfahrtseinrichtungen in deiner Gemeinde.«
- Zeit ist Bewegung. Primäre Erfahrung: Die Zeit vergeht, während man sich im Raum bewegt oder Bewegung beobachtet. Beispiel: Die Zeit verfliegt. Die Zeit stand still.
- Zustände sind lokale Positionen. Primäre Erfahrung: Man befindet sich in einer umgrenzten Region und erlebt einen bestimmten Zustand so, als korreliere er mit einer bestimmten Örtlichkeit innerhalb dieser Region (im Schatten eines Baumes fühlt man sich erfrischt, im Bett fühlt man sich geborgen). Beispiel: »Ich stehe kurz davor, eine Depression zu bekommen; das nächste, was schief geht, wird mich umhauen.«
- Aktionen sind Bewegungen mit Selbstantrieb. Primäre Erfahrung: Die alltägliche (bereits aus den ersten Lebensjahren vertraute) Akti-

vität, den eigenen Körper im Raum zu bewegen. Beispiel: »Ich komme mit dem Projekt gut voran.«

- Zwecke sind Zielorte. Primäre Erfahrung: Einen Bestimmungsort physisch erreichen. Beispiel: »Er wird am Ende Erfolg haben, aber noch ist er nicht soweit.«
- Ursachen sind physikalische Kräfte. Primäre Erfahrung: Ergebnisse erzielen, indem man Kraft auf physische Objekte ausübt, um sie zu bewegen oder zu verändern. Beispiel: »Sie haben das Gesetz durchgepaukt.«

Diese primären Metaphern sind in unserem Denken und unserer Sprache allgegenwärtig. Im Alltagsdiskurs verwenden wir sie ständig, vor allem, wenn wir über uns selbst und andere sowie über unsere Beziehungen sprechen oder nachdenken. Primäre Metaphern sind zwar gewöhnlich nichtbewusst, lassen aber nicht nur die sprachlichen Begriffe entstehen. Sie bleiben als das aktivierte Substrat erhalten, das vielen unserer Gedanken und der Sprache zugrunde liegt. So gesehen, verschwinden die deskriptiven Grenzen zwischen dem Präsymbolischen und dem Symbolischen, zwischen Nonverbalem und Verbalem, zwischen Implizitem und Explizitem nicht ganz und gar. Es wird aber klarer, dass die Ursprünge im Körpererleben dieselben sind, das heißt, demselben Modell des verkörperten Geistes entsprechen.

Wie dem auch sei – die Form/der Laut eines Wortes kann (im Einklang mit den Erfordernissen eines Symbolsystems) willkürlich sein, doch die verkörperten Konzepte, die Erfahrung mit Wörtern verquicken, sind alles andere als willkürlich. Sie werden durch unsere Morphologie vorgegeben, durch unsere angeborenen Bewegungsmuster und durch die reale äußere Welt der Menschen und Gegenstände.

2. Kinästhetische Konzepte

Maxine Sheets-Johnstone (1999) hat diesen Gedankengang weiterentwickelt. Sie postuliert das »Primat der Bewegung« und vertritt die Ansicht, dass wir uns selbst und die Welt durch unsere Bewegung entdecken. Das »grundlegende Phänomen der Belebtheit«, so schreibt sie, impliziert ein korporeales Bewusstsein und lässt korporeale Konzepte und Repräsentationen sowie kinästhetische Konzepte entstehen. Sie belegt Husserls (1913, 1930) Aussage, dass Bewegung die Urquelle aller Wahrnehmung sei, mit zahlreichen Beispielen für korporeale Konzepte, etwa innen/außen, schwer/leicht, offen/geschlossen, oben/unten, aufeinanderfolgend, Kontingenz, Urheberschaft und so weiter.

Auch hier lernen wir eine Perspektive auf Erfahrung kennen, in der einige unserer Grundkategorien in neuem Licht erscheinen. Das Werk von Lakoff und Johnson sowie Sheets-Johnstones Arbeit stehen in der heutigen Tradition, die cartesianische Spaltung zwischen Geist und Körper aufzuheben und Leib und Seele im Konzept der »verkörperten Kognition« wiederzuvereinen. Anders formuliert: Wenn wir sprechen, werden die korporealen oder kinästhetischen Konzepte sowie die primäre Metapher aktiviert. Unsere Aktivität ist also nicht darauf beschränkt, lediglich Wörter zu produzieren. Wir verkörpern unsere Wörter und vergeistigen unsere räumlich-zeitlichen Bewegungen. Körper und Geist unterhalten einen dialogischen Prozess, und allein dieser Prozess kann anderen Menschen, aber auch uns selbst die *ganze* Botschaft vermitteln.

3. »Bild/Geste« als verkörpertes mentales Modell

Warum klingt spontan gesprochene Sprache menschlich, das Sprechen eines Roboters aber nicht? Die Erklärung, die sich als erste aufdrängt, hängt natürlich mit den paralinguistischen Elementen (zum Beispiel der Melodie, Betonung, Lautstärke des Sprechens) zusammen. Zweitens liegt dem Sprechen ein Motiv zugrunde, das sich dem Zuhörer bemerkbar macht. Mit dem Motiv hängt – drittens – ein ungenauer Prozess zusammen, ein Suchen nach den »richtigen« Worten, die das ausdrücken, was man sagen möchte. Dieses Suchen ist für den Zuhörer sichtbar oder hörbar.

Daniel Stern ([2010] 2011) erläutert dies wie folgt: »Wenn wir spontan sprechen, haben wir etwas im Sinn, das darauf drängt, ausgedrückt zu werden. Wir können das, was wir ›im Sinn‹ haben, als Bild im weitesten Wortsinn bezeichnen. Das Bild kann eine Vorstellung sein, eine Bewegung, eine Geste, ein Affekt, ein Vitalitätsaffekt, ein Hintergrundgefühl. All dies hat zunächst noch keine verbale Form. Nun kommt der schwierige Teil der Arbeit – schwierig vor allem im spontanen Dialog. Es gibt die

Intention (mitsamt ihrem Ziel und ihrer Struktur), das Bild mit Wörtern zu verbinden. Diese Intention tritt bei praktisch jeder Formulierung, nach der ein Sprecher tastet, in einen dynamischen Prozess mit seinem Repertoire an Sprachfragmenten ein, um die jeweils beste Entsprechung zu finden. Dies ist ein ›Prozess, in dem sich die Intention nach und nach entfaltet‹. Das Resultat sind emergente Eigenschaften. Neue Verbindungen werden erzeugt, unter Vorbehalt akzeptiert, revidiert, verworfen, in anderer Form wiedereingeführt und mit all den übrigen kreativen Hervorbringungen des Prozesses der sich entfaltenden Intention verquickt. Dieser Prozess dauert gewöhnlich mehrere Sekunden und ist dynamisch, unvorhersehbar, sehr unsystematisch und im Körper weit verteilt; zumeist fließen bewusste und unbewusste körperliche Vorgänge in ihn ein. Vielleicht ist es ebendieser nicht-lineare Prozess, der uns menschlich macht. Ob wir mit Umsicht oder in wachsender Erregung nach dem ›richtigen‹ Wort suchen, ob wir begeistert oder gelassen reagieren, wenn wir es zu ›fassen‹ bekommen – auch all dies ist Teil des Prozesses. Er kann hasten, zögern, innehalten, sanft neustarten und so weiter. Und selbst nachdem man sich für ein Wort entschieden, es ausgesprochen und somit veröffentlicht hat, kann man es teilweise wieder zurücknehmen, man kann es revidieren oder ›streichen‹ und sich mehr oder weniger elegant und logisch weiter vorantasten. (Man beachte, dass es gar keine Rolle spielt, ob man eine ›richtige‹ Entsprechung findet oder nicht. Eine solche gibt es gar nicht. Wichtig ist lediglich, dass das gefundene Wort gut genug ist, um eine effektive Kommunikation zu ermöglichen.) Diese dynamischen Eigenschaften erzeugen den Eindruck eines ›bewohnten Körpers‹ – dessen Lebendigkeit sich jetzt, in diesem Augenblick, kundtut. Ohne diese Eigenschaften des Prozesses der Intentionsentfaltung würden wir hinter den Wörtern kein lebendiges menschliches Wesen wahrnehmen.

Dieser körperlich-geistige Dialog des impliziten Erlebens, der neben der reflektierten verbalen Verarbeitung herläuft, gestattet dem Psychoanalytiker und seinem auf der Couch liegenden Patienten tiefe Einblicke in das Implizite und öffnet ihnen einen gemeinsamen intersubjektiven Raum, obwohl sie einander nicht von Angesicht zu Angesicht sehen« (S. 158 f.).

Vor diesem Hintergrund plädiert David McNeill (2005) für eine Erweiterung des von Lakoff und Johnson (1999) entwickelten Modells der »primären Metaphern«. Um beurteilen zu können, welchen Umfang eine solche Erweiterung haben sollte, müssen wir uns noch einmal vergegenwärtigen, dass »primäre Metaphern« auf sensomotorisch-kinetischen Erfahrungen beruhen (Laufen, Aufblicken oder Gehalten-Werden, Erfahrungen also, die das heranwachsende Kind in seiner Begegnung mit der Welt macht). Diese nicht-sprachlichen primären Metaphern werden (als nonverbale Konzepte) zur Grundlage für Aspekte der Sprache. So gesehen, ist Bewegung die Mutter der Sprache. Und Bewegung ist in der Tat die Urquelle zahlreicher sprachlicher Konzepte (Goldin-Meadow 2003).

»McNeill (2005) führt das Konzept von Bild/Geste ein, um all die körperlichen Ausformungen des gesprochenen Denkens zu bezeichnen. Seiner Ansicht nach besteht gesprochene Sprache aus zwei gleichermaßen generativen und wichtigen Komponenten. Da wäre erstens die Sprache, die man sich gewöhnlich als eine mehr oder wenige statische Struktur vorstellt, und zweitens ein dynamischer Prozess, den McNeill als Bild-Geste-Prozess bezeichnet. Oberflächlich betrachtet, besteht dieser dynamische Prozess aus den Gesten, die das Sprechen synchron begleiten« (D. N. Stern [2010] 2011, S. 162). McNeill erläutert, dass die gesprochene Sprache durch den bewegten Körper, Gesichtsausdrücke und Kopfnicken inbegriffen, verkörperlicht wird. Umgekehrt werden Gesten, wiewohl sie ihre eigene, isolierte Morphologie besitzen, beim realen Sprechen von Bildvorstellungen und Intentionen geformt. Sprechen und Bewegung/Gestik sind zwangsläufig synchron. Selbst Störungen wie ein Stottern oder ein verzögertes akustisches Feedback können dieser Synchronizität keinen Abbruch tun.

McNeil (2005) erläutert, dass »Bild/Geste« nicht-bewusste Prozesse von sehr kurzer Dauer umfassen, die während der Verfertigung und Äußerung eines Gedankens oder einer Phrase auftauchen (der Prozess der sich entfaltenden Intention). Wenn man keinen Text abliest oder aus dem Gedächtnis vorträgt, sondern sich im Prozess eines spontanen Diskurses befindet, formuliert man jede Idee und jede gesprochene Phrase in dem Moment – oder unmittelbar vorher –, indem man sie artikuliert. Man weiß nicht genau, was man sagen wird, solange man es nicht sagt. Während dieses Prozesses, in dem sich die Intention entfaltet, wird die Idee nach wie vor bearbeitet und mit Sprachfragmenten koordiniert, lange bevor das Wort oder die Wörter ausgesprochen werden oder die Idee ihre endgültige Gestalt annimmt. Zur

Begründung seiner Entscheidung, diese Ideen als Bild/Geste zu bezeichnen, führt McNeill zahlreiche Belege an. Freilich ist ihm bewusst, dass Geste und Bildvorstellung nicht die alleinigen Verfertiger des Denkens und Sprechens sind. Auch sämtliche nonverbalen Elemente tragen dazu bei: die Affekte, die vom und im Körper produzierten »Hintergrundgefühle«, die »Vitalitätsaffekte«, körperliches Unbehagen, die Stimmung, der Zustand der unterbewussten Motivationssysteme (Hunger, Schlaf, Sex), Umwelteinflüsse, die unmittelbare Vergangenheit und so weiter. All dies subsumiert McNeill unter Bild/Geste.

Wie finden die sich herausbildenden Ideen und die mehr oder weniger richtigen Wörter zueinander? Schließlich nimmt der Prozess, in dem sich die Intention entfaltet, nur wenige Sekunden in Anspruch. Die Reise, an deren Ziel die benötigten sprachlichen Elemente mit dem Bild/der Geste verbunden werden, ist kurz und schnell. In der Tradition Wygotskis (1934) stellt McNeill die interessante Spekulation an, dass sich das dynamische, analogische Bild/die Geste mit seinem/ihrem Gegensatz, der kategorialen, statischen Welt, paare. Beide zusammen werden einem klassischen dialektischen Prozess unterzogen, der Gegensätze auflöst und synthetisiert. Verbales und Nonverbales werden nicht lediglich zusammengeführt, sondern vereint.

Einfacher ist es, auf einen dialektischen Ansatz zu verzichten und sich stattdessen vorzustellen, dass der dynamische Prozess, in dem sich die Intention entfaltet, auf Wörter, Phrasen und Laute trifft. Aus diesen Begegnungen tauchen unerwartete emergente Eigenschaften auf, in denen sich Kommunikationsabsicht, Bild/Geste und Sprache vereinen. Das heißt, die Verbindung von evolvierender Idee mit Sprache erweist sich als emergente Eigenschaft. Mit der dynamisch-systemisch orientierten Beschreibung und der Zusammenführung von Intentionen und Sprache in einem dynamischen System erschließt sich ein reiches Potential vielfältiger emergenter Eigenschaften. Das dynamische Zusammenspiel von Intention und Wort hat insofern Ähnlichkeit mit der Choreographie oder der Musik, als auch hier ungeformte Intentionen auf konkrete Positionen, Schritte und Noten treffen.

4. Nonverbale Kontexte der Sprache

Wörter nehmen ihre Bedeutung im Kontext an. (Beispiele: »Ich bin sauer« versus »Die Milch ist sauer«; »Der X-Verlag hat das Buch von Frau Meier verlegt« versus »Frau Meier hat ihre Brille verlegt«; »Die Aufführung war mitreißend« versus »Die Fluten rissen die Brücke mit«.) Zu berücksichtigen sind sowohl der durch die zuvor gesprochenen Wörter und Phrasen konstituierte Kontext als auch jener, den das Beziehungsgeschehen zum Zeitpunkt der Äußerung erzeugt. Dies gilt insbesondere für spontane Dialoge. Unter dem Beziehungsgeschehen verstehe ich auch die implizite Bezogenheit sowie das implizite Wissen, das Sprecher und Zuhörer im Moment des Sprechens miteinander teilen. In der Therapie zählen dazu die Mikroveränderungen der Übertragungs-Gegenübertragungsbeziehung. Der Kontext, der das, was wann und wie gesagt werden kann, vorgibt, ist zumeist veränderlich. Unter diesem Blickwinkel betrachtet, wird der Sprachfluss von Sekunde zu Sekunde durch das implizite Beziehungswissen geformt, aus dem ein Großteil der Bedeutung hervorgeht.

Disjunktionen, die mit der Emergenz des Reflexiv-Verbalen aus dem Impliziten auftauchen

1. Frühere Erklärungsansätze

Bis vor nicht allzu langer Zeit stand die Weltsicht der psychologischen Wissenschaften im Zeichen von Descartes' strikter Trennung zwischen Geistigem und Körperlichem. Diese beiden verschiedenartigen Bereiche konnten einander vielleicht partiell zugeordnet, nicht jedoch miteinander vereint werden. Sprache und nonverbale Erfahrung sind dem cartesianischen Grundverständnis zufolge etwas ganz und gar unterschiedliches. Sie können zusammenwirken und einander ergänzen, sie können einander entsprechen oder sich gegenseitig stützen, bleiben aber stets getrennte und eigenständige Phänomene. Diese Position setzt die alte Tradition der Geist-Körper-Dichotomie fort.

Die vermeintliche »Kluft« (Knoblauch 2005) zwischen dem Impliziten und dem Reflexiv-Verbalen konfrontierte die Psychologie und die Philosophie mit zwei entscheidenden Fragen. Erstens: Besitzt die implizit erfasste, gelebte Erfahrung an sich, während sie sich vollzieht, eine »Bedeutung«? Oder erhält sie ihre gesamte Bedeutung erst nachträglich, durch den Akt der Reflexion und Verbalisierung? Und zweitens: Inwieweit wird die implizit gelebte Erfahrung durch den Akt der Reflexion und Verbalisierung verzerrt?

Das, was während der Passage vom Impliziten zum Expliziten geschieht, ist Gegenstand einer langwierigen Debatte, die im vergangenen Jahrhundert in der phänomenologischen Philosophie ausgetragen wurde. Zahavi (1999, 2003) hat die strittigen Punkte erläutert. Ein Pol der klassischen Sichtweise wird durch die Auffassung repräsentiert, dass der Akt der Reflexion die implizite, präreflexive Erfahrung verzerre. Die Vertreter dieser Sichtweise behaupten, dass die implizite Selbsterfahrung durch Reflexion in ein Objekt und auf diese Weise in ein Zerrbild dessen verwandelt werde, was ursprünglich subjektiv war (Natorp 1912). Heidegger (1959) stimmt dem insoweit zu, als gelebte Erfahrung nicht länger »durchlebt« wird und nicht länger subjektiv ist, sobald sie der Reflexion unterzogen wird. Sartre (1943) beschreibt eine Unterbrechung der Transformation, die sich beim Übergang vom primären Erleben zur Reflexion ereigne. Derrida (1967) geht weiter und postuliert eine inhärente Fraktur, die eine Verzerrung zwischen der primären Erfahrung und der reflektierten Erfahrung hervorruft. Ebenso wie zahlreiche Psychoanalytiker knüpft auch er die Reflexion an Sprache. Andere Theoretiker vertreten die radikalere Ansicht, dass es (klinisch gesprochen) Erfahrung (implizite Bedeutung) überhaupt erst dann gebe, wenn ihr durch Reflexion und Verbalisierung Existenz (psychische Bedeutung) verliehen werde; das heißt, es gibt keine andere Erfahrungsrealität als die durch Verbalisierung erzeugte.

Knoblauch (2005) lenkt die Aufmerksamkeit auf die »Kluft« zwischen Worten und den Erfahrungen, die durch diese Worte repräsentiert werden sollen. Als Gewährsleute führt er Lacan (1986) und D. N. Stern ([1985] 2007) an. Stern schrieb: »Tatsächlich […] ist die Sprache ein zweischneidiges Schwert. Es gibt auch Bereiche unseres Erlebens, die wir mit anderen Menschen weniger leicht teilen können und die uns selbst nicht unmittelbar zugänglich sind, weil die Sprache sich dem entgegenstellt. Sie treibt einen Keil zwischen zwei simultane Formen interpersonalen Erlebens: die Form, wie Interpersonalität gelebt, und die Form, wie sie verbal dargestellt [repräsentiert] wird. […] Die Sprache bewirkt also eine Spaltung im Selbsterleben« (S. 232; D. N. Stern hat seine Position seither weiterentwickelt).

Lacan (1986) rückt dieselbe Kluft in eine fatalere Perspektive: »Das Wort manifestiert sich zuerst als Mord an der Sache« (S. 84).

Knoblauch (2000) und andere Autoren nehmen zwar an, dass die Kluft unüberbrückbar sei, betrachten die Angelegenheit aber dennoch optimistischer. Statt einander zu untergraben oder ihr je eigenes Leben zu führen, dienen Wörter und direkte Erfahrung einander in der klinischen Praxis als unmittelbarer Kontext; zwei verschiedene Stimmen interagieren im Duett und gestalten die klinisch relevanten Bedeutungen ganzheitlicher. Knoblauch postuliert eine reiche und nuancierte wechselseitige Beziehung zwischen Sprache und impliziter Erfahrung, eine Interaktion im ständigen Dialog oder Duett. Gleichwohl bleiben sie distinkte Mitspieler in ihrem je eigenen Bereich, die gemeinsam ein Ganzes hervorbringen.

Vor einigen Jahren hat Knoblauch (2005) eine hochsensible Betrachtung des Zusammenspiels von Sprache und nonverbalen Äußerungen in Sprache und Musik vorgelegt und illustriert, wie sie einander komplimentieren, hintergehen, modulieren, steigern und erinnern können. Oder wie sie einzelne Bestandteile des anderen auswählen, um eine Betonung oder eine Steigerung zu erzielen, Ironie einzuführen oder Überraschung oder Erinnerung zu wecken. Sprache und Geste leisten all diese wunderbaren Dinge gemeinsam, bleiben aber getrennte Stimmen, zwei nicht integrierbare Modi. Knoblauchs Material ist unschätzbar wertvoll, obwohl auch dieser Autor die cartesianische Spaltung nicht restlos aufhebt.

2. *Unsere Position zu den Disjunktionen zwischen dem Bereich des Impliziten und dem Bereich des Reflexiv-Verbalen*

Von all diesen Sichtweisen unterscheidet sich unsere Position durch ihre dynamisch-systemische Orientierung; sie ermöglicht eine Beschreibung, die über das Paradoxon zweier getrennter Instrumente (Stimmen), die miteinander musizieren können, hinausgeht.

Erstens gründet das Verbale im Impliziten und muss »vertraut« sein. Es muss auf den impliziten intentionalen Zustand Bezug nehmen und ihn ausdrücken. Unsere Erörterung des verkörperten Geistes, der primären Metapher sowie der Tatsache, dass Sprache entwicklungspsychologisch und phänomenologisch Körpererfahrung vermittelt, lassen daran keinen Zweifel. Ein Zitat von Merleau-Ponty ([1964] 1994) spricht für den verkörperten Geist: »Der Sinn liegt nicht auf dem Satz wie die Butter auf dem Brot oder wie eine zweite Schicht ›psychischer Realität‹ [...]: der Sinn ist die Totalität des Gesagten, das Insgesamt aller Differenzierungen der Wortkette, er steckt in den Worten für jene, die Ohren haben, ihn zu hören« (S. 203).[16]

Unter diesem Blickwinkel betrachtet, erzeugen das Implizite und das Reflexiv-Verbale also kein zweistimmiges Duett. Vielmehr taucht eine Stimme aus der anderen auf und leitet sich von ihr her. Beide wurzeln im selben psychischen Material und in derselben Umweltkultur. Wenn man von einer Kluft spricht: Warum ist diese Kluft kein Abgrund? Warum sind die beiden Bedeutungen (der verbale und der implizite Sinn) trotz ihrer Divergenz einander bekannt und für einander wiedererkennbar? Warum können die beiden nicht allzu weit auseinanderdriften oder auseinandergetrieben werden?

Die Vertrautheit ist auf einen inhärenten Zusammenhang von Worten und gelebter Erfahrung zurückzuführen. Diese wechselseitige Bezogenheit resultiert aus der Entwicklung und aus dem kulturellen Gebrauch. Somit bereichert die Einführung der sprachlichen Dimension die Symphonie nicht lediglich um eine weitere Stimme, sondern um ein weiteres Element, das von jedem in Bezug auf den unmittelbar erlebten intrinsischen Zusammenhang zwischen Geist und Körper interpretiert wird.

Zweitens sind Implizites und Reflexiv-Verbales trotz des engen Zusammenhangs, den sie im Laufe der Entwicklung ausbilden, nicht isomorph. Im Einklang mit anderen Autoren gehen auch wir von einer inhärenten, unvermeidlichen Disjunktion zwischen dem Gelebten und dem in Worte Gefassten aus. Diese Disjunktion ist die »Kluft« zwischen zwei unterschiedlichen Ausdrucksmodi, die nicht ineinander übersetzbar sind. Sie werden zudem unter verschiedenartigen Blickwinkeln generiert. Das Implizite ist direkt, subjektiv und »durchlebt«, das Verbale hingegen wirft einen verzögerten Blick von außen auf die originäre implizite Erfahrung.

---

[16] Wir danken Bruce Reis, der uns auf diese Passage aufmerksam gemacht hat.

Ebendiese »Kluft« zwischen Wort und Erfahrung wird in der Philosophie als unvermeidliches Ergebnis der Übersetzung von gelebter Erfahrung in sprachlichen Ausdruck beschrieben.

Hier wird ein dritter, markanter Unterschied zwischen unserer Position und den übrigen Sichtweisen erkennbar. Wir plädieren dafür, die Disjunktion zwischen dem Impliziten und dem Reflexiv-Verbalen als eine emergente Eigenschaft des Auftauchens des Verbalen aus dem Impliziten und ergo als eigenständig zu betrachten. Es ist nicht notwendig, sie als »Kluft« oder Verzerrung oder als Bruch zu konzeptualisieren. Der Prozess der Emergenz ist weder an sich problematisch, noch bringt er ein Defizit oder einen Verlust mit sich. Vielmehr werden aufgrund der Bezogenheit zwischen Wort und Erfahrung im Zuge des Auftauchens des Reflexiv-Verbalen aus dem Impliziten Disjunktionen, Widersprüche und Brüche in der Kohärenz, aber auch Ergänzungen und Ausarbeitungen und Harmonien erzeugt. So gesehen, ist das Erfassen der Relationen zwischen dem Impliziten und dem Reflexiv-Verbalen – also das Erfassen der Beschaffenheit der Disjunktion – eine weitere und entscheidende Eigenschaft der Emergenz. Diese drei, das Reflexive, das Implizite und die Disjunktion zwischen beiden, bilden ein einziges, intuitiv erfasstes Bündel. Hier und nirgendwo sonst spielt die Musik.

In den meisten Fällen ist die Kohärenz zwischen einer impliziten Erfahrung und ihrer reflexiven Verbalisierung hoch. Tatsächlich erwarten wir eine solche Kohärenz sowohl von unseren inneren Beziehungen als auch von unseren Beziehungen zu anderen Menschen und verlassen uns auf sie. Uns ist freilich bewusst, dass es eine Art »Kohärenzentdecker« geben muss, der die Diskrepanz zwischen dem Impliziten und dem Verbalen registriert und ihr eine Valenz zuschreibt, zum Beispiel »konfliktträchtig«, »harmonisierend« und so weiter.

Viertens müssen wir verschiedenartige Disjunktionen getrennt voneinander konzeptualisieren. Abgesehen von der inhärenten Disjunktion, die wir als Diskussionsgegenstand der Philosophen bereits erläutert haben, ist eine zweite Form zu berücksichtigen, die mit drastischeren Disruptionen und Brüchen der Harmonie und Kohärenz einhergeht. Ihnen gilt das besondere Interesse des Klinikers.

Diese Position ist nicht nur mit einem Modell dynamischer Systeme vereinbar. Sie kommt auch einer phänomenologischen Beschreibung dessen, was geschieht, näher. Während des Auftauchens des Reflexiv-Verbalen (und während es ausgesprochen wird) erfassen/konstruieren wir zunächst die Intuition als Ganzheit, als Gestalt. Dies macht die »Erfahrungsnähe« aus. Wir zerlegen die Gestalt des Impliziten/des Verbalen/der Disjunktion nicht augenblicklich in »einzelne« Teile, um diese dann relativ isoliert und quasi-akademisch zu analysieren. Diese Gestalt-Intuition gibt den Mikroschritten der klinischen Untersuchung ihre Richtung vor.

Nun können wir präzisieren, was wir unter »Bedeutung« verstehen. Sie wird durch die Gestalt der impliziten Erfahrung, durch deren emergente reflexive Verbalisierung sowie durch die Relation zwischen diesen beiden erzeugt und schließlich intuitiv erfasst.

Bedeutung unter dem Blickwinkel der Interaktion zweier Personen

Bislang betraf unsere Diskussion die Kohärenz von Implizitem und Verbalem im Erleben des Individuums. Im Folgenden erweitern wir unseren Betrachtungshorizont, um auch die Kommunikation zwischen zwei Menschen und somit die Klinik einzubeziehen.

Das Grundproblem der Relation zwischen dem Impliziten und dem Reflexiv-Verbalen hat in der Zwei-Personen-Situation eine Parallele in der Relation zwischen dem, was gesprochen, und dem, was reflexiv gehört wird. Wir sind der Ansicht, dass das Gesprochene für den Zuhörer eine implizite Erfahrung konstituiert, und zwar aus folgenden Gründen. Der Zuhörer hört die gesprochene Botschaft, zieht Rückschlüsse auf die ihr zugrunde liegende implizite Erfahrung und nimmt die Diskrepanz zwischen beiden wahr. Er empfängt eine »Gestalt«, der er sodann in einem Akt der Reflexion eine ganzheitliche Bedeutung abgewinnen muss. In diesem Akt entsteht wiederum eine Disjunktion/Kohärenz zwischen der impliziten Erfahrung des Hörens/Sehens/Erlebens der Performanz des Sprechers und der reflektierten Bedeutung, zu welcher der Zuhörer gelangt. Wenn der Zuhörer im nächsten Schritt zum Sprecher wird, setzt sich der Prozess in umgekehrter Richtung fort.

Die Bedeutungen (das heißt, die Bündelungen des Impliziten, des Reflexiv-Verbalen und ihrer Disjunktionen) bauen aufeinander auf und verändern die Richtung des weiterlaufenden Dialogs. In seinem Fortgang stellen sich Momente eines globaleren oder zusammenfassenden intuitiven Erfassens ein. Anders formuliert: Die Bedeutung evolviert im Laufe der Interaktion. Klinisch gesprochen, reflektiert der Patient während der Sitzung über die Interaktion mit dem Therapeuten und erfasst eine Bedeutung (und umgekehrt). Diese ist nie ausschließlich implizit oder ausschließlich reflexiv-verbal; ebenso wenig betrifft sie ausschließlich die Diskrepanzen zwischen Implizitem und Reflexiv-Verbalem. Die Gestalt, aus der die Bedeutung hervorgeht, ist ein Resultat der intuitiv erfassten Totalität von Implizitem, Reflexiv-Verbalem und ihrer Diskrepanzen.

Schluss

Wir gehen von der Annahme aus, dass sich Geist und Körper eines jeden Individuums gemeinsam und eng miteinander verbunden herausbilden und entwickeln. Gesprochene Sprache ist ohne die Erfahrung oder das Erleben von Bewegung und Geste nicht möglich (Lakoff und Johnson 1999; McNeill 2005; Sheets-Johnstone 1999). In entsprechender Weise bedarf die Geste eines sprachlichen Hintergrunds oder Inhalts.

Wir haben untersucht, wie und warum Implizites und Reflexiv-Verbales miteinander verquickt und von ähnlicher Bedeutung erfüllt sind. Die Unterscheidung zwischen Sprachlichem und Nichtsprachlichem ist aus theoretischen und philosophischen Gründen notwendig, subjektiv aber bestehen die Grundeinheiten der menschlichen Kommunikation aus gelebten Intentionen. Wir nehmen an, dass der Andere genauso wie wir selbst ein verkörperter Geist ist und dass er Intentionen besitzt, die auf vielerlei Weise ausgedrückt und gelesen werden können – und entsprechend verhalten wir uns. Die Form, in der Intentionen am Ende tatsächlich Ausdruck finden, ist für sie sekundär.

Wir haben mehrere Verflechtungen zwischen der impliziten Erfahrung und dem Reflexiv-Verbalen erwähnt. Die durch sie hergestellte Integration ist eine Voraussetzung für die potentiellen und unvermeidlichen Disjunktionen zwischen beiden Bereichen. In diesem Licht erörtern wir die den impliziten und den expliziten Bereich übergreifende Kontinuität von Bedeutung. Reflexiv-Verbales und Implizites sind nicht isomorph, müssen einander aber tief vertraut sein.

In der klinischen Situation enthält jeder Kommunikationsschritt grundsätzlich mannigfaltige Intentionen und Bedeutungen. Wir betrachten solche spontanen Kommunikationen als emergente Eigenschaften eines dynamischen Prozesses, der aus drei Komponenten besteht, welche eine Gestalt erzeugen:

1. Die Intention wird implizit erlebt.
2. Eine reflexiv-verbale Version dieser impliziten Erfahrung gründet in den nonverbalen mentalen/körperlichen Konzepten, die im impliziten Bereich enthalten sind. Ihre Grundlagen sind Phylogenese, Ontogenese und Kultur.
3. Zwischen dem Impliziten und dem Reflexiv-Verbalen besteht eine unausweichliche Disjunktion. Sie ist weder ein Defizit noch ein Problem, sondern lediglich eine weitere Eigenschaft der emergierenden Gestalt.

Alle drei kommen in einem Prozess zusammen, den wir als »Prozess der Intentionsentfaltung« bezeichnen. Im Laufe dieses Prozesses tauchen alle drei zusammen als Gestalt auf, die intuitiv in ihrer Ganzheit erfasst wird. Von ebendieser Gestalt gehen die mannigfaltigen Intentionen und Bedeutungen aus, die sich bei weiterer und wiederholter Betrachtung wandeln und verändern können.

In der realen Welt dialogischer Kommunikation richtet sich die Aufmerksamkeit weder allein auf die Worte, die man vernimmt, noch auf die konventionellen Gesten, die nicht »vergeistigt« werden, oder auf die Disjunktionen zwischen Worten und Gesten. Stattdessen konzentrieren wir uns auf die Bedeutung der Kommunikation als Gesamtheit und auf ihre Intention. Sie bilden das phänomenologische Zentrum.

Formen relationaler Bedeutung: Antwort der BCPSG auf die Kommentare von A. Modell, S. Knoblauch und D. B. Stern

Wir greifen Knoblauchs musikalische Metapher auf, um unsere Freude darüber auszudrücken, als »Begleiter, Zuhörer und sogar Solisten« unsere »verkörperten Reaktionen« auf diese Beiträge darlegen zu dürfen, die »ein reiches polyrhythmisches Gefüge« erklingen lassen. Wir haben gar nicht erst versucht, sämtliche Punkte abzuhandeln, die in den Kommentaren zur Sprache kamen, sondern beschränken uns auf die wichtigsten, zentralen Aspekte. Der erste Punkt hängt mit unserer Verwendung des Begriffs »implizites Gedächtnis« zusammen, der zweite mit den Begriffen und Konzepten Enactment/Inszenierung, unformulierte Erfahrung und Dissoziation; drittens antworten wir auf die Kritik an unserer vermeintlich »objektivistischen« Verwendung von Überlegungen und Ideen, die in anderen Feldern erarbeitet wurden.

Zum Status des Konzepts des impliziten Gedächtnisses

Arnold H. Modell (2008) äußert Bedenken hinsichtlich der Grenzen, die er dem kognitionswissenschaftlichen Verständnis des prozeduralen Gedächtnisses zuschreibt. Wir haben uns jedoch von Anfang an durch die in den Kognitionswissenschaften etablierten Definitionen des prozeduralen oder impliziten Gedächtnisses nicht einschränken lassen. Schon in den ersten Publikationen unserer Gruppe haben wir betont, dass die Kognitionspsychologie den gesamten relationalen Bereich unberücksichtigt lässt, das heißt, all das, was in Interaktionen geschieht (D. N. Stern et al. 1998; Lyons-Ruth 1999). Wir haben den Begriff »implizites Beziehungswissen« geprägt, um die Repräsentation des relationalen Bereichs zu definieren, die für uns, aber auch für die Psychoanalyse generell von Interesse ist.

Modell erwähnt unseren Hinweis auf das prozedurale Gedächtnis; allerdings belassen wir es in der entsprechenden Passage keineswegs auf die im prozeduralen Gedächtnis abgespeicherte Fähigkeit, fahrradzufahren. Vollständig zitiert, lautet sie vielmehr:

> Der größte Teil der Literatur über prozedurales Wissen betrifft das Wissen um Interaktionen zwischen unserem eigenen Körper und der unbelebten Welt (zum Beispiel das Fahrradfahren). Eine weitere Art des prozeduralen Wissens betrifft interpersonale und intersubjektive Beziehungen; es ist ein Wissen über das »Zusammensein mit« einer anderen Person (D. N. Stern 1985, 1995). Zum Beispiel beschreibt die Bindungsliteratur, dass der Säugling schon früh lernt, welche Formen der liebevollen Annäherung seiner Mutter willkommen sind und welchen sie auszuweichen versucht (Lyons-Ruth, 1991). Diese zweite Kategorie des Wissens bezeichnen wir als *implizites Beziehungswissen*. Solche *Kenntnisse* umfassen Affekt-, Kognitions- und Verhaltens-/Interaktionsdimensionen. (D. N. Stern et al. 1998; in diesem Band, S. 219)

Diese Überlegungen lassen die Ebene des Fahrradfahrens weit hinter sich.

Der enge Rahmen prozeduraler Konzepte ist ein Defizit der Kognitionswissenschaften und der Grund dafür, dass ein großer Teil der kognitionspsychologischen Literatur über das implizite Gedächtnis für unsere eigene Arbeit kaum relevant ist. Im Gegensatz zu den experimentellen Studien der Kognitionspsychologie sind aber die neurowissenschaftlichen Untersuchungen über Patienten mit Hirnverletzungen für unsere Konzepte insofern von Interesse, als sie belegen, dass das implizite Gedächtnis wertbesetzte oder emotionsbesetzte Aktion speichert, die in Abwesenheit jeder expliziten Erinnerungsfähigkeit durch neue Erfahrung rekontextualisiert werden kann.

Keinem menschlichen Erinnerungssystem fehlt das Potential zur kontinuierlichen Rekontextualisierung im Lichte neuer Erfahrung. Modell erläutert, dass traumatische, lebensbedrohliche Gefahren vom Menschen wie auch von Angehörigen anderer Arten in Erinnerungen abgespeichert werden, die mit extremer Angst assoziiert und gegen Veränderung resistenter sind als andere Erinnerungen. Dasselbe aber gilt für sämtliche Gedächtnissysteme und nicht allein für das implizite Gedächtnis. Freeman (1995) hat nachgewiesen, dass sogar im olfaktorischen Gedächtnis von Kaninchen eine Rekontextualisierung erfolgt: Er demonstrierte auf der neuronalen Ebene, dass die synaptischen Verbindungen, die einen spezifischen Geruch enkodieren, reorganisiert werden, sobald das Kaninchen einen neuen Geruch kennenlernt.

In allen Formen des Gedächtnisses – im impliziten, im expliziten und im autobiographischen – bewirken neue Erfahrungen Rekontextualisierungen der bereits enkodierten Erinnerungen. Für das implizite Gedächtnis wurde dies durch die berühmte Patientin des Schweizer Neurologen Édouard Claparède (1911) demonstriert. Diese Frau hatte ihr explizites Gedächtnis infolge einer Hirnläsion vollständig verloren. Nachdem sie Claparède mehrmals freundlich begegnet war, weigerte sie sich eines Tages, ihm zur Begrüßung die Hand zu reichen. Sie erinnerte sich nicht, ihn jemals zuvor gesehen zu haben, und ebenso wenig konnte sie sagen, weshalb sie ihm nicht die Hand geben mochte. Sie konnte sich nicht daran erinnern, dass Claparède sie am Vortag bei der Begrüßung mit einer versteckten Nadel in die Hand gestochen hatte (vgl. LeDoux 1996). Weitere Beispiele für eine solche Dissoziation von Explizitem und Implizitem schildern Damasio (1994) sowie LeDoux (1996). Ihre Berichte zeigen, dass implizites, nichtbewusstes Lernen in Bereichen stattfindet, die emotionsbesetzt (wertbesetzt), relational und nicht motorisch, durch neue Erfahrung rekontextualisierbar und potentiell in das semantische Gedächtnis übersetzbar sind.

Wir teilen Modells Ansicht, dass »eine Absicht der Aktion die Richtung weist«, dass »eine Absicht *eine unbewusste Wertselektion* repräsentiert« und dass »Bedeutung durch Aktion in der Welt erzeugt wird«. Modells vorangegangene Erklärung impliziert aber, dass Aktion entweder von Werten gesteuert wird, die unbewusst und unintegriert sind (»nicht rekontextualisiert«, um es mit seinen Worten auszudrücken), oder aber von »besonderen autobiographischen Erinnerungen«. Wir haben nicht den Eindruck, dass mit diesen beiden Möglichkeiten das geläufige und organisierte, nicht-bewusste Wissen über das Zusammensein mit anderen abgedeckt ist, das den Beziehungsbereich charakterisiert – einen Bereich immerhin, der vermutlich das größte Gebiet menschlichen Lernens und menschlicher Erfahrung abgibt. Wir sind weiterhin überzeugt, dass wir das Konzept des – sowohl vom autobiographischen Gedächtnis als auch vom unintegrierten unbewussten Gedächtnis zu unterscheidenden – relationalen Wissens im impliziten Bereich benötigen, um dieses immense Feld zu erklären. Wir sind darüber hinaus überzeugt, dass sich das Implizite von Freuds Unbewusstem, das die Verdrängung voraussetzt, unterscheidet (siehe BCPSG 2007).

Schon in der Vergangenheit wurde, ebenso wie in diesen Kommentaren, darauf hingewiesen, dass wir relativ selten auf Freud Bezug nehmen. Nicht anders als die meisten Leser haben wir uns mit dem psychoanalytischen Denken und insbesondere mit Freuds Denken viele Jahrzehnte lang intensiv auseinandergesetzt. Wir haben allerdings den Eindruck, dass es nicht länger erforderlich ist, Freuds Schriften Wort für Wort zu zitieren. Auch die heutigen Physiker präsentieren keine Newton-Zitate mehr. Die Physiker, die die Elementarteilchen erforschen, führen keine Einstein-Zitate mehr an. Freud hat es nicht nötig, ständig zitiert zu werden. Seine Gedanken sind gewissermaßen unsere gemeinsame Währung und können als selbstverständliche Grundlage des modernen psychodynamischen Theoretisierens vorausgesetzt werden.

Enactment, unformulierte Erfahrung und Dissoziation

Das Konzept des impliziten Beziehungswissens deckt auch die »Enactments« oder Inszenierungen ab, ist aber breiter als jenes Konzept, denn es erfasst darüber hinaus den gesamten Bereich des implizit repräsentierten Beziehungswissens. Durch Enactments können besonders dramatische oder problematische Verhaltensweisen in Beziehungen oder Formen des Umgangs mit Beziehungen in der Behandlung klarer erkennbar werden. D. B. Stern hat die Ansicht vertreten, dass vom Konzept des impliziten Beziehungswissens weder die Intensität der Analyse als persönliche Beziehung noch die Spezifität der beiden Beteiligten erfasst wird. Wir denken, dass implizites Beziehungswissen, zu dem auch das Wissen über Beziehungen zwischen Patient und Analytiker gehört, zweifellos in höchstem Maß persönlich sein kann. Gleichwohl reicht der Begriff »Enactment«, mit dem im Allgemeinen problematische klinische Begegnungen bezeichnet werden, an die Breite und Spezifität des Begriffs »implizites Beziehungswissen« nicht heran; beide Termini dürfen nicht miteinander verwechselt werden.

Während wir Donnel Sterns Auffassung teilen, dass zwischen den Konzepten der »unformulierten Erfahrung« und des »impliziten Beziehungswissens« Ähnlichkeiten bestehen, betonen wir, dass sich implizites Beziehungswissen wesentlich spezifischer auf die Form bezieht, in der Beziehungserfahrungen allererst repräsentiert werden. Das Konzept der unformulierten Erfahrung beschreibt nicht die Form der Erfahrung vor ihrer Formulierung. Das Konzept des impliziten Beziehungswissens hingegen hat sich für uns als ein sehr klares Modell der ursprünglichen Repräsentation von Beziehungserfahrungen bewährt.

Und nun zum letzten Punkt. Die therapeutische Nützlichkeit des Enactment wird zumeist darauf zurückgeführt, dass es unbewusstes oder dissoziiertes Material in den Bereich des Bewusstseins einbringt, so dass es besprochen und in »formulierte« oder be-dachte Erfahrung transformiert werden kann. Wir verstehen diese Reflexion jedoch nicht als einen notwendigen Bestandteil des Veränderungsprozesses, der im Bereich des Impliziten vonstattengeht. Vielmehr kann sich Veränderung unserer Ansicht nach im Prozess der Interaktion an sich vollziehen, ganz gleich, ob die Form der Interaktion zum Thema eines expliziten Austausches zwischen Patient und Therapeut wird oder nicht.

Knoblauch stellt die Frage nach der Dissoziation. Deren Status ist von immenser Bedeutung, kann aber im Rahmen dieser Antwort nicht abgehandelt werden. Wir können hier lediglich festhalten, dass wir die primäre Dissoziation als einen Bestandteil des impliziten Bereichs betrachten.

Denkwürdige Momente in der Therapie versus beiläufige, »banale« Momente

Es wurden Bedenken laut, dass die Boston Change Process Study Group (BCPSG) die »tiefen persönlichen Verstrickungen« in ihren klinischen Überlegungen unberücksichtigt lasse, so dass ihre Konzepte in erster Linie für die weniger intensiven Momente einer Psychotherapie relevant seien. In Wirklichkeit begann unsere Arbeit in der Gruppe damit, dass wir die besonders intensiven, unerwarteten *Jetzt-Momente* in der therapeutischen Interaktion untersuchten. Im Laufe der Zeit wurde uns jedoch klar, dass sich ein Großteil der therapeutischen Wirkung außerhalb dieser Augenblicke von gesteigerter Intensität und außerhalb von Enactments entfaltet. Deshalb hielten wir es für wichtig, ein Modell der Veränderung auszuarbeiten, dass zu erklären vermag, was in den weniger intensiven Momenten einer Behandlung passiert. Dieses Modell gewährte uns einen genaueren Blick auf die Ungewissheit, die Unvorhersehbarkeit und die potentielle Kreativität, die allesamt nicht allein die besonders intensiven Momente, sondern die gesamte therapeutische Interaktion charakterisieren. So kamen wir nicht umhin, über die inhärente Ungenauigkeit des spontanen Gesprächs zwischen Therapeut und Patient als eine gemeinsam erzeugte emergente Eigenschaft mit erheblichem therapeutischen Potential nachzudenken (siehe BCPSG 2005a).

Ist unsere Position objektivistisch?

Verblüfft hat uns die Kritik, dass wir eine »objektivistische« Position bezögen. Dieser Einwand ist offenbar darauf zurückzuführen, dass wir mit Konzepten und Überlegungen aus der Theorie dynamischer Systeme, der Kognitionspsychologie und der Entwicklungspsychologie arbeiten, um zu erklären, was wir unter »Bedeutung« verstehen. Wir sind überzeugt, dass wir uns mit Ideen aus anderen Feldern als der Psychoanalyse auseinandersetzen müssen, wenn wir unser Verständnis des relationalen Bereichs vertiefen und als wissenschaftliche Disziplin weiterhin eine Rolle spielen wollen.

Die Kommentatoren fragen, was diese aus anderen Gebieten übernommenen Konzepte »erhellen, das ohne sie unsichtbar geblieben wäre«? Unserer Ansicht nach werfen die zur Diskussion stehenden Konzepte nicht nur Licht auf Aspekte der therapeutischen Wirkung, die andernfalls vermutlich unsichtbar geblieben wären, sondern auch auf Aspekte, die wir ohne solche Ansätze weiterhin weder hinreichend spezifizieren noch verstehen können.

Grundsätzlich geben uns entwicklungspsychologisch und wissenschaftlich fundierte Blickwinkel Gelegenheit, einige unserer altbewährten Konzepte in neuem Licht zu betrachten und neue zu formulieren. In unserem speziellen Fall betreffen die neuen Konzepte, deren die psychodynamische Theorie fraglos bedarf und die wir der Öffnung für andere Felder verdanken, eine Konzeptualisierung der Beziehungsrepräsentation, die über Identifizierung und Einverleibung hinausreicht und sowohl der präverbalen Phase als auch dem gesamten weiteren Verlauf des Lebens Rechnung trägt; zu berücksichtigen sind ferner die unterschiedlichen Formen, die solche Repräsentationen annehmen können; der »ungenaue« und ko-kreative Charakter der spontanen therapeutischen Interaktion, ein Modell dynamischer Systeme, das emergente Eigenschaften als therapeutische Gelegenheiten einführt, der Einsatz mikroanalytischer Beobachtungstechniken, die auf die »lokale Ebene« fokussieren, und schließlich ein Modell der therapeutischen Veränderung, das für den Bereich impliziter relationaler Prozesse spezifisch ist.

8. Kapitel

Eine Erklärung der therapeutischen Wirkung unter dem Blickwinkel impliziter relationaler Prozesse

Eine der faszinierendsten Einsichten, die wir klinischen Studien und Forschungsprojekten verdanken, lehrt uns, dass die Qualität der therapeutischen Beziehung offensichtlich das wichtigste spezifische Element der Kur darstellt und größeren Einfluss ausübt als jedwede behandlungstechnische Aktivität. Trotzdem scheuten wir davor zurück, die Implikationen der Erkenntnis, dass die Therapeut-Patient-Beziehung in ihrer Gesamtheit eine entscheidende Rolle in der Therapie spielt, in ihrer ganzen Tragweite darzulegen. In diesem Kapitel beschreiben wir einige der Wege, auf denen wir zu unserer Auffassung und zu ihren wichtigsten Weiterungen gelangten.

Wir kommen nicht umhin zu fragen, wie wir eine hilfreiche gemeinsame Sprache für die Beschreibung und Erklärung des psychoanalytischen Prozesses entwickeln können. Audio- und Videoaufnahmen bringen uns die stupende Komplexität nahe, die von früheren Konzeptualisierungen der therapeutischen Wirkung nicht erfasst wurden. Detaillierte Studien über den Prozess psychoanalytischer Behandlungen lassen keinen Zweifel daran, dass die Beschreibung der therapeutischen Wirkung als Resultat der in diesem Kontext gewöhnlich aufgeführten therapeutischen Aktivitäten – Deutung, Klärung, Konfrontation – den komplexen multimodalen Austauschprozess zwischen den beiden Interakteuren weder zu beschreiben noch zu erhellen vermögen (Waldron et al. 2004). Geläufige Begriffe, zum Beispiel »therapeutisches Bündnis«, sollen dem Gesamtcharakter der Beziehung gerecht werden, bringen unser konzeptuelles Verständnis des in der Therapie ko-kreierten relationalen Feldes aber schwerlich voran.

Die Konzepte, die dem psychodynamischen Denken zugrunde liegen, sind weiterhin in Veränderung begriffen. Das Feld bewegt sich auf ein Ensemble neuer Konzepte zu, das die Beziehung zwischen Patient und Therapeut ins Zentrum der Behandlung rückt. Der dynamische Prozess, der sich entwickelt, wird stärker gewichtet als der Inhalt oder die therapeutische Technik. Zudem hat sich nicht allein das Verständnis des Unbewussten und des Nicht-Bewussten verändert; auch ihre Beziehung zum Bewusstsein wird auf neue Weise konzeptualisiert. Im Folgenden wollen wir die Grundelemente einer auf den relationalen Prozess rekurrierenden Konzeption der therapeutischen Wirkung herauspräparieren.

Grundkonzepte einer auf den impliziten Beziehungsprozess rekurrierenden Sichtweise

Ein Thema, das sich wie ein roter Faden durch dieses Buch zieht, sind das implizite Beziehungswissen, seine Hervorbringung, seine Inhalte und seine Bedeutung als Dreh- und Angelpunkt therapeutischer Veränderung. Wir haben sogar behauptet, dass die Aufgabe der Therapie darin bestehe, implizites Beziehungswissen zu verändern. Wenn man die Therapie unter diesem Blickwinkel betrachtet, gewinnt man eine neue Vorstellung davon, wie Therapie wirken sollte. Die Bedeutungen, die aus unseren Interaktionen mit anderen Menschen hervorgehen, werden innerhalb des Bruchteils einer Sekunde über zahlreiche parallele Kanäle vermittelt, das heißt, mit einer derart hohen Geschwindigkeit und einhergehend mit derart raschen Veränderungen, dass es unmöglich ist, sie in Worte zu übersetzen. Dieser dialogische Prozess ist für unser Verständnis sämtlicher relationaler Prozesse entscheidend. Ein solcher Dialog setzt aktive Verhandlungen zwischen den beiden Beteiligten voraus, anders formuliert: Analytiker und Patient arbeiten zusammen und suchen gemeinsam den Weg, auf dem sie die nächsten Schritte gehen können. Wenn ihnen dies gelingt, haben sie etwas hergestellt, das wir als Passung oder Stimmigkeit bezeichnen; sie erschließt ihnen eine gemeinsam erzeugte Richtung und ermöglicht eine offenere, besser ausgewogene und inklusivere Beziehung. Diese Entwicklung ist ein Ergebnis der Interaktion und Kommunikation zwischen beiden Partnern und nicht etwas, das der Analytiker vorgibt. Er kann allenfalls eine Orientierungshilfe anbieten. Konzepte wie Gerichtetheit und Stimmigkeit sind für das Denken unseres Feldes zwar neu, doch wir halten das, was sie beschreiben, für die elementaren Aspekte, an denen sich die gemeinsame relationale Aktivität orientiert und die ihr Struktur verleihen.

Der Prozess der Suche nach einer gemeinsamen Richtung hat die Funktion, einen größeren Teil der Welt des Patienten »beziehungsfähig« zu machen, das heißt, dafür zu sorgen, dass er in die Beziehung zu einem anderen Menschen eingebracht werden und der Beziehung sodann neue Möglichkeiten eröffnen kann. Je komplexer und inklusiver die affektiven Erfahrungen sind, die der therapeutische Austausch zulässt, desto sicherer wird das Urheberschaftsgefühl des Patienten und desto mehr Möglichkeiten ergeben sich für ihn in seinen Beziehungen zu anderen, aber auch zum eigenen Selbst. Damit einhergehend verbessert sich die Kohärenz seiner Selbstwahrnehmung und seines Selbsterlebens im Zusammensein mit anderen Menschen. Es gibt, wie zuvor erläutert, Formen des Austauschs mit anderen, durch die man in höherem Maße »man selbst« wird.

Grundvoraussetzungen

1. Die dyadische Beschaffenheit des therapeutischen Prozesses

Die Beziehung an sich ist der ausschlaggebende Veränderungsfaktor. Wir verstehen sie weder als ein »nicht-spezifisches« Agens (siehe unten) noch als einen »Kontext« der Veränderung, sondern halten sie für eine hochspezifische Konstellation von Transaktionen, die unmittelbar verändernd wirken. Zweitens ist die Beziehung zwischen Therapeut und Patient ein fortlaufender Prozess. Sämtliche Verhaltensweisen und Reaktionen beider

Partner üben Einfluss auf den Zustand der Beziehung aus. Sie bringt einen dyadischen Prozess hervor und wird ihrerseits durch diesen Prozess, während er sich vollzieht, beeinflusst.

2. Stimmigkeit und Gerichtetheit im therapeutischen Prozess

Der Beziehungsprozess ist gerichtet. Er verfolgt kurz- und langfristige Ziele. Zwischen den beiden Partnern muss die Richtung »stimmen«. Die Ziele müssen ihnen nicht exakt bekannt, ja nicht einmal vertraut sein. Sie finden sie unterwegs. Aus den Klagen, mit denen sich der Patient anfangs vorstellt, kann sich ein langfristiges, von Beginn an relativ klar ersichtliches Ziel ergeben, doch dieses kann sich im Laufe der Zeit verändern. Die abgestimmte Gerichtetheit entwickelt sich aus den momentanen Begegnungen heraus, als Resultat der kreativen Verhandlungen, die die beiden Partner miteinander führen, während sie eine wechselseitige Beziehung aufbauen.

Dieser Prozess der abgestimmten Gerichtetheit muss auf der impliziten Ebene gelebter Interaktionen in Gang kommen. Dass die Beteiligten explizit, also verbal, über die Interaktionen reflektieren, ist keine notwendige Bedingung. Die implizite Erfahrung generiert »gefühlte Bedeutungen«, die gelebt und auch verbal weiter erforscht werden können, wodurch sie sprachliche und narrative Bedeutungen erhalten; notwendig aber ist dies nicht. Wenn man die für jede relationale Kommunikation charakteristischen, in Sekundenbruchteilen gesendeten und empfangenen Signale und die multiplen Kanäle bedenkt, über die affektive und verbale Bedeutung vermittelt wird, steht zu vermuten, dass der Löwenanteil der gelebten Erfahrung der therapeutischen Beziehung zwangsläufig niemals direkt in Worte gefasst oder explizit reflektiert wird.

3. Ungenauigkeit und kreatives Verhandeln im therapeutischen Prozess

Das Suchen, Finden und Verfolgen einer Richtung geht mit zahlreichen tentativen Explorationsinitiativen einher, mit verpassten Anschlüssen, mit Wiederholungen, Fehlern und Irrtümern, Missverständnissen, Unterbrechungen gemeinsamer Richtungen und entsprechenden Reparaturen. Wir bezeichnen all dies in seiner Gesamtheit als die »Ungenauigkeit« des Richtungsflusses. Die genannten Eigenschaften sind dem Prozess inhärent und bedingen die nicht zu vermeidende Unbestimmtheit, mit der sich sowohl der Patient als auch der Therapeut im Dialog vorantasten.

4. Wachsende Inklusivität des therapeutischen Prozesses

Der kreative Verhandlungsprozess erhöht die Kohärenz des relationalen Feldes und bewirkt zudem, dass der Patient sein Beziehungsselbst als kohärenter erleben kann. Das heißt, er fühlt sich vitaler und wohler, wenn er mit dem Therapeuten zusammen ist; unter diesen Bedingungen findet eine neuerliche Erweiterung des Beziehungshorizontes und des gemeinsamen intersubjektiven Feldes statt.

5. Vitalisierung im therapeutischen Prozess

Dieser Prozess des Sich-Vorantastens und Suchens nach perfekter abgestimmten Interaktionen stärkt das Gefühl der Lebendigkeit, das Vertrauen und die Fürsorglichkeit in der therapeutischen Beziehung. Diese Entwicklungen beruhen auf dem erfolgreichen Prozess der Aushandlung einer abgestimmten Gerichtetheit und nicht auf Eigenschaften, die einer der beiden Partner von vornherein in die Beziehung einbringt.

Die zentrale Bedeutung der Beziehung in der Behandlung: der auf den impliziten Beziehungsprozess gestützte Ansatz und der Zustand des Feldes

Sowohl die ergebnis- als auch die prozessorientierte Erforschung der psychodynamischen Psychotherapie unterstreichen mittlerweile die zentrale Rolle, die der Beziehungsqualität für positive Veränderungen in der Psychotherapie zukommt.

Ergebnisforschung in der psychodynamischen Psychotherapie

Seit einigen Jahrzehnten wächst nicht nur die Anzahl der »relationalen Schulen« der Psychoanalyse; auch ihre konzeptuelle Bedeutung ist beträchtlich gestiegen (siehe Aron 1991; Beebe und Lachmann 2002; Benjamin 1988, 1995, 2004; Ehrenberg 1992; Knoblauch 2000; Mitchell 1998). Die Repräsentanten dieser Richtung stellen die Beziehung ins Zentrum des therapeutischen Prozesses, und zwar auf eine Weise, die sich von der klassischen Betonung, die auf Übertragung und Gegenübertragung lag, deutlich unterscheidet. Butler und Strupp (1986) charakterisieren die Psychotherapie als systematische Nutzung einer menschlichen Beziehung zu therapeutischen Zwecken. Noch früher, nämlich in den 1950er Jahren, drängten die Gestalt-Therapeuten bereits darauf, die Klient-Therapeut-Beziehung im Hier und Jetzt ins Zentrum zu rücken (Perls, Hefferline und Goodman 1951). Safran, Muran und Proskurov (2008) erläutern, dass sämtliche Techniken und Interventionen relationale Akte darstellen. Darüber hinaus zeigt die Forschung, dass das so genannte Bündnis sich als robuster Prädiktor des Therapieergebnisses bewährt hat und dass der Aufbau sowie Erhalt der Beziehung entscheidend sind. Auf unsere eigene Arbeit trifft die Bezeichnung »relational« trotz gewisser Unterschiede im Großen und Ganzen zu; auch wir sind davon überzeugt, dass der Beziehung der zentrale Stellenwert zukommt.

Mit ihrer Betonung der therapeutischen Beziehung können sich die relationalen Schulen auf eine umfangreiche, evidenzgestützte empirische Literatur berufen, die die therapeutische Wirkung unmittelbar in der Beziehung verortet. Safran et al. (2008) schreiben Kohut das Verdienst zu, als erster auf die Brüche und Wiederherstellungen der Beziehung als wichtige, verändernd wirkende Vorgänge in der Therapie hingewiesen zu haben. Dem wäre hinzuzufügen, dass die Entwicklungspsychologen seit langem erforscht und dokumentiert haben, dass die Unterbrechungs- und Wiederherstellungsprozesse in der Mutter-Säugling-Beziehung wesentliche Erfahrungen der frühen Entwicklung bilden (siehe 1., 4. und 5. Kapitel).

Die Ergebnisforschung belegt gleichwertige Therapieresultate für eine große Bandbreite unterschiedlicher Behandlungsverfahren (vgl. zum Beispiel Safran et al. 2008). Man hat diese Entsprechungen auf »gemeinsame« oder »unspezifische« Faktoren zurückgeführt, was nichts anderes besagen soll, als dass die Beziehung den ausschlaggebenden Beitrag leistet. Die Studien verweisen auf die zentrale Bedeutung, die der Qualität der Beziehung für die Herbeiführung therapeutischer Veränderung zukommt.

In einer ganz anderen Tradition, die der in diesem Kapitel dargelegten Sichtweise nähersteht, haben Waldron et al. (2004) den Prozess erforscht, der in traditionellen psychoanalytischen Behandlungen zu Veränderungen führt. Sie weisen zunächst darauf hin, dass die Art und Weise der Evaluation psychoanalytischer Prozesse – und, so unsere Ergänzung, auch die Art ihrer Beschreibung – mehr als einhundert Jahre nach der Erfindung des Verfahrens noch immer Probleme aufwirft. Ihre auf den Prozess fokussierende, ehrgeizige Studie über die unmittelbaren Auswirkungen, die Art und Qualität der Interventionen des Psychoanalytikers auf die analytische Produktivität des Patienten haben, kommt unseren Vorstellungen von therapeutischer Veränderung nahe.

Waldron et al. (2004) definierten den psychoanalytischen Prozess zunächst als einen speziellen interaktiven Dialog zwischen Patient und Analytiker mit dem Ziel, die emotionalen Konflikte des Patienten zu verringern. (Wir verstehen dies als eines der langfristigen Ziele: Patient und Therapeut müssen ihre generelle Richtung an dem Leiden orientieren, das dem Patienten am meisten zu schaffen macht.) Wenn die Analyse erfolgreich verläuft, kommuniziert der Patient zunehmend ungezwungene und affektiv expressive Assoziationen und Reflexionen.

Anhand der Tonbandaufzeichnungen von Analysestunden haben Waldron et al. (2004) untersucht, wie sich zentrale analytische Aktivitäten – unter anderem Klärung, Deutung und Analyse von Widerstand, Übertragung und Konflikt – auf die Vertiefung des therapeutischen Dialogs auswirken. Am wichtigsten ist hierbei vielleicht, dass sie die Qualität der Intervention des Analytikers daran maßen, wie dicht sie den Produktionen des Patienten folgte; als weiteres Beurteilungskriterium dienten die Angemessenheit des Interventionstyps, der hilfreiche Charakter des Inhalts der Intervention und das Geschick, mit dem sie angeboten wurde: War sie taktvoll, ansprechend formuliert, wählte der Analytiker den richtigen Zeitpunkt und so weiter?

Unter dem Blickwinkel des relationalen Denkens überrascht es nicht, dass die therapeutische Wirkung verschiedenartiger analytischer Aktivitäten in erheblichem Maße auf der Qualität dieser Interventionen beruhte, die von Analytiker zu Analytiker und im individuellen Fall von Stunde zu

Stunde schwankte. Von vorrangiger Bedeutung ist also nicht der Typ der Intervention, sondern deren Qualität; diese erwies sich als derjenige Faktor, der am effektivsten zu einer Vertiefung der nachfolgenden Produktion des Patienten beitrug. Der Zusammenhang zwischen Qualität und Produktivität konnte in jedem der evaluierten Fälle nachgewiesen werden.

Darüber hinaus hing die vertiefte Produktivität des Patienten wiederum signifikant mit der Qualität der anschließenden Intervention des Analytikers zusammen; dies bestätigt, dass eine wechselseitige Beeinflussung zwischen der Qualität der Patientenbeiträge einerseits und der analytischen Interventionen andererseits besteht. Waldron et al. (2004) fanden zudem heraus, dass die Qualität einer analytischen Intervention nicht auf Aspekten beruht, die ihr selbst inhärent sind, sondern dass sie zuverlässig in Bezug auf den unmittelbar vorgängigen Interaktionskontext beurteilt werden kann.

Diese starke Beziehung zwischen der Qualität der therapeutischen Intervention und der Produktivität des Patienten ist die zentrale Erkenntnis der von Waldron et al. (2004) durchgeführten Studie. Die Wahl einer auf den aktuellen Zustand des Patienten abgestimmten Intervention, ihr Timing und das Taktgefühl des Analytikers erwiesen sich als die wichtigsten Elemente, die einen weiteren Fortschritt der Analyse ermöglichten. Entscheidend ist nicht, welche Art Beitrag der Analytiker leistet; vielmehr kommt es darauf an, dass er »zum richtigen Zeitpunkt das Richtige sagt«. Dazu Waldron et al. (2004): »Wir stellen die überaus große Wichtigkeit der Deutung nicht in Abrede, doch bei diesen drei Paaren gelangten wir zu dem Schluss, dass die übrigen zentralen analytischen Aktivitäten gleichermaßen wichtig sind und dass keine von ihnen effektiv sein wird, wenn sie nicht von hoher Qualität ist« (S. 1106). Die Autoren verweisen auch auf die Übereinstimmung ihrer Funde mit unseren eigenen Überlegungen: »Unsere Untersuchung der Behandlungsqualität könnte sich als eine weitere Möglichkeit erweisen, Elemente zu erforschen, auf die sich die Mitglieder der Boston Change Process Study Group konzentrieren (BCPSG 2002; D. N. Stern et al. 1998), um Veränderung in der Mikrointeraktion – von ihnen als lokale Ebene bezeichnet – zu erforschen« (S. 1111).

Wir verstehen die Arbeit von Sherwood Waldron und seinen Mitarbeitern auch als Anregung, die Konzeptualisierung der Antriebskraft therapeutischer Veränderung auf einer neuen und höheren Ebene voranzutreiben. Statt mit spezifischen Arten der Intervention müssen wir uns mit den Eigenschaften der Beziehung an sich auseinandersetzen.

Was geht als spezifischer kurativer Faktor der Psychoanalyse in die Beziehungsqualität ein?

Die psychotherapeutische Ergebnisforschung zeigt, dass die Qualität der therapeutischen Beziehung insgesamt über das Resultat der Behandlung entscheidet; Waldrons Untersuchungen demonstrieren, dass die auf der lokalen Ebene Ausdruck findende Qualität der Reaktionen des Analytikers ausschlaggebend dafür ist, ob sich der therapeutische Dialog im Laufe der Zeit vertiefen kann. Somit stehen wir vor der überaus wichtigen Aufgabe, theoretisch detaillierter herauszuarbeiten, was unter der »Qualität der Intervention« zu verstehen ist. Waldron et al. (2004) haben eine vorläufige Liste der Eigenschaften erstellt, die eine Intervention hoher Qualität ausmachen: Sie muss an das, was den Patienten gerade beschäftigt, anknüpfen, muss hilfreich sein und mit Geschick – nämlich taktvoll, zum richtigen Zeitpunkt und ansprechend formuliert – angeboten werden. Diese Elemente sind, so überzeugend sie wirken mögen, Attribute, die lediglich die Beiträge einer einzigen Person – des Analytikers – charakterisieren und somit nicht dyadisch im eigentlichen Sinn konzeptualisiert sind.

Wenn man die Qualität unter einem Zwei-Personen-Blickwinkel betrachtet, verändern sich die Kriterien zur Beurteilung ihrer Qualität dramatisch. Um unsere Konzeptualisierung auf einer dyadischen Ebene formulieren zu können, benötigen wir neue Begriffe, die das auf den Analytiker konzentrierte Modell der Beeinflussung durch ein intrinsisch dyadisches ersetzen. Zudem brauchen wir Konzepte, die auf die von Sekunde zu Sekunde ablaufenden relationalen Austauschvorgänge fokussieren und vielschichtige, gleichzeitig operierende Kommunikationskanäle mit einschließen, über die primäre und nicht in erster Linie auf dem semantischen Inhalt beruhende Bedeutungsaspekte vermittelt werden.

Qualität ist immer dyadisch

»Qualität« meint in unserem Modell »Beziehungsqualität« und nicht etwa die theoretische oder behandlungstechnische Expertise des Therapeuten. Die Beziehungsqualität hängt unserer Ansicht nach damit zusammen, wie gut eine Aktivität oder Aussage, sei's des Therapeuten, sei's des Patienten, die direktionale Stimmigkeit voranbringt und das gemeinsame relationale Feld erweitert. Waldron et al. (2004) hatten zunächst versucht, »Qualität« als Attribut der Kommentare des Analytikers zu beurteilen, fanden aber schnell heraus, dass die Qualität nicht unabhängig vom Kontext und von der augenblicklichen Richtung des relationalen Austauschs gemessen werden kann. Dadurch wird die Qualität augenblicklich als dyadische und auf den fortlaufenden Prozess zwischen zwei Personen abgestimmte Eigenschaft rekontexualisiert.

Zweitens entdeckten Waldron et al. (2004), als sie die Beeinflussung der Reaktionen des Patienten durch die Qualität der »Interventionen« des Analytikers untersuchten, dass »vertiefte« Patientenbeiträge höherwertige »Interventionen« des Analytikers nach sich zogen. Hier zeigt sich die Wechselseitigkeit des Prozesses, in dem beide Partner die Richtung und den nachfolgenden Beitrag des Anderen beeinflussen.

Die dyadische Therapeut-Patient-Beziehung muss als fortlaufender Prozess konzeptualisiert werden. Die therapeutische Beziehung beginnt mit dem Tag, an dem der Patient erstmals das Behandlungszimmer betritt. Von diesem Moment an wird die Beziehung beurteilt und ausgehandelt. Im Hinterkopf oder auch ganz gezielt sucht der Patient Antworten auf die Fragen: »Kann ich mit diesem Menschen arbeiten, werde ich hier Hilfe finden?« Oder: »Fühle ich mich in seiner/ihrer Gegenwart wohl?« »Sind wir auf einer Wellenlänge?« Der Beziehungsprozess ist in jedem Augenblick der Therapie unterwegs. Alles, was gesagt und getan wird, kann zur Weiterentwicklung der Beziehung oder zu Rückschritten führen oder den Prozess ins Stocken bringen.

Im Gegensatz zu den frühen Theoretikern der Psychoanalyse, die den Therapeuten als isoliert vom Patienten betrachteten, nimmt man heutzutage an, dass der Behandler nicht »aus der Beziehung heraustreten« kann, um seinen Blick anderswo hinzulenken, über die Beziehung hinauszuschauen oder tiefer in die Psyche des Anderen hineinzusehen. Auch der vermeintliche »Schritt aus der Beziehung heraus« bleibt ein relationaler Akt. Nicht anders verhält es sich mit der »gleichschwebenden Aufmerksamkeit«. Wenn Therapeut und Patient beispielsweise »aus dem unmittelbar gelebten Fluss heraussteigen«, um gemeinsam zu betrachten, was gerade zwischen ihnen passiert ist, oder um über die Tragweite einer soeben angebotenen Deutung nachzudenken: Wohin lenkt sie dieser Schritt? Sie treten in eine andere Form des Zusammenseins und Aufeinander-Bezogenseins ein, in einen anderen unmittelbar gelebten Fluss, in dem sie Seite an Seite etwas »Drittes« betrachten. Auch dieses Nebeneinander-Stehen ist Teil ihrer Beziehung.

Im therapeutischen Prozess lernen die Partner einander kennen und entwickeln ein Gefühl dafür, wie sie Dinge miteinander tun und wie der Andere ist. Wir haben dieses Gewahrsein bislang als implizites Beziehungswissen bezeichnet und betont, dass es größtenteils gar nicht in Worte gefasst wird und dennoch in das gemeinsame implizite Beziehungswissen eingeht, das die therapeutische Dyade im Prozess ihres Vorangehens erzeugt. Man denke nur an die lebhaften Vorstellungen, die sich Patienten von ihren Analytikern machen, obwohl sich diese verhältnismäßig knapp zu äußern pflegen. Wie ein solches Bild auftauchen kann, ist allein mit dem Geschehen auf der Inhaltsebene nicht zu erklären, denn der Prozess der interpersonalen Kommunikation ist multimodal, findet auf zahlreichen Kommunikationsebenen gleichzeitig statt und wird in all diesen Facetten innerhalb von Sekundenbruchteilen wahrgenommen. Jeder semantische Inhalt ist in den multimodalen »affektiven Kommentar« eingebettet, den die mimischen, prosodischen und körperlichen Signale konstituieren, und dadurch wird der Bedeutungsgehalt des Inhalts an sich verändert. Dazu ein simples Beispiel: Der Analytiker kann das Wörtchen »wirklich« auf so vielerlei unterschiedliche Weise aussprechen und akzentuieren, dass die Bedeutung ganz und gar von den begleitenden »nonverbalen« Kommunikationsmerkmalen abhängt. »Wirklich« kann ein Ausdruck von Überraschung sein, von Gleichgültigkeit, Skepsis, Verachtung oder hellwachem Interesse – je nach Tonfall, Betonung und anderen relationalen Begleitsignalen. Die Bedeutung, auf die der Hörer rückschließt, fließt in sein implizites Beziehungswissen ein.

Diese Abhängigkeit der Wortbedeutung vom gesamten interpersonalen Kontext der Äußerung ist für die menschliche Kommunikation charakteristisch. Die volle interpersonale Bedeutung einer Aussage erfassen zu können setzt voraus, dass man den verbalen Inhalt unter Berücksichtigung der auf ihn einwirkenden prosodischen, affektiven und körperlichen Signale interpretiert. Die Interpretation der »wirklichen« Bedeutung von Kommunikationen wird für Beziehungspartner besonders dann wichtig, wenn Ungewissheit und intensive Affekte vorherrschen. Dies ist in therapeutischen oder auch in Liebesbeziehungen der Fall, in denen man viele Stunden damit verbringen kann, die subtilen Einflüsse der Wortwahl, des Timings und der affektiven Signale zu ergründen, die jeder verbalen Aussage inhärent sind.

Eine solche inklusive Betrachtungsweise des relationalen Prozesses kann die spezifischen analytischen Aktivitäten (etwa die Klärung, Deutung, Widerstands-, Übertragungs- und Konfliktanalyse) aus dem Gesamtprozess der Beziehung nicht herauslösen. Sie sind ein Teil dessen, was der Beziehung ihre unverwechselbare Form verleiht.

Andere Vertreter der psychotherapeutischen Prozess- und Ergebnisforschung haben das Augenmerk auf bestimmte Interventionstypen gerichtet, die als Veränderungsfaktor in der Behandlung wirken können. Sie untersuchen zum Beispiel das »Thema des zentralen Beziehungskonflikts« (Luborsky 1976) oder die »Interpretativität« (Gaston 1990). Doch auch während dieser Arbeit wird die Beziehung weder »angehalten« noch auf Eis gelegt. Vielmehr prägen solche Aktivitäten eine bestimmte Weise der Bezogenheit und beliefern sie mit Material. Dasselbe gilt aber auch für kleinste Gesten, zum Beispiel für das »Hallo« bei der Begrüßung, für die Verabschiedung, für Veränderungen des Tonfalls und so weiter.

Innerhalb der Psychoanalyse hat die Aufteilung der Beziehung in vermeintliche und je nach Theorie unterschiedliche Komponenten Tradition (Freud 1912b; Greenson 1967; Sterba 1934; Zetzel 1966). Hier fällt zweierlei auf: Erstens wird die Beziehung immer in fördernde und problematische Aspekte unterteilt, zum Beispiel in die unanstößige positive Übertragung und in die Übertragungsneurose. Zweitens findet zumeist nur der Beziehungsbeitrag Erwähnung, den der Patient leistet, während die Aktivität des Therapeuten mit dem Stichwort »Interventionen« beschrieben wird. Darin spiegelt sich auf subtile Weise Freuds implizite Annahme wider, dass der Therapeut durch seine »Intervention« gewissermaßen von außen in etwas eingreifen könne. Sowohl die evidenzgestützte Forschung als auch die relationalen Schulen haben sich um eine Korrektur der Annahme, der Therapeut könne seine Arbeit auf einer Position »außerhalb« der Beziehung leisten, verdient gemacht. Wir vertreten die Ansicht, dass beide Beteiligte ständig auf die Richtung der Therapie einwirken, sei es durch Lautäußerungen, durch Gesten oder durch Worte. Auch das Schweigen des Therapeuten ist beredt; es kann als zuhörendes, abwartendes, ermunterndes oder reserviertes Schweigen verstanden werden, als Ausdruck seines Rückzugs, als drängendes Schweigen und so weiter und so weiter.

Heutige Theoretiker (vgl. zum Beispiel Safran et al. 2008) untersuchen das Thema unter dem Aspekt des therapeutischen Bündnisses, einer weitgehend vertrauten Konzeptualisierung des kooperativen Anteils der therapeutischen Beziehung. Diese Autoren halten es allerdings für notwendig, das Bündnis auf eine neue Weise, nämlich als einen »fortlaufenden Prozess intersubjektiver Verhandlungen«, zu konzeptualisieren. Eine solche Neuformulierung kommt unserer Position insofern nahe, als wir das Aushandeln einer gemeinsamen Richtung als zentralen, immerwährenden Prozess der Behandlung beschreiben. Die Autoren zitieren beeindruckendes Material, um zu belegen, dass das Bündnisgefühl, das der Patient in der dritten bis fünften Sitzung entwickelt hat, das Behandlungsergebnis vorhersagt. Nach unserer Ansicht kann zu diesem Zeitpunkt von einem »Bündnis« im eigentlichen Sinn noch nicht die Rede sein; sehr wohl aber spürt der Patient dank seiner Fähigkeit, die Stimmigkeit oder zumindest deren Möglichkeit implizit einzuschätzen, ob eine kooperative Zusammenarbeit mit dem Therapeuten zu erwarten ist.

Safran et al. (2008) diskutieren das Konzept des Bruchs [rupture] in der Beziehung als verhältnismäßig neue theoretische Formulierung, die gleichwohl Überschneidungen mit Beschreibungen der therapeutischen Sackgasse, der Spannungen, des Empathieversagens oder des Widerstands aufweist. Diese Fokussierung auf Bündnisbrüche verweist auf die Wichtigkeit, die wir der Aushandlung von Stimmigkeit und gemeinsamer Richtung beimessen.

Die Beziehung zwischen Patient und Therapeut wird zumeist als »unspezifisch« beschrieben, weil sie in allen Behandlungsverfahren gegeben ist oder zumindest den für die Therapie erforderlichen »Kontext« liefert. Ebendiese Auffassung, dass die Beziehung »unspezifisch« sei, lässt bisweilen in Vergessenheit geraten, dass sie die therapeutische Komponente mit der stärksten mutativen Wirkung darstellt. Infolgedessen wird der Beziehung an sich keine ernsthafte Forschung gewidmet; der Fokus richtet sich stattdessen auf die spezifischen Techniken, durch die sich die jeweiligen Schulen voneinander unterscheiden.

Wir verstehen die Beziehung als eine spezifische Modalität der Behandlung, die sowohl notwendig als auch hinreichend ist, damit die Therapie verändernd wirken kann. Spezifische behandlungstechnische Maßnahmen (sei's eine Desensibilisierung, sei's eine Traumanalyse) können bei bestimmten Patienten oder in bestimmten Phasen der Therapie einiges ausrichten, doch die Beziehung ist stets »da« und entwickelt sich weiter. Wir postulieren eine »reale« Beziehung zwischen zwei Personen, die ihre Individualität auf je unterschiedliche Weise zu erkennen geben; dieser Individualität wird das Konzept der Übertragung nicht gerecht. Der Veränderungsprozess vollzieht sich unserer Ansicht nach über die abgestimmte Gerichtetheit und das gemeinsame Erleben einer realen Beziehung, wozu auch die Vergangenheit beider Beteiligter oder, um den vertrauteren Terminus zu verwenden, das Übertragungsmaterial zählt. Der Patient bringt seine habituellen Reaktions- und Verhaltensweisen in das »Spannungsfeld« ein, das er und der Therapeut gemeinsam erzeugen, und während die beiden Mitglieder der Dyade Informationen übereinander sowie über das, was sie miteinander tun können, sammeln, schreitet die Beziehung voran.

In gewisser Weise stimmen das klassische psychoanalytische Verständnis und unser Ansatz darin überein, dass die Beziehung eine notwendige Bedingung für Veränderung darstellt. Ein Unterschied besteht hinsichtlich der Frage, ob sie auch als hinreichende Bedingung anzusehen ist. Klassische Analytiker haben betont, dass die Deutung und Bewusstmachung der Beziehung ausreiche, um Veränderung herbeizuführen. Wir sind anderer Ansicht. Wir betrachten die Beziehung auch als eine für therapeutische Veränderung hinreichende Bedingung.

Unserer Meinung nach sind die Beiträge, die der Analytiker leistet, um zusammen mit dem Patienten eine gemeinsame Richtung zu finden, real. Mit jeder Entscheidung, etwas zu kommentieren oder unkommentiert zu lassen oder etwas ins Zentrum der Aufmerksamkeit zu rücken, und mit der Art und Weise, wie er dies tut, zeigt er sein »reales« Selbst.

Qualität als Suche nach Gerichtetheit und Stimmigkeit

Die Beiträge des Therapeuten und des Patienten müssen zu erkennen geben, dass Zeit und Mühe in das wichtige Vorhaben, sich auf eine gemeinsame Richtung abzustimmen, investiert wurden. Kurz, sie müssen demonstrieren, dass es darauf ankommt! Der Andere muss diese Eigenschaften wahrnehmen können. Sie zeigen sich in der Beharrlichkeit und in dem Wunsch, »es so richtig wie möglich zu machen«. Dies vermittelt sich durch die Spannung, die entsteht, wenn es zu Brüchen in der Stimmigkeit kommt (eine Kombination aus Angst, Enttäuschung, Frustration und so weiter), und durch die Entspannung und Belebung, die zu verspüren sind, wenn ein Bruch erfolgreich repariert wurde. Diese Bemühungen setzen voraus, dass sich der Therapeut in angemessenem Maße emotional auf die Beziehung einlässt (siehe unten) und dass dieses Sich-Einlassen für den Patienten spürbar ist. Weder Patient noch Therapeut müssen sich dessen explizit bewusst sein. Zumeist bleibt es implizit.

Unsere Betonung der Zeit, der bewussten Anstrengung und der Wichtigkeit des Suchens beruht auf der Überlegung, dass die Beziehungsqualität weder mit einer – im üblichen Sinn verstandenen – theoretischen noch mit einer behandlungstechnischen Expertise des Therapeuten in eins fällt. Sie hängt vielmehr damit zusammen, wie gut eine nonverbale oder verbale Äußerung des Therapeuten oder des Patienten die direktionale Stimmigkeit verbessert und das gemeinsame relationale Feld erweitert. Auch Waldron et al. (2004) gelangten zu dem Ergebnis, dass vertiefte Beiträge des Patienten höherwertige »Interventionen« des Analytikers nach sich ziehen. So wie wir die Arbeit Waldrons und seines Teams verstehen, wurden solche Interventionen als hochqualitativ gewertet, die zeigten, dass der Analytiker die vielschichtige gemeinsame Gerichtetheit, die sich im Laufe der evaluierten Sitzungen zwischen ihm und dem Patienten abzuzeichnen begann, erfasst hatte und weiter voranbrachte. Diese Qualität kann nicht auf der Grundlage des Beitrags an sich beurteilt werden, sondern lediglich im Zusammenhang mit dem, was zuvor war, und dem, was sich anschließt.

Der komplexe Prozess des Zusammenpassens verlangt, dass die beiden Partner ihre gemeinsame Richtung aktiv miteinander aushandeln, indem sie sich – freilich mit wechselndem Erfolg – vorantasten, ein ums andere Mal einen Schritt zurückgehen und aufs Neue ansetzen, um sich aufeinander abzustimmen. Es ist hilfreich, sich vor Augen zu halten, dass die Suche nach Stimmigkeit trotz der Zeit und Mühe, die dieser Prozess kostet, ganz alltäglich wirken kann. An dieser Suche sind all die komplexen expliziten und impliziten Elemente beteiligt, die ins Spiel kommen, wenn wir miteinander kommunizieren.

Um die Alltäglichkeit des Prozesses zu illustrieren, den wir als Suche nach Passung und Stimmigkeit bezeichnen, zitieren wir im Folgenden zwei Vignetten aus einer Analyse, die von Merton Gill (1972) durchgeführt und auf Tonband aufgezeichnet wurde.[17] Zunächst ein Beispiel aus der allerersten Analysesitzung. Wir lassen das unverkennbar reiche dynamische Material hier unkommentiert, weil es das Thema dieses Kapitels nicht berührt.

Patientin: Ich … ich bin aufgeregt.

Analytiker: Ja, das sehe ich, aber versuchen Sie, es leicht zu nehmen, und erzählen Sie mir ein wenig von sich selbst.

Patientin: Hm – na ja, ich weiß nicht, was Kenny Ihnen erzählt hat.

Analytiker: Sehr wenig.

Patientin: Sehr wenig. Gut. Ich bin verheiratet. Ich habe zwei Kinder. Ich gehe nicht arbeiten. Ich bin Hausfrau – aber das ist auch Arbeit.

Analytiker: Ja, das weiß ich.

Patientin: Hm – soll ich direkt auf das eigentliche Problem zu sprechen kommen?

Vorgegeben durch die Aufgeregtheit, die die Patientin anspricht, taucht unverzüglich eine Richtung auf. Der Analytiker reagiert kurz, aber freundlich und akzeptierend. Er versucht, der Patientin ihre Befangenheit zu nehmen, indem er ihr vermittelt, dass er die Arbeit einer Mutter und Hausfrau anerkennt und mitnichten entwertet. Wortlos scheint er zu sagen: »Sie können mit mir reden, Ihnen droht hier keine Gefahr, ich sehe nicht auf Sie herab.«

---

[17] Für die Abdruckgenehmigung danken wir dem Psychoanalytic Research Consortium.

Die folgende Vignette aus der vierten Analysestunde zeigt, wie die beiden sich vorantasten und experimentieren. Die Patientin bemüht sich um Klärung, während der Analytiker ihr implizit vermittelt, wie es sich anfühlt, mit ihm zusammen zu sein, und wie das Verfahren aussieht.

Analytiker: Ich denke – ja –, ich denke, dass Sie mir auch irgendwie sagen wollen, dass diese Situation für Sie fremd und unvertraut und völlig neu ist, und dass Sie mich bitten, ein wenig Geduld zu haben und Ihnen Zeit zu geben, damit – damit Sie sich daran gewöhnen können. Um zu lernen, wie es geht. Vielleicht befürchten Sie, dass ich von Ihnen erwarte, sofort loszulegen und von der ersten Minute an alles genau richtig zu machen …

Patientin: Ja, ich glaube, das hängt auch mit dem zusammen, worüber wir gesprochen haben. Ähm – ach je, mein Hirn (lacht), ich hab's vergessen. Ich denke gerade an etwas, wenn Sie … und dann, dann vergesse ich es (seufzt). Ich sollte wieder meine Vitaminpillen nehmen. Ähm, es ist wie, ah, ich möchte nicht, dass Sie denken, es lohne sich nicht mit mir, wissen Sie – ja, das meine ich.

Analytiker: Ah ja, das haben Sie viel besser formuliert als ich.

Indem der Analytiker sagt, dass er nicht derjenige sein muss, der alles richtig macht, dass er nicht der Boss ist und dass er die Patientin als ebenbürtige Teilnehmerin und Mitverantwortliche willkommen heißt, stärkt er deren Urheberschaftsgefühl und ihr Gefühl, ungehindert weiter vorangehen zu können. Mit dieser Bemerkung zeigt er ihr, dass sie die Fähigkeit besitzt, sich auszudrücken, und dass er dies anzuerkennen weiß.

Nachdem die beiden ein wenig später einen Traum bearbeitet haben, erinnert sich die Patientin an zwei Situationen, in denen ihr Vater sich ihr gegenüber ungewohnt anerkennend verhalten hat.

Analytiker: Und solche Situationen waren so selten, dass Sie sich an diese beiden so lebhaft erinnern können.

Patientin: Ja. Und die meisten anderen Situationen sind dann immer solche, über die ich am liebsten gar nicht sprechen möchte, also, ich möchte nicht so über meinen Vater reden, wissen Sie, es ist – ich glaube, ich habe einen Menge Respekt vor ihm. Bei uns zu Hause wurde daraus eine große Sache gemacht, ständig bekamen wir zu hören: »Du hast Deine Eltern zu respektieren!« Respekt, Respekt – und dann so über sie zu sprechen, also, zu sagen, dass sie mich meiner Meinung nach verletzt haben oder mir Unrecht getan haben, das wäre respektlos ihnen gegenüber. Und vielleicht ist das der Grund, weshalb es mir irgendwie widerstrebt, hierher zu kommen – weil ich nicht schlecht über meine Mutter und meinen Vater reden möchte. (Pause) Es, äh – es schmerzt.

Analytiker: Ja. Ich glaube, das könnte sogar mit dem Traum zusammenhängen – dass Sie, äh, das Gefühl haben, womöglich schlimme Dinge zu sagen, wenn Sie anfangen, offen zu reden, und das wäre ganz furchtbar für Sie.

Patientin: Hm – es gibt so vieles – wie ich schon zu Nick gesagt habe, was ich Ihnen noch gar nicht erzählt habe. Ah, es ist schrecklich – trotzdem ist es gut für mich. Ach (seufzt). Nick und ich haben erst geheiratet, als Ericka eineinhalb war … Ich hatte – ich wurde schwanger, und Nick und ich hatten vor, zu heiraten, und dann erklärte er aus heiterem Himmel, dass es für ihn unvorstellbar sei, und machte einen Rückzieher. Ich musste zusehen, wie ich allein klarkomme, und lebte zu Hause, bei meinen Eltern …

Hier sehen wir, dass die Herstellung der Stimmigkeit die Befangenheit der Patientin auflöst und sie ihrer Spontaneität freien Lauf lassen kann. Sie spürt, dass der Analytiker mit ihr auf einer Wellenlänge ist, und dies macht ihr Mut, so dass sie das für sie peinliche Thema ihrer nichtehelichen Schwangerschaft zur Sprache bringen kann.

Auch die Konfrontation oder Benennung einer Fehlabstimmung oder Meinungsverschiedenheit ist Teil der Suche nach Stimmigkeit. Hobson ([2002] 2003) schildert ein Erstgespräch mit einem jungen Mann, der durch die Art, wie er über seine Geschichte und sein Anliegen berichtete, offenbar vermitteln wollte, dass Hobson ihm »möglicherweise würde helfen können, nachdem alle anderen gescheitert waren. Meinem *Gefühl* nach hegte dieser Mann jedoch keinerlei Zuversicht, dass ich ihm würde helfen können. So hatte er zehn Minuten gesprochen, ohne eine Pause zu machen, und zu keinem Zeitpunkt Interesse an dem erkennen lassen, was ich vielleicht zu dem Ganzen zu sagen hätte. […] Schließlich entschied ich mich dafür, ihn […] zu unterbrechen, und sagte: ›Ich möchte Sie bitten, einen Moment innezuhalten. Sie sprechen zu mir, als hätte ich Ihnen zu Anfang sehr geholfen und als hätten Sie Vertrauen zu mir und würden sich von diesem Gespräch einiges erwarten. Ich frage mich aber, was wirklich vor sich geht.‹« (S. 39)

Hobson sticht die Diskrepanz zwischen das, was der junge Mann sagt, und dem Verhalten, das er zeigt, ins Auge – »Ich vertraue Ihnen, aber was Sie zu sagen haben, interessiert mich nicht!« –, und er wird seiner eigenen Reaktion inne. Seine Worte sind eine Möglichkeit, den Austausch neu auszurichten, indem er die Intention des Patienten zu ergründen versucht. Die Intervention ist eine Konfrontation – eine Konfrontation allerdings, die die Stimmigkeit zu verbessern sucht. Er fährt in seiner Schilderung fort: »Der Patient schaute verblüfft drein und rief dann aus: ›Sie meinen, ich soll ehrlich sein?‹ Ich sagte, ja, ich wolle, dass er ehrlich sei.« (S. 39)

Indem Hobson dem Patienten vermittelte: »Zwischen uns passt es im Moment nicht richtig«, gab er ihm zu verstehen, dass er eine bessere Stimmigkeit anstrebte. Damit leitete er eine Veränderung des intersubjektiven Feldes ein.

Wichtig ist hier vor allem, wie viel Zeit und Mühe sowohl Merton Gill als auch Peter Hobson darauf verwendeten, eine gemeinsame Richtung herauszuarbeiten. Um dies zu erreichen, müssen beide Partner der Dyade ständig versuchen, die intentionale Richtung des Anderen zu erfassen – was ihnen, wie schon erwähnt, keineswegs bewusst sein muss. Die Stimmigkeit der Richtung muss auf zahlreichen Ebenen gleichzeitig monitoriert werden. Wir sind noch weit davon entfernt, die vielfältigen Ebenen restlos erklären zu können, auf denen sie ständig zwischen den beiden interagierenden Partnern – beispielsweise zwischen Patient und Therapeut – beobachtet wird. Manche dieser Ebenen, auf denen wir nach Stimmigkeit suchen, sind offenkundig: So ist der Therapeut bestrebt, seinen Kommentar auf den unmittelbar vorangegangenen Beitrag des Patienten abzustimmen, auf dessen widersprüchliche affektive Zustände, auf die Richtung, die er in der Behandlung letztlich anpeilt, auf die Geschwindigkeit oder das Tempo der Veränderung, das für beide Partner gut auszuhalten ist, oder auf die Empfindlichkeiten des Patienten und sein Selbstwertgefühl, seine Gesamtpersönlichkeit und sein Temperament. Mit geringfügigen Modifikationen werden all diese Ebenen der Passung oder Stimmigkeit auch vom Patienten in seiner Beziehung zum Therapeuten monitoriert.

Wir haben den subjektiven Aspekt der gemeinsamen Gerichtetheit mit Louis Sander auch als Rekognitionsprozess bezeichnet (siehe 3. und 5. Kapitel), das heißt als Erkennung und Anerkennung der erfolgreichen Herstellung einer gemeinsamen subjektiven Stimmigkeit.

Qualität als kreatives Verhandeln über Ungenauigkeit und Unbestimmtheit

Angesichts der zahlreichen Ebenen, auf denen sich die Erfahrung beider Beteiligter Sekunde für Sekunde niederschlägt, und der Vielzahl von Ebenen, auf denen die Partner ständig miteinander kommunizieren, leuchtet ein, dass die Passung zwischen zwei Subjektivitäten stets Verhandlungen, Klärungen und Rückmeldungen in großem Umfang und in zahlreichen Modalitäten erfordert. Und natürlich werden dabei immer wieder Gelegenheiten verpasst. Die Unbestimmtheit ist eine nicht zu vermeidende Begleiterscheinung des Prozesses und bedingt dessen inhärente Ungenauigkeit. Der Patient muss spüren können, dass der Therapeut solche mehrdeutigen, wandelbaren und emotional intensiven Situationen erfassen und sich auf sie einlassen kann. Gleiches gilt auch umgekehrt. Dies ist für den Gesamtverlauf der Behandlung und für ihr Ergebnis ausschlaggebend.

Wichtig ist auch die Frage, wie die Dyade an den Punkt gelangt, einen Austausch von »hoher Qualität« in Gang zu bringen, der dem Material zusätzliche Tiefe verleiht. Offenkundig führen Analytiker und Patient unterschiedliche Elemente der Erfahrungen, die sie miteinander gemacht haben, zu zunehmend komplexen Formen der Stimmigkeit zusammen. Wir sind der Ansicht, dass ein Austausch hoher Stimmigkeit, dessen intensivste Manifestation wir als »Begegnungsmoment« bezeichnet haben, zumeist auf einem vorgängigen Prozess kreativer Verhandlungen, Unterbrechungen und Wiederherstellungen aufbaut, der inhärent ungenau und unbestimmt ist.

Die therapeutische Literatur konzentriert sich zumeist auf die hochintensiven Momente der Kontaktstörungen oder aber der Begegnungen. Der Löwenanteil der therapeutischen Arbeit wird freilich nicht in solchen Momenten geleistet und ist für den Fortschritt und Erfolg der Behandlung dennoch genauso wichtig oder sogar noch wichtiger. Wodurch zeichnet sich »Qualität« in den weniger dramatischen Behandlungsmomenten aus? Wir behaupten: Durch das unablässige Suchen nach dem nächsten gemeinsamen Schritt und durch das gemeinsame Ausprobieren. Doch warum messen wir diesem Prozess eine so entscheidende Bedeutung für die Behandlung bei?

Winnicott (1958) spricht von einer »gewissen Ungenauigkeit« der mütterlichen Anpassung an das Baby, die ihm den Weg zur Realität und zur Frustration bahnt und ihm Anstrengungen abverlangt, damit es von der Mutter »erkannt« werden kann. Auch für den Therapeuten ist es wichtig, Ungewissheit zuzulassen. Wenn er Theorien bemüht, um sich zu erklären, was im Patienten vorgeht, versperrt er sich den Zugang zu ihm.

Diese Offenheit und die Besinnung auf die Unbestimmtheit des Prozesses wirken therapeutisch, denn sie vermitteln dem Patienten, dass die gemeinsame Arbeit im Respekt vor der Subjektivität des Anderen vonstattengehen kann, und transportieren ein Gewahrsein der psychischen Komplexität. Die Offenheit ist erforderlich, damit zwei eigenständige Subjektivitäten Möglichkeiten finden können, miteinander zu kommunizieren und sich auszutauschen, kurz: Sie ist eine notwendige Voraussetzung der emotionalen Weiterentwicklung.

Qualität als wachsende Inklusivität des relationalen Feldes

Die Psychoanalyse hat stets großen Wert darauf gelegt, dass ein möglichst großer Anteil des mentalen Prozesses in die freien Assoziationen einfließt, damit unbewusstes Material bewusst gemacht und verbalisiert werden kann. Unsere Umformulierung dieses Konzepts beruht auf einer Zwei-Personen-Perspektive. Je eingehender man seine Erfahrungen mit einem responsiven Anderen besprechen kann, desto menschlicher und »beziehungsfähiger« erscheinen sie, denn man spürt, dass sie Teil der Beziehungen werden können, die man zu anderen Menschen und dadurch auch zu sich selbst hat. Das intensive Sprechen über Bedeutungen und Erfahrungen verwandelt Scham- und Schuldgefühle oder das Gefühl, »nicht normal« zu sein, in einen Ausdruck gemeinsamer Menschlichkeit. Dies macht das eigene subjektive psychische Leben akzeptabel und erträglich. Es kann Teil unseres Austauschs mit wichtigen Anderen werden.

Dieser Sichtweise zufolge resultiert die Erweiterung des Dialoghorizonts aus den kleinen Schritten, mit denen die Stimmigkeit in jeder Sekunde des Behandlungsprozesses ausgehandelt wird. Wenn es den beiden Beteiligten gelungen ist, weniger intensiv besetztes affektives Material erfolgreich zu bearbeiten, nähern sie sich mit kleinen Schritten Themen an, die für das Selbstbild und Kohärenzgefühl des Patienten von größerer dynamischer Tragweite sind. Die Erweiterung des Dialogs auf eine wachsende Themenvielfalt – ein Prozess, durch den mehr und mehr Aspekte der schwierigen Gefühle und Lebenserfahrungen des Patienten in den therapeutischen Austausch eingebracht werden – ist das charakteristische Merkmal einer Behandlung mit Richtung und Stimmigkeit. Statt diesen Prozess unter dem Blickwinkel eines wachsenden Bewusstseins für dynamische Konflikte zu betrachten, erklären wir ihn damit, dass der Patient nach und nach lernt, sich auf eine andere Weise als in der Vergangenheit auf wichtige Beziehungen einzulassen und sie mitzugestalten.

Wachsende Inklusivität bedeutet somit, dass die therapeutische Beziehung einen immer größeren Anteil der Erfahrungen des Patienten in sich aufnimmt. Über seine Erfahrung mit jemand anderem zu sprechen bewirkt, dass sie so menschlich wie irgend möglich gemacht werden. Dabei geht es weniger um die Verbalisierung von Inhalten als vielmehr darum, einen Dialog mit dem Anderen zu führen und zu lernen, in einer Beziehung über affektiv besetztes Material zu sprechen. Dem Therapeuten verlangt dies die Bereitschaft ab, ein weites, aber angemessenes Spektrum seiner Subjektivität, Lebenserfahrung und Individualität in die Arbeit einzubringen.

Ein Wort zu den Resultaten der Qualität

Louis Sander (persönliche Mitteilung, 28. Juli 1999) erläuterte, dass eines der Ergebnisse einer geglückten Abstimmung in einer Vitalisierung bestehe, die für beide Partner deutlich spürbar ist und die Sympathien für einander verstärkt. Diese Vitalisierung dient als richtungweisendes Element, denn sie ermutigt die beiden, Formen des Zusammenseins zu wiederholen, die solche inneren Erfahrungen wecken. Sie ist somit ein Kennzeichen dyadischer Qualität.

Ganz ähnlich liegt dem wachsenden Vertrauen das Gewahrsein zugrunde, sich auf die Qualität der Beziehung verlassen zu können. Unter diesen Umständen kann der Patient Schritt für Schritt sogar schwierige Gefühle und Erfahrungen »beziehungsfähig« machen. Das bedeutet nicht, dass sie für einen Zuhörer in Worte gerahmt werden, um als Gegenstand gemeinsamer deutender Reflexionen zu dienen, sondern dass sie in die sich herausbildende Beziehung eingeflochten werden – und die Suche danach, wer jeder für den Anderen ist, voranbringen.

Zusammenfassung

Wir befürworten eine Modifizierung des konzeptuellen Bezugsrahmens, die die Vorstellung, dass therapeutische Veränderung auf der Qualität der Interventionen des Analytikers beruhe, überwindet. Wir arbeiten unter einem dyadischen Blickwinkel und definieren Qualität innerhalb eines relationalen Modells, das die Betonung auf Eigenschaften des Prozesses legt, der sich zwischen zwei Personen entwickelt. Unter diesem Blickwinkel verorten wir psychotherapeutische Qualität in der engagierten Suche nach Gerichtetheit und Stimmigkeit, in kreativen Verhandlungen über Ungenauigkeit und Unbestimmtheit sowie in den Bemühungen, mehr und mehr hochaffektive Erfahrungen in die therapeutische Beziehung einzubringen. In dem Maße, in dem sich diese dyadischen Prozesse in der Behandlungsbeziehung entfalten können, vermitteln sie den Beteiligten ein Gefühl des Vertrauens und der Vitalisierung. Sobald diese dynamischen Prozesse in Gang gekommen sind, verbessern sie die Integration und Kohärenz und die Fähigkeit des Patienten, seine Erfahrungen »beziehungsfähig« zu machen, das heißt, sich in wichtigen Beziehungen zu anderen Menschen auf eine ausgewogene Weise von den eigenen Gefühlen und Richtungen leiten zu lassen.

Literatur

Ainsworth, M. D. S., M. C. Blehar, E. Waters und S. Wall (1978). *Patterns of Attachment*. Hillsdale, NJ (Erlbaum).

Aron, L. (1991). The patient's experience of the analyst's subjectivity. *Psychoanalytic Dialogues* 1, 29-51.

Atwood, G., und R. Stolorow (1984). *Structures of Subjectivity*. Hillsdale, NJ (Analytic Press).

Bahktin, M. (1981). *The Dialogic Imagination.* Austin (University of Texas Press).

Baricco, A. (2002). *City*. Übers. von A. Nattefort. München (dtv).

Basch, M. (1975). Toward a theory that encompasses depression. In: *Depression and Human Existence*. Hrsg. von E. J. Anthony & T. Benedek. Boston (Little, Brown), S. 485-534.

Bateman, A., und P. Fonagy (2004). *Psychotherapy for Borderline Personality Disorder: Mentalization-Based Treatment.* Oxford (Oxford University Press). (2008) *Psychotherapie der Borderline-Persönlichkeitsstörung. Ein mentalisierungsgestütztes Behandlungskonzept.* Übers. von E. Vorspohl. Gießen (Psychosozial-Verlag).

Beebe, B., J. Jaffe, F. Lachmann, S. Feldstein, C. Crown und M. Jasnow (2000). Systems models in development and psychoanalysis: The case of vocal rhythm coordination and attachment. *Infant Mental Health Journal* 21, 99-122.

Beebe, B., und F. Lachmann (1988). The contribution of mother-infant mutual influence to the origins of self and object representations. *Psychoanalytic Psychology* 5, 305-337.

Beebe, B., und F. Lachmann (1994). Representation and internalization in infancy: three principles of salience. *Psychoanalytic Psychology* 11, 127-165.

Beebe, B., und F. Lachmann (2002). *Infant Research and Adult Treatment: Co-constructing Interactions*. Hillsdale, NJ (Analytic Press). (2004) *Säuglingsforschung und die Psychotherapie Erwachsener: wie interaktive Prozesse entstehen und zu Veränderungen führen*. Übers. von H. Haase. Stuttgart (Klett-Cotta).

Beebe, B., und D. Stern (1977). Engagement-disengagement and early object experiences. In: M. Freedman und S. Grand (Hrsg.). *Communicative Structures and Psychic Structures.* New York (Plenum Press), S. 356-55.

Benjamin, J. (1988). *The Bonds of Love: Psychoanalysis, Feminism, and the Problem of Domination.* New York (Random House). (2004) *Die Fesseln der Lie-*

be: Psychoanalyse, Feminismus und das Problem der Macht. Übers. von N. T. Lindquist und D. Müller. Frankfurt a. M./Basel (Stroemfeld).

Benjamin, J. (1990). Recognition and destruction: An outline of intersubjectivity. In: S. A. Mitchell und L. Aron (Hrsg.). *Relational Psychoanalysis: The Emergence of a Tradition.* Hillsdale, NJ (The Analytic Press), S. 193-200.

Benjamin, J. (1995). *Like Subjects, Love Objects: Essays on Recognition and Sexual Difference.* New Haven, CT (Yale University Press).

Benjamin, J. (2004). Beyond doer and done-to: An intersubjective view of thirdness. *Psychoanalytic Quarterly* 73: 5-46.

Bertalanffy, L. von (1949). *Das biologische Weltbild.* 2 Bde. Bern (Francke). Neudruck: Wien (Böhlau) 1990.

Bollas, C. (1987). *The Shadow of the Object. Psychoanalysis of the Unthought Known.* New York (Columbia University Press). (1997) *Der Schatten des Objekts. Das ungedachte Bekannte. Zur Psychoanalyse der frühen Entwicklung.* Übers. von C. Trunk. Stuttgart (Klett-Cotta).

Boston Change Process Study Group (1998a). Report 1. Non-interpretive mechanisms in psychoanalytic therapy: The »something more« than interpretation. *International Journal of Psycho-Analysis* 79(5), 903-921. (2002) Nicht-deutende Mechanismen in der psychoanalytischen Therapie: Das »Etwas-Mehr« als Deutung. Übers. von E. Vorspohl. *Psyche* 56, 974-1006; (siehe auch D. N. Stern et al. 1998).

Boston Change Process Study Group (1998b). Report 2. Interventions that effect change in psychotherapy: A model based on infant research. *Infant Mental Health Journal* 19, 277-353; (siehe auch E. Z. Tronick 1998a).

Boston Change Process Study Group (2002). Report 3. Explicating the implicit: the local level and the microprocess of change in the analytic situation. *International Journal of Psychoanalysis* 83, 1051-1062. (2004) Das Implizite erklären: Die lokale Ebene und der Mikroprozess der Veränderung in der analytischen Situation. Übers. von E. Vorspohl. *Psyche* 58, 935-952.

Boston Change Process Study Group (2005a). The »something more« than interpretation revisited: sloppiness and co-creativity in the psychoanalytic encounter. *Journal of the American Psychoanalytic Association* 53(3), 761-769.

Boston Change Process Study Group (2005b). Response to commentaries. *Journal of the American Psychoanalytic Association* 53, 761-769.

Boston Change Process Study Group (2007). The foundational level of psychodynamic meaning: Implicit process in relation to conflict, defense, and the dynamic unconscious. *International Journal of Psychoanalysis* 88, 843-860.

Boston Change Process Study Group (2008). Forms of relational meaning: issues in the relations between the implicit and reflective/verbal domains. *Psychoanalytic Dialogues* 18, 125-148.

Bowlby, J. (1973). *Attachment and Loss: Vol. 2. Separation.* New York (Basic Books). (1976) *Trennung. Psychische Schäden als Folge der Trennung von Mutter und Kind.* Übers. von E. Nosbüsch. München (Kindler) 1976.

Bråten, S. (1998). Infant learning by altero-centric participation: The reverse of egocentric observation in autism. In: ders. (Hrsg.). *Intersubjective Communication and Emotion in Early Ontogeny.* Cambridge, UK (Cambridge University Press), S. 105-124.

Brentano, F. (1874). *Psychologie vom empirischen Standpunkt.* Hamburg (Meiner) 1973.

Bretherton, I. (1988). Open communication and internal working models: Their role in the development of attachment relationships. In: R. Thompson (Hrsg.). *Nebraska Symposium on Motivation: Socio-Emotional Development.* Lindoln (University of Nebraska Press), S. 57-113.

Bruner, J. S. (1986). *Actual Minds, Possible Worlds.* Cambridge, MA (Harvard University Press).

Bruner, J. S. (1990). *Acts of Meaning.* New York (Basic Books). (1997) *Sinn, Kultur und Ich-Identität.* Übers. von W. K. Köck. Heidelberg (Carl Auer).

Bruner, J. S. (2002). *Making Stories: Law, Literature, Life.* New York (Farrar, Strauss & Giroux).

Bruschweiler-Stern, N., A. Harrison, K. Lyons-Ruth, A. Morgan, J. Nahum, L. Sander, D. N. Stern und E. Z. Tronick (1998). Reflections on the process of psychotherapeutic change as applied to medical situations. *Infant Mental Health Journal* 19, 320-323.

Butler, S., und H. Strupp (1986). Specific and non-specific factors in psychotherapy: A problematic paradigm for psychotherapy research. *Psychotherapy* 23, 30-39.

Carpenter, M., N. Akhtar und M. Tomasello (1998). Fourteen-through 18-month-old infants differentially imitate intentional and accidental actions. *Infant Behavior and Development* 21, 315-330.

Claparède, E. (1911). Recognition and »me-ness«. In: D. Rapaport (Hrsg.). *Organization and Pathology of Thought.* New York (Columbia University Press) 1951, S. 58-75.

Clark, A. (1997). *Being There: Putting Brain, Body, and World Together Again.* Cambridge, MA (MIT Press).

Clyman, R. (1991). The procedural organisation of emotions: a contribution from cognitive science to the psychoanalytic theory of therapeutic action. *Journal of the American Psychoanalytic Association* 39, 349-381.

Damasio, A. (1994). *Descartes' Error*. New York (Grosset/Putnam). (1997) *Descartes' Irrtum. Fühlen, Denken und das menschliche Gehirn.* Übers. von H. Kober. München (dtv).

Damasio, A. (1999). *The Feeling of What Happens.* New York (Harcourt Brace & Co). (2000) *Ich fühle, also bin ich. Die Entschlüsselung des Bewusstseins.* Übers. von H. Kober. München (List).

Decety, J., und T. Chaminade (2003). When the self represents the other: A new cognitive neuroscience view on psychological identification. *Consciousness and Cognition* 12, 577-596.

Derrida, J. (1967). *L'Ècriture et la Différence.* Paris (Editions du Seuil). (1994) *Die Schrift und die Differenz.* Übers. von R. Gasché. Frankfurt a. M. (Suhrkamp).

Dilthey, W. (1976). *Selected Writings*. Hrsg. von H. P. Riokmen. London (Cambridge University Press).

Edelman, G. M. (1987). *Neural Darwinism.* New York (Basic Books).

Edelman, G. M. (1990). *Bright Air, Brilliant Fire.* New York (Basic Books). (1995) *Göttliche Luft, vernichtendes Feuer – wie der Geist im Gehirn entsteht.* Übers. von A. Ehlers. München/Zürich (Piper).

Ehrenberg, D. B. (1992). *The Intimate Edge*. New York (Norton).

Erikson, E. (1950). *Childhood and Society.* New York (Norton). (1999) *Kindheit und Gesellschaft.* Übers. von M. von Eckardt-Jaffé. Stuttgart (Klett-Cotta).

Feldman, C. F., und D. Kalmar (1996). Autobiography and fiction as modes of thought. In: D. Olson und N. Torrence (Hrsg.). Modes of Thought: Explorations in Culture and Cognition. Cambridge, UK (Cambridge University Press), S. 106-122.

Fenichel, O. (1941). *Probleme der psychoanalytischen Technik.* Gießen (Psychosozial) 2001.

Ferenczi, S., und O. Rank (1924). *Entwicklungsziele der Psychoanalyse: zur Wechselbeziehung von Theorie und Praxis*. Leipzig (Internationaler Psychoanalytischer Verlag).

Fivaz, E., R. Fivaz und L. Kaufmann (1979). Therapy of psychotic transaction families: An evolutionary paradigm. In: C. Muller (Hrsg.). *Psychotherapy of Schizophrenia.* Amsterdam (Excerpta Medica).

Fivaz-Depeursinge, E., und A. Corboz-Warnery (1995). Triangulation in relationships. *The Signal* 3 (2), 1-16.

Fivaz-Depeursinge, E., R. Fivaz und L. Kaufmann (1982). Encadrement du développment, le point de vue systemique. Fonctions pédagogique, parentale, thérapeutique. *Cahiers Critique de Thérapie Familiale et de Practiques de Réseaux* 4-5, 63-74.

Fivaz, R. (1996). Ergodic theory of communication. *Systems Research* 13, 127-144.

Fonagy, P. (1991). Thinking about thinking. Some clinical and theoretical considerations in the treatment of the borderline patient. *International Journal of Psychoanalysis* 72, 639-656.

Fosshage, J. (2005). The explicit and implicit domains in psychoanalytic change. *Psychoanalytic Inquiry* 25, 516-539.

Freeman, W. (1995). *Societies of Brains*. Hillsdale, NJ (Erlbaum).

Freud, S. (1912b). Zur Dynamik der Übertragung. *G. W.*, Bd. 8, S. 364-374.

Freud, S. (1950c [1895]). Entwurf einer Psychologie. *G. W., Nachtr.*, 387-477.

Gallese, V. (2001). The »shared manifold« hypothesis: from mirror neurons to empathy. *Journal of Consciousness Studies* 8, 33-50.

Gaston, L. (1990). The concept of the alliance and its role in psychotherapy: theoretical and empirical considerations. *Psychotherapy* 27, 143-153.

Gergely, G., und G. Csibra (1997). Teleological reasoning in infancy: The infant's naïve theory of rational action. A reply to Premack and Premack. *Cognition* 63, 227-233.

Gergely, G., Z. Nadsasdy, G. Csibra und S. Bíró (1995). Taking the intentional stance at 12 months of age. *Cognition* 56: 165-193.

Gergely, G., und J. Watson (1999). Early social-emotional development: Contingency perception and the social biofeedback model. In: P. Rochat (Hrsg.). *Early Social Cognition: Understanding Others in the First Months of Life*. Hillsdale, NJ (Lawrence Erlbaum), S. 101-137.

Gianino, A., und E. Tronick (1988). The mutual regulation model: the infant's self and interactive regulation. Coping and defense capacities. In: T. Field et al. (Hrsg.). *Stress and Coping*. Hillsdale, NJ (Erlbaum), 47-68.

Gill, M. (1994). *Psychoanalysis in Transition.* Hillsdale, NJ (The Analytic Press). (1997) *Psychoanalyse im Übergang*. Übers. von G. Theusner-Stampa. Stuttgart (VIP) 1997.

Goldin-Meadow, S. (2003). *Hearing Gesture: How Our Hands Help Us Think.* Cambridge, MA (Harvard University Press).

Gopnik, A., und A. Meltzoff (1998). *Words, Thoughts, and Theories.* Cambridge, MA (MIT Press).

Greenberg, J. (1996). Psychoanalytic words and psychoanalytic acts. *Contemporary Psychoanalysis* 32, 195-203.

Greenson, R. R. (1967). *Technique and Practice of Psychoanalysis. Vol. 1.* New York (International Universities Press). (1973) *Technik und Praxis der Psychoanalyse.* Übers. von H. Weller. Bd. 1. Stuttgart (Klett-Cotta).

Guntrip, H. (1975). My experience of analysis with Fairbairn and Winnicott. *International Review of Psychoanalysis* 2, 145-156.

Harrison, A., N. Bruschweiler-Stern, K. Lyons-Ruth, A. Morgan, J. Nahum, L. Sander, D. N. Stern und E. Z. Tronick (1998). The case of Sophie. *Infant Mental Health Journal* 19, 309-314.

Harrison, A. M. (2001). Setting up the doll's house. Beata Rank lecture, Boston Psychoanalytic Society, 1. Mai.

Hartmann, H. (1939). *Ich-Psychologie und Anpassungsproblem.* Stuttgart (Klett-Cotta) 1975.

Heidegger, M. (1959). *Unterwegs zur Sprache.* Stuttgart (Klett-Cotta) 2007.

Hertsgaard, L., M. Gunnar, M. Erickson und M. Nachmias (1995). Adreno-cortical response to the strange situation in infants with disorganized/disorientated attachment relationships. *Child Development* 66, 1100-1106.

Hobson, R.P. (2002). *The Cradle of Thought.* Oxford: Oxford University Press. (2003) *Wie wir denken lernen. Gehirnentwicklung und die Rolle der Gefühle.* Übers. von C. Trunk. Düsseldorf (Walter).

Hoffman, I. (1998). *Ritual and Spontaneity in the Psychoanalytic Process: A Dialectical Constructivist View.* Hillsdale, NJ (The Analytic Press).

House, J., und S. Portuges (2005). Relational Knowing, Memory, Symbolization, and Language: Commentary on the Boston Change Process Study Group. *Journal of the American Psychoanalytic Association* 53, 731-744.

Husserl, E. (1913). *Ideen zu einer reinen Phänomenologie und phänomenologischen Philosophie. — Erstes Buch: Allgemeine Einführung in die reine Phänomenologie.* Hamburg (Meiner) 1992.

Husserl, E. (1930). *Ideen zu einer reinen Phänomenologie und phänomenologischen Philosophie. — Zweites Buch: Phänomenologische Untersuchungen zur Konstitution.* Dordrecht (Springer) 1969.

Jacoby, L., und M. Dallas (1981). On the relationship between autobiographical memory and perceptual learning. *Journal of Experimental Psychology: General* 110, 300-324.

Jaffe, J., B. Beebe, S. Feldstein, C. Crown und M. Jasnow (2001). Rhythms of dialogue in infancy. *Monographs of the Society for Research in Child Development* 265, 66, No. 2.

James, T., und I. Gautier (2003). Auditory and action semantic features activate sensory-specific perceptual brain regions. *Current Biology* 13, 1792-1796.

Kandel, E. (1999). Biology and the future of psychoanalysis: A new intellectual framework for psychiatry revisited. *American Journal of Psychiatry* 156, 505-523.

Kihlstrom, J., und N. Cantor (1983). Mental representations of the self. In: L. Berkowitz (Hrsg.). *Advances in Experimental Social Psychology*. Bd. 17. San Diego, CA (Academic Press), S. 1-47.

Knoblauch, S. (2000). *The Musical Edge of Therapeutic Dialogue*. Hillsdale, NJ (Analytic Press).

Knoblauch, S. (2005). Body rhythms and the unconscious. *Psychoanalytic Dialogues* 15, 807-827.

Knowlton, B., S. Ramus und L. Squire (1992). Dissociation of classification learning and explicit memory for specific instances. *Psychological Science* 3, 172-179.

Kohut, H. (1984). *How Does Analysis Cure?* Chicago (University of Chicago Press). (1987) *Wie heilt die Psychoanalyse?* Übers. von E. vom Scheidt. Frankfurt a. M. (Suhrkamp).

Lacan, J. (1986). *Das Seminar. Buch VII (1959-1960). Die Ethik der Psychoanalyse.* Übers. von N. Haas. Weinheim (Quadriga).

Lachmann, F., und B. Beebe (1996). Three principles of salience in the patient-analyst interaction. *Psychoanalytic Psychology* 13, 1-22.

Lakoff, G., und M. Johnson (1980). *Metaphors We Live by.* New York (Basic Books). (2004) *Leben in Metaphern.* Übers. von A. Hildenbrand. Heidelberg (Carl-Auer-Systeme-Verlag).

Lakoff, G., und M. Johnson (1999). *Philosophy in the Flesh.* New York (Basic Books).

Laplanche, J., und J. B. Pontalis (1967). *Vocabulaire de Psychanalyse*. Paris (Presses Universitaires de France). (1972) *Das Vokabular der Psychoanalyse.* Übers. von E. Moersch. Frankfurt a. M. (Suhrkamp).

LeDoux, J. E. (1996). *The Emotional Brain.* New York (Simon & Schuster). (1998) *Das Netz der Gefühle. Wie Emotionen entstehen.* Übers. von F. Griese. München (Hanser).

Lewicki, P., T. Hill und M. Czyzewska (1992). Non-conscious acquisition of information. *American Psychology* 47: 796-801.

Lichtenberg, J. D. (1983). *Psychoanalysis and Infant Research.* Hillsdale, NJ (The Analytic Press). (1991) *Psychoanalyse und Säuglingsforschung.* Übers. von M. Baumgart. Berlin/Heidelberg/New York (Springer).

Litowitz, B. (2005). When something more is less: Comments on the Boston Change Process Study Group. *Journal of the American Psychoanalytic Association* 53, 751-759.

Loewald, H. W. (1971). Die Übertragungsneurose. Anmerkungen zum Begriff und zum Phänomen. In: *Psychoanalyse. Aufsätze aus den Jahren 1951-1979.* Übers. von H. Weller. Stuttgart (Klett-Cotta), 297-310.

Luborsky, L. (1976). Helping alliances in psychotherapy. In: J. L. Clanghorn (Hrsg.). *Successful Psychotherapy.* New York (Brunner/Mazel), S. 92-116.

Lyons-Ruth, K. (1991). Rapprochement or approchement: Mahler's theory reconsidered from the vantage point of recent research on early attachment relationships. *Psychoanalytic Psychology* 8, 1-23.

Lyons-Ruth, K. (1998). Implicit relational knowing: Its role in development and psychoanalytic treatment. *Infant Mental Health Journal* 19, 282-289.

Lyons-Ruth, K. (1999). The two-person unconscious: Intersubjective dialogue, implicit relational knowing, and the articulation of meaning. *Psychoanalytic Inquiry* 19: 567-617.

Lyons-Ruth, K. (2000). »I sense that you sense that I sense«: Sander's recognition process and the specificity of relational moves in the psychotherapeutic setting. *Infant Mental Health Journal* 21(1). 85-99.

Lyons-Ruth, K. (2003). Dissociation and the parent-infant dialogue. *Journal of the American Psychoanalytic Association* 51, 883-911.

Lyons-Ruth, K., N. Bruschweiler-Stern, A. M. Harrison, A. C. Morgan, J. P. Nahum, L. Sander, D. N. Stern und E. Z. Tronick (1998). Implicit relational knowing: Its role in development and psychoanalytic treatment. *Infant Mental Health Journal* 19, 282-289.

Lyons-Ruth, K., D. Connell, D. Zoll und J. Stahl (1987). Infants at social risk: Relationships among infant maltreatment, maternal behavior, and infant attachment behavior. *Developmental Psychology* 23, 223-232.

Lyons-Ruth, K., und Jacobvitz (1999). Attachment disorganization: unresolved loss, relational violoence, and lapses in behavioural and attentional strategies. In: J. Cassidy und P. Shaver (Hrsg.). *Handbook of Attachment. Theory, Research, and Clinical Applications*. New York (Guilford).

Lyons-Ruth, K., und C. Zeanah (1993). The family context of infant mental health. Part I: Affective development in the primary caregiving relationship. In: C. Zeanah (Hrsg.). *Handbook of Infant Mental Health.* New York (Guilford Press), S. 14-37.

Main, M., N. Kaplan und J. Cassidy (1985). Security in infancy, childhood and adulthood: A move to the level of representation. In: I. Bretherton und E. Waters (Hrsg.). *Growing Points of Attachment Theory and Research. Monograph of the Society for Research in Child Development* 50 (1-2, Serial No. 209), 66-104.

Main, M., L. Tomasini und W. Tolan (1979). Differences among mothers of infants judged to differ in security of attachment. *Developmental Psychology* 15, 472-473.

Malatesta, C., C. Culver, J. Tesman und B. Shepard (1989). The development of emotion expression during the first two years of life. *Monograph of the Society for Research in Child Development* 54 (1-2, Serial No. 219).

Martin, L., D. Spicer, M. Lewis, J. Gluck und L. Cork (1991). Social deprivation of infant Rhesus monkeys alters the chemoarchitecture of the brain: I. Subcortical regions. *Journal of Neuroscience* 11, 3344-3358.

Maturana, H. und F. Varela (1980). *The Tree of Knowledge.* Boston (Shambhala). (1990) *Der Baum der Erkenntnis. Die biologischen Wurzeln des menschlichen Erkennens*. München (Goldmann).

Mayes, L. (2005). Something is different but what or why is unclear: Commentary on the Boston Change Process Study Group. *Journal of the American Psychoanalytic Association* 53, 746-750.

McNeill, D. (2005). *Gesture and Thought.* Chicago, IL (University of Chicago Press).

Meltzoff, A. (1995). Understanding the intentions of others: Re-enactment of intended acts by 18-month-old children. *Developmental Psychology* 31, 838-850.

Meltzoff, A. N., und A. Gopnik (1993). The role of imitation in understanding persons and developing a theory of mind. In: S. Baron-Cohen, H. Tager-Flusberg und D. J. Cohen (Hrsg.). *Understanding Other Minds: Perspectives from Autism.* New York (Oxford University Press), S. 335-366.

Merleau-Ponty, M. (1945). Phénoménologie de la perception. Paris (Librairie Gallimard) 1962. (1966) *Phänomenologie der Wahrnehmung*. Übers. von R. Boehm. Berlin (de Gruyter)

Merleau-Ponty, M. (1964). *Le Visible et L'Invisible.* Paris. (1994) *Das Sichtbare und das Unsichtbare – gefolgt von Arbeitsnotizen*. Hrsg. und mit einem Vor- und Nachw. vers. von Claude Lefort. Übers. von R. Giuliani und B. Waldenfels. München (Fink) 1994.

Mitchell, S. (1993). *Hope and Dread in Psychoanalysis*. New York (Basic Books).

Mitchell, S. (1997). *Influence and Autonomy in Psychoanalysis*. Hillsdale, NJ (Analytic Press).

Mitchell, S. (1998). The analyst's knowledge and authority. *Psychoanalytic Quarterly* 67, 1-31.

Modell, A. H. (2003). *Imagination and the Meaningful Mind.* Cambridge, MA (MIT Press).

Modell, A. H. (2008). Implicit or unconscious? Commentary on Paper by BCPSG. *Psychoanalytic Dialogues* 18, 162-167.

Morgan, A., N. Bruschweiler-Stern, A. Harrison, K. Lyons-Ruth, J. Nahum, L. Sander, D. N. Stern und E. Z. Tronick (1998). Moving along to things left undone. *Infant Mental Health Journal* 19.

Nahum, J. (1994). New theoretical vistas in psychoanalysis: Louis Sander's theory of early development. *Psychoanalytic Psychology* 11, 1-19.

Nahum, J. (2000). An overview of Louis Sander's contribution to the field of mental health. *Infant Mental Health Journal* 19, 315-319.

Nahum, J., A. Harrison, K. Lyons-Ruth, A. Morgan, L. Sander, D. N. Stern und E. Z. Tronick (1998). Case illustration: Moving along… and, is change gradual or sudden? *Infant Mental Health Journal* 19, 315-319.

Natorp, P. (1912). *Allgemeine Psychologie.* Tübingen (J. C. B. Mohr).

Ogawa, J.R., Sroufe, L., Weinfield, N.S., Carlson, E.A., & Egeland, B. (1997). Development and the fragmented self: Longitudinal study of dissociative symptomatology in a nonclinical sample. *Development & Psychopathology* 9: 855-879.

Ogden, T. (1997). *Reverie and Interpretation.* Northvale, NJ (Jason Aronson).

Oxford English Dictionary. New York (Oxford University Press) 1971.

Pally, R., und D. Olds (1998). Consciousness: A neuroscience perspective. *International Journal of Psychoanalysis* 79, 971-988.

Perls, F., R. Hefferline und P. Goodman (1951). *Gestalt Therapy: Excitement and Growth in the Human Personality.* New York (Julian Press).

Piaget, J. (1952). *The Origins of Intelligence in Children.* New York (International Univerities Press).

Piaget, J. (1971). *Biology and Knowledge.* Chicago (University of Chicago Press). (1992) *Biologie und Erkenntnis.* Übers. von A. Geyer. Frankfurt a. M. (Fischer).

Prigogine, I. (1997). *The End of Certainty: Time, Chaos, and the New Laws of Nature.* New York (Free Press).

Prigogine, I., und I. Stengers (1984). *Order out of chaos: Man's New Dialogue with*

Nature. New York (Basic Books). (1981) *Dialog mit der Natur — neue Wege wissenschaftlichen Denkens*. München (Piper).

Quine, W. V. (1960). *Word and Object.* Cambridge (MIT Press).

Renik, O. (1999). Playing one's cards face up in analysis. *Psychoanalytic Quarterly* 68, 521-540.

Rizzolatti, G., L. Fogassi und V. Gallese (2001). Neurophysiological mechanisms underlying the understanding and imitation of action. *Nature Neuroscience Reviews* 22, 661-670.

Rochat, P. (Hrsg.) (1999). *Early Social Cognition*. Mahwah, NJ (Erlbaum).

Rommetveit, R. (1974). *On Message Structure: A Framework for Language and Communication.* New York (Wiley Press).

Ruby, P., und J. Decety (2001). Effect of subjective perspective taking during simulation of action: a PET investigation of agency. *Nature Neuroscience* 4(5), 546-550.

Sabbagh, M. (2004). Understanding orbitofrontal contributions to theory of mind reasoning: Implications for autism. *Brain & Cognition* 55: 209-219.

Safran, J., J. Muran und B. Proskurov (2008). Alliance, negogiation, and rupture resolution. In: R. Levy und J. Ablon (Hrsg.). *Handbook of Evidence-Based Psychodynamic Psychotherapy*. New York (Humana Press/Springer), S. 201-225.

Sander, L. (1962). Issues in early mother-child interaction. *Journal of the American Academy of Child Psychiatry* 1, 144-166.

Sander, L. (1965). Interactions of recognition and the developmental processes of the second 18 months of life. Vortrag, Tufts-New England Medical Center, Boston, MA.

Sander, L. (1975). Infant and caretaking environment: Investigation and conceptualization of adaptive behavior in a system of increasing complexity. In: E. J. Anthony (Hrsg.). *Explorations in Child Psychiatry*. New York (Plenum), S. 29-166. (2009) Das Kind und sein fürsorgendes Umfeld: Untersuchung und Konzeptualisierung des Anpassungsverhaltens in einem System wachsender Komplexität. In: *Die Entwicklung des Säuglings, das Werden der Person und die Entstehung des Bewusstseins.* Übers. von H. Haase. Stuttgart (Klett-Cotta), S. 130-159.

Sander, L. (1980). Investigation of the infant and its caregiving environment as a biological system. In: S. Greenspan und N. Pollock (Hrsg.). *The Course of Life. Vol. 1: Infancy and Early Childhood.* Washington, DC (NIMH), 177-201. (2009) Das Kind und sein fürsorgendes Umfeld als biologisches System – eine Untersuchung. In: *Die Entwicklung des Säuglings, das Werden der Person und die Entstehung des Bewusstseins*. Übers. von H. Haase. Stuttgart (Klett-Cotta), S. 163-189.

Sander, L. (1983). Polarity, paradox, and the organisational process in development. In: J. Call et al. (Hrsg.). *Frontiers of Infant Psychiatry*. New York (Basic Books), 333-346.

Sander, L. (1984). The Boston University Longitudinal Study – prospect and retrospect after twenty five years. In: J. Call, E. Galenson und R. Tyson (Hrsg.). *Frontiers of Infant Psychiatry. Vol. 2*. New York (Basic Books), S. 137-145.

Sander, L. (1985). Toward a logic of organization in psychobiological development. In: H. Klar und L. Siever (Hrsg.). *Biologic Response Styles: Clinical Implications*. Washington, DC (American Psychological Association).

Sander, L. (1987). Awareness of inner experience. *Child Abuse and Neglect* 2, 339-346.

Sander, L. (1988). The event-structure of regulation in the neonate-caregiver system as a biological background for early organisation of psychic structure. In: A. Goldberg (Hrsg.). *Frontiers in Self Psychology*. Hillsdale, NJ (Analytic Press), 64-77. (2009) Die Ereignisstruktur im System Neugeborenes-Bezugsperson als biologischer Hintergrund der frühen Organisation psychischer Strukturen. In: *Die Entwicklung des Säuglings, das Werden der Person und die Entstehung des Bewusstseins*. Übers. von H. Haase. Stuttgart (Klett-Cotta), S. 207-222.

Sander, L. (1991a). Der Prozess der Rekognition: Erkannt werden – Kontext und Erleben. In: *Die Entwicklung des Säuglings, das Werden der Person und die Entstehung des Bewusstseins*. Übers. von H. Haase. Stuttgart (Klett-Cotta) 2009, S. 235-255.

Sander, L. (1991b). Recognition process: specifity and organisation in early human development. Unveröff. Manuskript.

Sander, L. (1995a). Identity and the experience of specificity in a process of recognition. *Psychoanalytic Dialogues* 5, 579-593.

Sander, L. (1995b). Thinking about developmental process: Wholeness, specificity, and the organization of conscious experiencing. Vortrag, Jahrestagung der Division of Psychoanalysis, American Psychological Association, Santa Monica, CA.

Sander, L. (1997). Paradox and resolution. In: J. Osofsky (Hrsg.). *Handbook of Child and Adolescent Psychiatry. Vol. 1. Infants and preschoolers*. New York (John Wiley), S. 153-160.

Sandler, J. (1987). *Projection, Identification, Projective Identification*. New York (Int. Univ. Press). (2009) Widersprüche und Lösungen – die Anfänge. In: *Die*

Entwicklung des Säuglings, das Werden der Person und die Entstehung des Bewusstseins. Übers. von H. Haase. Stuttgart (Klett-Cotta), S. 223-234.

Sandler, J., und P. Fonagy (Hrsg.) (1997). *Recovered Memories of Abuse: True or False*. London (Karnac Books).

Sartre, J.-P. (1943). *Das Sein und das Nichts.* Übers. von H. Schöneberg und T. König. Reinbek bei Hamburg (Rowohlt) 1982.

Schacter, D. und M. Moscovitch (1984). Infants, amnesia and dissociable memory systems. In: M. Moscovitch (Hrsg.). *Infant Memory.* New York (Plenum) S. 173-216.

Schafer, R. (1992): *Retelling a Live*. New York (Basic books).

Schiller, C. (Hrsg.) (1957). *Instinctive Behaviour: The Development of a Modern Concept*. New York (Int. Univ. Press).

Schore, A. N. (2003). *Affect Regulation and the Repair of the Self.* New York (W. W. Norton & Co.). (2007) *Affektregulation und die Reorganisation des Selbst.* Übers. von E. Rass. Stuttgart (Klett-Cotta).

Schwaber, E. (1998). The non-verbal dimension in psychoanalysis: »state« and its clinical vicissitudes. *International Journal of Psychoanalysis* 79, 667-680.

Searle, J. (1969). *Speech Acts: An Essay in the Philosophy of Language.* New York (Cambridge University Press). (2003) *Sprechakte.* Übers. von R. und R. Wiggershaus. Frankfurt a. M. (Suhrkamp).

Sheets-Johnstone, M. (1999: *The Primacy of Movement.* Amsterdam (John Benjamins).

Spangler, G., und K. Grossmann (1993). Biobehavioral organization in securely and insecurely attached infants. *Child Development* 64, 1439-1450.

Spitz, R. (1957). *No and Yes – On the Genesis of Human Communication.* New York (International Universities Press). (1992) *Nein und Ja – die Ursprünge der menschlichen Kommunikation.* Übers. von K. Hügel. Stuttgart (Klett-Cotta).

Sroufe, A. (1999). Implications of attachment theory for developmental psychopathology. *Development and Psychopathology* 11: 1-13.

Stechler, G. (1993). Case presentation. auf dem Symposium über »The enigma of change in psychodynamic therapy II«, Boston, Mai.

Stechler, G. (2003). Affect: The heart of the matter. *Psychoanalytic Dialogues* 13, 711-726.

Sterba, R. F. (1934). Das Schicksal des Ich im therapeutischen Verfahren. *Internationale Zeitschrift für Psychoanalyse* 20, 66-73.

Sterba, R. F. (1940). Zur Dynamik der Bewältigung des Übertragungswiderstandes.

Internationale Zeitschrift für Psychoanalyse 25, 456-470.

Stern, D. B. (1997). *Unformulated Experience: From Dissociation to Imagination in Psychoanalysis.* Hillsdale, NJ (The Analytic Press).

Stern, D. N. (1977). *The First Relationship: Infant and Mother.* Cambridge, MA (Harvard University Press). *Mutter und Kind. Die erste Beziehung*. Übers. von U. Stopfel. Stuttgart (Klett-Cotta) 1979.

Stern, D. N. (1983). The early development of schemas of self, other, and »self with other«. In: J. Lichtenberg und S. Kaplan (Hrsg.). *Reflections on Self Psychology.* Hillsdale, NJ (Analytic Press), S. 49-84.

Stern, D. N. (1985). *The Interpersonal World of the Infant: A View from Psychoanalysis and Developmental Psychology.* New York (Basic Books). *Die Lebenserfahrung des Säuglings*. Übers. von W. Krege, bearbeitet von E. Vorspohl Stuttgart (Klett-Cotta) 1992.

Stern, D. N. (1994). One way to build a clinically relevant baby. *Infant Mental Health Journal* 15, 9-25.

Stern, D. N. (1995). *The Motherhodd Constellation: A Unified View of Parent-Infant Psychotherapy.* New York (Basic Books). *Die Mutterschaftskonstellation*. Übers. von E. Vorspohl. Stuttgart (Klett-Cotta) 1998.

Stern, D. N. (2004). *The Present Moment in Psychotherapy and Everyday Life.* New York (W. W. Norton). (2005) *Der Gegenwartsmoment. Veränderungsprozesse in Psychoanalyse, Psychotherapie und Alltag.* Übers. von E. Vorspohl. Frankfurt a. M. (Brandes & Apsel).

Stern, D. N. (2010). *Forms of Vitality.* Oxford (Oxford University Press). (2011) *Ausdrucksformen der Vitalität*. Übers. von E. Vorspohl. Frankfurt a. M. (Brandes & Apsel.

Stern, D. N., L. Hofer, W. Haft und J. Dore (1984). Affect attunement: The sharing of feeling states between mother and infant by means of intermodal fluency. In: T. Field und N. Fox (Hrsg.). *Social Perception in Infants*. Norwood, NJ (Ablex), S. 249-268.

Stern, D. N., L. W. Sander, J. P. Nahum, A. M. Harrison, K. Lyons-Ruth, A. C. Morgan, N. Bruschweiler-Stern und E. Z. Tronick (1998). Non-interpretive mechanisms in psychoanalytic therapy. The »something more« than interpretation. *International Journal of Psychoanalysis* 79: 903-921; (siehe oben: Boston CPSG Report 1). (2002) Nicht-deutende Mechanismen in der psychoanalytischen Therapie. Das »Etwas-Mehr« als Deutung. Übers. von E. Vorspohl. *Psyche* 56: 974-1006; siehe 1. Kapitel in diesem Band.

Stern-Bruschweiler, N., u. D. N. Stern (1989). A model for conceptualizing the role of the mother's representational world in various mother-infant therapies. *Infant Mental Health Journal* 10, 142-156.

Stolorow, R. (1997). Dynamic, dyadic, intersubjective systems: An evolving paradigm for psychoanalysis. *Psychoanalytic Psychology* 14, 337-346.

Stolorow, R. (2007). Trauma and the »ontological unconscious«. In: *Trauma and Human Existence: Autobiographical, psychoanalytic, and philosophical Reflections.* New York (Routledge), S. 23-31.

Stolorow, R. D., und G. Atwood (1992). *Contexts of Being.* Hillsdale, NJ (Analytic Press).

Stolorow, R. D., G. Atwood und B. Brandchaft (1994). *The Intersubjective Perspective.* Northvale, NJ (Jason Aronson).

Strachey, J. (1934). The nature of the therapeutic action of psychoanalysis. *International Journal of Psycho-Analysis* 15, 127-159. (1935) Die Grundlagen der therapeutischen Wirkung der Psychoanalyse. Über. von V. Merck. *Internationale Zeitschrift für Psychoanalyse* 21, 486-516.

Thelen, E. (1989). Self-organziation in developmtental processes: Can systems approaches work? In: M. Gunnar und E. Thelen (Hrsg.). *Minnesota Symposia in Child Psychology.* Hillsdale, NJ (Erlbaum), S. 22, 77-117.

Thelen, E., und L. B. Smith (1994). *A Dynamic Systems Approach to the Development of Cognition and Action.* Cambridge, MA (MIT Press).

Thomä, H., und H. Kächele (1985). *Lehrbuch der psychoanalytischen Therapie. Bd. 1. Grundlagen.* Berlin, Heidelberg (Springer).

Toíbín, C. (2004). *The Master.* New York (Schuster). (2007) *Porträt de Meisters in mittleren Jahren.* Übers. von G. und D. Bandini. München (dtv).

Tomasello, M. (1999). *The Cultural Origins of Human Cognition.* Cambridge (Harvard University Press). (2006) *Die kulturelle Entwicklung des menschlichen Denkens.* Übers. von J. Schröder. Frankfurt a. M. (Suhrkamp).

Tomasello, M., M. Carpenter, J. Call, T. Behne und H. Moll (2005). Understanding and sharing intentions: The origins of cultural cognition. *Behavioral and Brain Sciences* 28, 675-691.

Tranel, D., & Damasio, A. (1993). Covert learning of affective valence does not require structures in hippocampal system or amygdala. *Journal of Cognitive Neuroscience* 5, 79-88.

Trevarthen, C. (1979). Communication and cooperation in early infancy: a description of primary intersubjectivity. In: M. M. Bullowa (Hrsg.). *Before Speech: The Beginning of Interpersonal Communication.* Cambridge (Cambridge University Press), S. 321-347.

Trevarthen, C. (1980). The foundations of intersubjectivity: Development of interpersonal and cooperative understanding in infants. In: D. Olson (Hrsg.). *The Social Foundation of Language and Thought*. New York (Norton), S. 382-403.

Trevarthen, C. (1993). Brain, science and the human spirit. In: J. B. Ashbrook et al. (Hrsg.). *Brain, Culture and the Human Spirit.* Lanham, MD (University Press America), S. 129-181.

Tronick, E. Z. (1989). Emotions and emotional communication in infants. *American Psychologist* 44, 112-119.

Tronick, E. Z. (Hrsg.) (1998). Interventions that effect change in psychotherapy: a model based on infant research. *Infant Mental Health Journal* (Sonderheft) 19 (3), 277-353.

Tronick, E. Z., H. Als und L. Adamson (1979). Mother-infant face-to-face communicative interaction. In: M. M. Bullowa (Hrsg.). *Before Speech: The Beginning of Interpersonal Communication.* Cambridge (Cambridge University Press), 349-373.

Tronick, E. Z., H. Als, L. Adamson, S. Wise und T. B. Brazelton (1978). The infant's response to entrapment between contradictory messages in face-to-face interaction. *Journal of the American Academy of Child Psychiatry* 17, 1-13.

Tronick, E. Z., N. Bruschweiler-Stern, A. M. Harrison, K. Lyons-Ruth, A. C. Morgan, J. P. Nahum, L. W. Sander und D. N. Stern (1998). Dyadically expanded states of consciousness and the process of therapeutic change. *Infant Mental Health Journal* 19, 290-299.

Tronick, E. Z., und J. Cohn (1989). Infant-mother face-to-face interaction: age and gender differences in coordination and the occurrence of miscoordination. *Child Development* 60, 85-92.

Tronick, E. Z., und K. Weinberg (1997). Depressed mothers and infants: the failure to form dyadic states of consciousness. In: L. Murray und P. Cooper (Hrsg.). *Postpartum Depression and Child Development*. Hillsdale, NJ (Guilford Press), 54-85.

Van IJzendoorn, M. (1995). Adult attachment representations, parental responsiveness, and infant attachment: A meta-analysis on the predictive validity of the Adult Attachment Interview. *Psychological Bulletin* 117, 387-403.

Varela, F., J. P. Lachaux, E. Rodriguez und J. Martinerie (2001). The brainweb: Phase synchronization and large scale integration. *Nature Reviews. Neuroscience* 2(4): 229-239.

Varela, F. J., E. Thompson und E. Rosch (1993). *The Embodied Mind: Cognitive Science and Human Experience*. Cambridge, MA (MIT Press). (1992) *Der mitt-*

lere Weg der Erkenntnis: die Beziehung von Ich und Welt in der Kognitionswissenschaft – der Brückenschlag zwischen wissenschaftlicher Theorie und menschlicher Erfahrung. Übers. von H. G. Holl. München (Scherz).

Waldron, S., R. D. Scharf, J. Crouse, S. K. Firestein, A. Burton und D. Hurst (2004). Saying the right thing at the right time: A view through the lens of the Analytic Process Scales (APS). *Psychoanalytic Quarterly* 73, 1079-1125.

Weiss, P. A., (1947). The problem of specificity in growth and development. *Yale Journal of Biology and Medicine* 19, 234-278.

Weiss, P. A., (1949). The biological basis of adaptation. In: J. Romano (Hrsg.). *Adaptation.* Ithaca, NY (Cornell University Press), S. 1-22.

Weiss, P. A., (1970). Whither life science? *American Scientist* 58, 156-163.

Westen, D., und G. Gabbard (2002a). Developments in cognitive neuroscience: I. Conflict, compromise, and connectionism. *Journal of the American Psychoanalytic Association* 50, 53-98.

Westen, D., und G. Gabbard (2002b). Developments in cognitive neuroscience: II. Implications for theories of transference. *Journal of the American Psychoanalytic Association* 50, 99-134.

Winnicott, D. W. (1957). *The Child, the Family and the Outside World.* London (Tavistock). *Kind, Familie und Umwelt.* Übers. von U. Seemann. München/Basel (E. Reinhardt) 1992.

Winnicott, D. W. (1958). Transitional objects and transitional phenomena. In: *Collected Papers: Through Pediatrics to Psychoanalysis.* New York (Basic Books). (1983) Übergangsobjekte und Übergangsphänomene. In: *Von der Kinderheilkunde zur Psychoanalyse.* Übers. von G. Theusner-Stampa. Frankfurt a. M. (Fischer), S. 300-318.

Winnicott, D. W. (1965). The capacity to be alone. In: *The maturational processes and the Facilitating Environment: Studies in the Theory of Emotional Development.* (1984) Die Fähigkeit zum Alleinsein. In: *Reifungsprozesse und fördernde Umwelt.* Übers. von G. Theusner-Stampa. Frankfurt a. M. (Fischer), S. 36-46.

Winnicott, D. W. (1971). Mirror role of mother and family in child development. In: *Playing and Reality*. London (Tavistock), S. 111-118. (1974) Die Spiegelfunktion von Mutter und Familie in der kindlichen Entwicklung. In: *Vom Spiel zur Kreativität.* Übers. von M. Ermann. Stuttgart (Klett-Cotta), S. 128-135.

Wygotski, L. S. (1934). *Denken und Sprechen*. Übers. von G. Sewekow. Frankfurt a. M. (Fischer) 1969.

Zahavi, D. (1999). *Self-Awareness and Alterity: A Phenomenological Investigation*. Evanston, IL (Northwestern University Press).

Zahavi, D. (2003). How to investigate subjectivity: Natorp and Heidegger on reflection. *Continental Philosophy Review* 36, 155-176.

Zetzel, E. R. (1956). Current concepts of transference. *International Journal of Psycho-Analysis* 37, 369-376. Das Konzept der Übertragung. In: Dies.: *Die Fähigkeit zu emotionalem Wachstum*. Stuttgart (Klett) 1974, 170-183.

Zetzel, E. R. (1966). The analytic situation. In: R. E. Litman (Hrsg.). *Psychoanalysis in America.* New York (International Universities Press), S. 86-106.